Mosaik

Pauline Wills

Handbuch Reflexzonenmassage

Krankheiten vorbeugen · Beschwerden lindern
Energien ankurbeln
Den Körper wieder ins Lot bringen

Anleitung zur Selbst- und Partnermassage

Fotos Sue Atkinson

Mosaik Verlag

Dieses Werk ist Reginald Money
mit Dank für Rat und Unterstützung
beim Abfassen dieses Buches gewidmet.

Erstausgabe: Headline Book Publishing 1995
Originaltitel: *The Reflexology Manual*
Übersetzung: Almuth Dittmar-Kolb
Einbandgestaltung: Martina Eisele, München
Einbandfoto: Sue Atkinson

Der Mosaik Verlag ist ein Unternehmen
der Verlagsgruppe Bertelsmann

Satz: Filmsatz Schröter GmbH, München
Druck und Bindung: Mandarin Offset
Printed in Hongkong · ISBN 3-576-10596-4

Inhalt

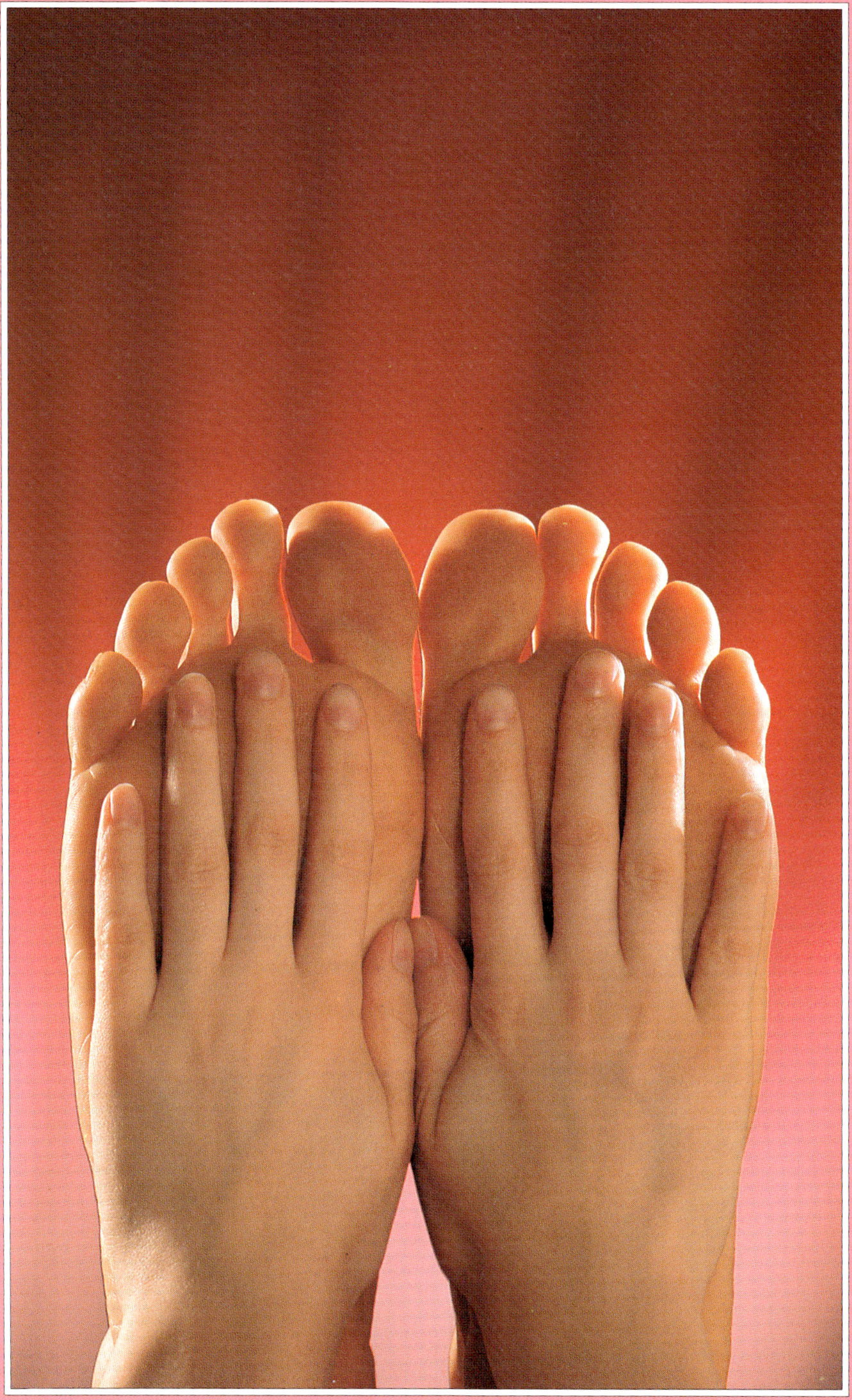

1

Was ist Reflexzonenmassage?

Die Reflexzonenmassage ist eine ganzheitliche Heilmethode, bei der die an Füßen und Händen befindlichen Reflexpunkte gedrückt und massiert werden. Das Wort *Reflex* wird im Wörterbuch als »unwillkürlich ablaufende Reaktion des Organismus auf einen Reiz« definiert. In unserem Kontext wird das Wort jedoch im Sinne von *Reflexion* oder Spiegelbild gebraucht. Derartige Reflexe befinden sich auf den Fußsohlen oder Handtellern, die wie winzige »Spiegel« den gesamten Organismus *reflektieren.*

Die Reflexzonenmassage (gelegentlich auch Reflexologie genannt) basiert auf der Vorstellung, daß ständig zwischen den Organen Energie oder Lebenskraft zirkuliert, die alle Zellen und Gewebe durchdringt. Wird dieser Energiefluß blockiert, wirkt sich das auf den Teil des Körpers aus, der der Blockade zugeordnet ist. Die Energieblockaden werden an Händen und Füßen reflektiert, und zwar in einer oder mehreren der dort befindlichen Zonen. Diese kann man bei Anwendung bestimmter Drucktechniken entdecken, entweder durch Schmerzempfindungen oder durch das Ertasten sogenannter »körniger Zonen«, die oft auch als kristalline Ablagerungen bezeichnet werden. Diese befinden sich in dem Bereich des Fußes oder der Hand, der mit dem Teil des Körpers in Verbindung steht, in dem die Störung auftritt. Die bei der Reflexzonenmassage erlernten Druck- und Massagetechniken dienen dazu, Energieblockaden und kristalline Ablagerungen aufzulösen. Durch die Anregung von Kreislauf und lymphatischem System sowie die Förderung der Giftausscheidung unterstützt die Reflexzonenmassage die Selbstheilung des Körpers.

Außer zur Behandlung von Beschwerden kann die Reflexzonenmassage als äußerst wirkungsvolle Therapie bei Streß, Spannungszuständen und Müdigkeit – und wie die Akupunktur auch vorbeugend – angewendet werden.

Abbildung links: *Bei der Reflexzonenmassage geht es um Geben und Empfangen. Der Ausführende überträgt mit seinen Händen Energie auf den Patienten, und gleichzeitig nimmt er damit an dessen Füßen Informationen auf.*

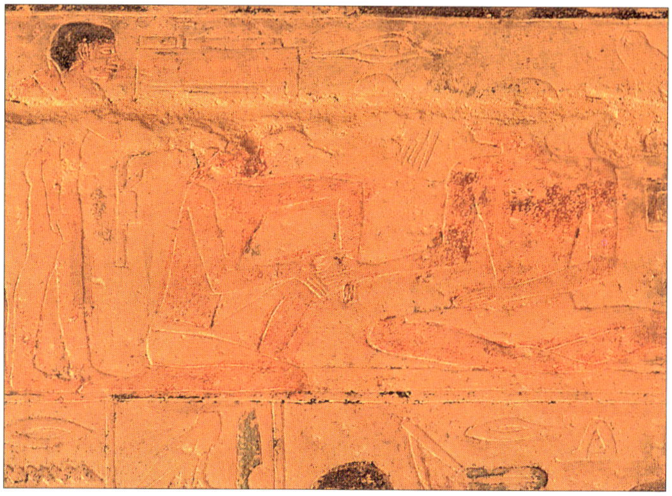

Die Geschichte der Reflexzonenmassage

Der Ursprung der Reflexzonentherapie liegt bis heute im dunkeln. In seinem Buch *Zonentherapie* gibt William Fitzgerald an, daß »eine Heilbehandlung unter Zuhilfenahme von Druckpunkten schon vor 5000 Jahren in Indien und China bekannt war. Dieses Wissen scheint dann jedoch verlorengegangen oder vergessen worden zu sein. Möglicherweise wurde es auch durch die Akupunktur verdrängt, die der gleichen Wurzel entsprang und sich ungleich stärker entwickelte«. Nach einer anderen Theorie ist der Ursprung in Ägypten zu suchen. Als Beweis dient eine Darstellung an einem ägyptischen Grabmal aus dem Jahr 2330 v. Chr., auf der vier Menschen, je zwei bei einer Fuß- bzw. einer Handmassage gezeigt werden. Die Erfindung wird aber auch dem zu den Ureinwohnern Perus gehörenden Volk der Inkas zugeschrieben, deren Geschichte bis auf 12 000 Jahre v. Chr. zurückgeht. Man vermutet, daß sie ihre Kenntnis der Reflexzonenmassage an die nordamerikanischen Indianer weitergaben, die diese Heilmethode noch heute praktizieren.

Mit Sicherheit wurde die Reflexzonenmassage bereits um 1500 n. Chr. angewendet. So wird von dem berühmten florentinischen Bildhauer Benvenuto Cellini (1500–1571) berichtet, daß er offensichtlich mit Erfolg Schmerzanfälle durch festes Drücken seiner Finger und Zehen bekämpfte. Auch der amerikanische Präsident James Abram Garfield (1831–1881) soll nach einem auf ihn verübtes Attentat seine Schmerzen dadurch gelindert haben, daß er auf bestimmte Punkte an seinen Füßen drückte. Im 16. Jahrhundert wurden in Europa mehrere Bücher über die Reflexzonenmassage veröffentlicht, darunter das Werk von Adamus und A'tatis. Kurz nach dessen Erscheinen veröffentlichte auch der Leipziger Arzt Ball eine ähnliche Abhandlung.

Das Verdienst, die Reflexzonenmassage in ihrer heutigen Form begründet zu haben, gebührt dem amerikanischen Arzt William Fitzgerald, der 1872 geboren wurde. Er schloß sein Medizinstudium 1895 an der Universität von Vermont ab, arbeitete danach an Krankenhäusern in Wien, Paris und London und ließ sich schließlich als Hals-Nasen-Ohren-Arzt in Connecticut nieder. Während seines Aufenthalts in Wien beschäftigte er sich mit dem Werk H. Bresslars, der den Zusammenhang von Druckpunkten an den Füßen mit inneren Organen untersuchte und seine Ergebnisse unter dem Titel *Zonentherapie* veröffentlichte. Interessanterweise erwähnt er dort, daß es die therapeutische Fußmassage bereits im 14. Jahrhundert gab.

Oben: *Handmassage. Detail eines Reliefs am Grabmal Anchamors in Sakkara (Ägypten).*

Die längs verlaufenden Zonen

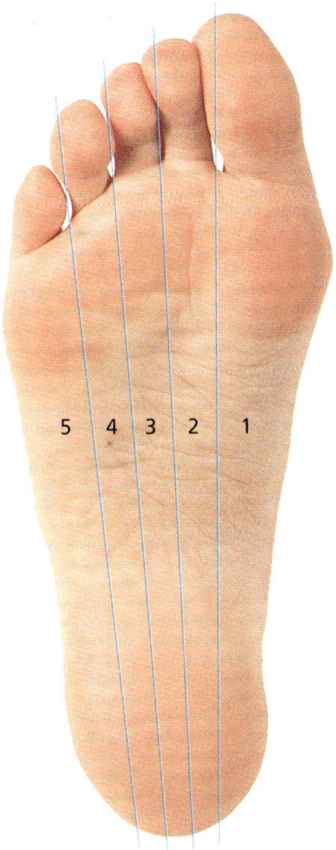

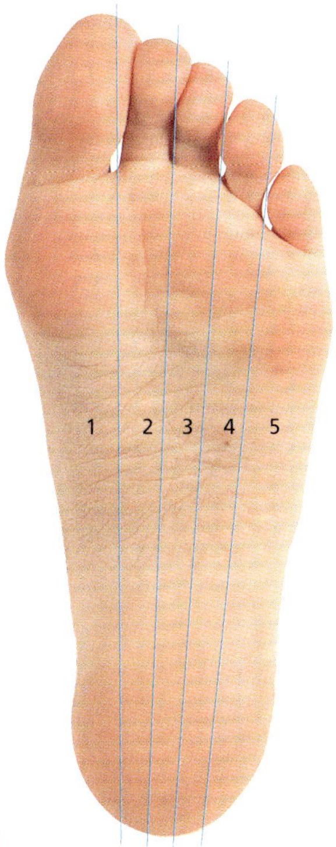

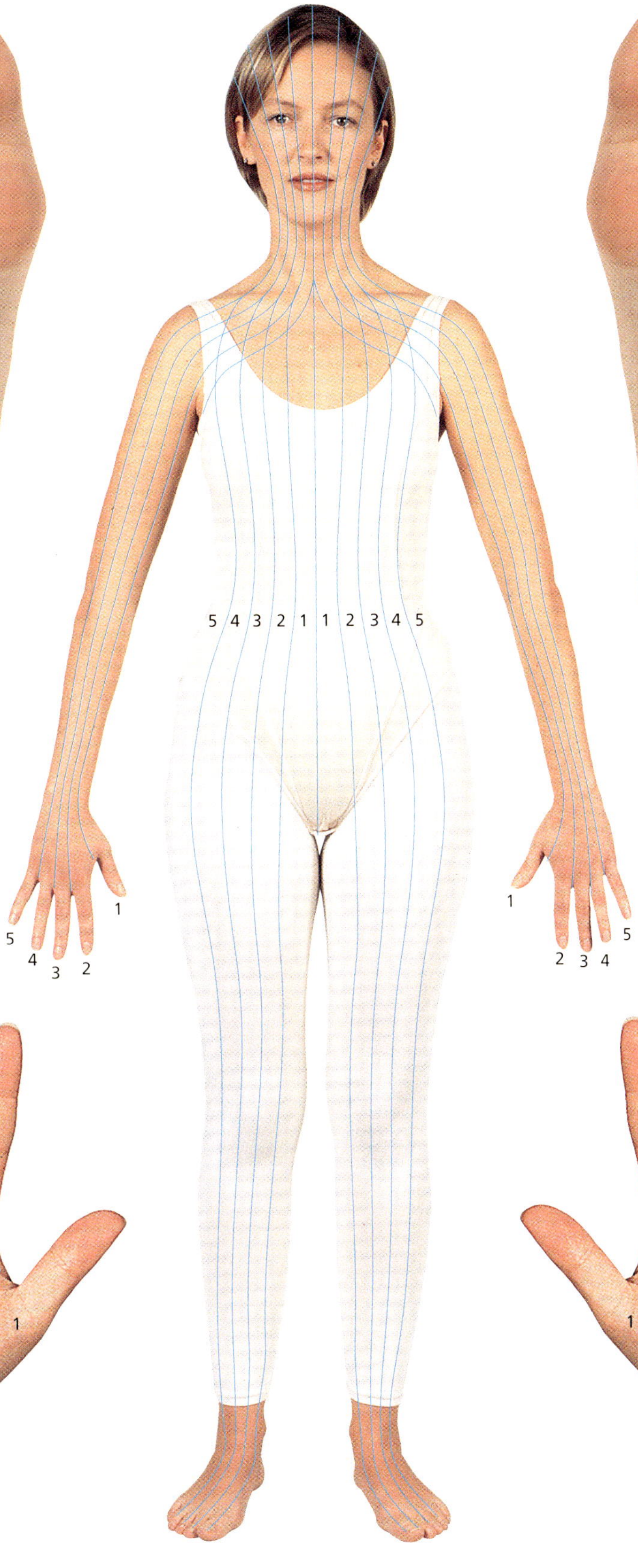

Der Körper wird in zehn gleich große Zonen unterteilt, die jeweils von den Fingern zum Gehirn und von dort zu den Zehen verlaufen.

Zu beiden Körperhälften gehören je fünf Zonen. Im Gegensatz zu den Akupunkturmeridianen handelt es sich nicht um Linien, sondern um Segmente.

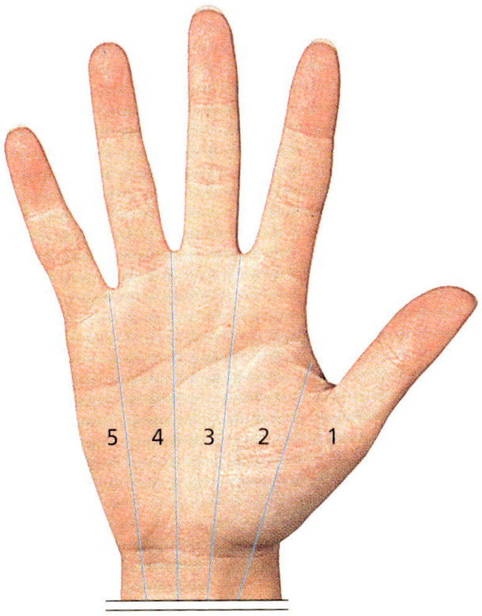

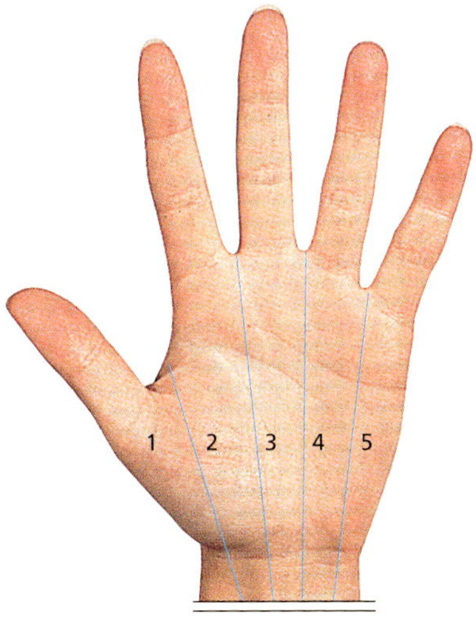

Dr. Fitzgerald begann die Techniken der Zonentherapie an seinen Patienten zu erproben. Er benutzte Gummibänder, Klammern und Sonden, um Druck auszuüben. Dabei entdeckte er, daß bei der Anwendung von Druck auf manche Teile des Fußes bestimmte andere Körperbereiche gefühllos wurden. Seine weiteren Forschungen brachten ihn darauf, den Körper in zehn vertikale Energiezonen – von denen jeweils fünf mit der rechten bzw. linken Körperhälfte in Verbindung stehen – aufzuteilen, indem er vom Scheitelpunkt des Kopfes eine gedachte Linie durch die Körpermitte zog.

Diese zehn Energiezonen enden an den Fußsohlen und Handtellern. Zur ersten Zone gehört der Daumen, sie verläuft von dort über den Arm nach oben durch Schultern und Hals bis ins Gehirn und danach wieder im Körper nach unten bis zum großen Zeh. Die zweite Zone verläuft vom Zeigefinger über Arm, Schultern, Hals ins Gehirn und von dort hinunter zum zweiten Zeh. Die dritte Zone geht vom Mittelfinger über Arm, Schultern, Hals zum Gehirn und dann wieder hinunter zum dritten Zeh. Die vierte Zone beginnt am Ringfinger, läuft weiter über den Arm in Schulter und Hals zum Gehirn und dann wieder hinab zum vierten Zeh. Die fünfte Zone verläuft vom kleinen Finger über Arm, Schultern und Hals zum Gehirn und von dort zum kleinen Zeh.

Im Jahr 1916 beschrieb Fitzgeralds Kollege Edwin Bowers in einem öffentlichen Vortrag die von Fitzgerald vorgeschlagene Behandlung, wobei er sie als »Zonentherapie« bezeichnete. Im Jahr darauf veröffentlichten sie gemeinsam das Ergebnis ihrer Zusammenarbeit unter dem Titel *Zonentherapie*.

Das Buch enthielt Behandlungsvorschläge und Empfehlungen für praktische Ärzte, Zahnärzte, Gynäkologen, Hals-Nasen-Ohren-Spezialisten und Chiropraktiker. In der ersten Auflage waren auch graphische Darstellungen der Fußreflexe und der zehn ihnen zugeordneten Körperzonen abgebildet. Fitzgerald begann bald darauf Kurse abzuhalten, in denen er praktische Ärzte in diese Behandlungsmethode einführte.

Diese Theorien fanden im allgemeinen wenig Beachtung bei der Ärzteschaft, doch der Arzt Joseph Shelby Riley war so beeindruckt, daß er und seine Frau, die ebenfalls Ärztin war, einen Kurs bei Fitzgerald belegten, um die Reflexzonenmassage in ihrer eigenen Praxis anwenden zu können. Eunice Ingham (1879–1974), eine Assistentin Joseph Rileys, initiierte schließlich das, was wir heutzutage unter Reflexzonenmassage verstehen.

Dank ihrer intensiven Forschungstätigkeit gelang es Eunice Ingham, die Wechselbeziehung zwischen dem anatomischen Aufbau des Körpers und den in den Füßen befindlichen Energiezonen herauszuarbeiten, wobei sie herausfand, daß die Füße ein Abbild des gesamten Körpers sind. Außerdem entdeckte sie, daß die Massage der Füße aufgrund ihrer größeren Sensibilität besonders wirkungsvoll ist. Aus diesem Grund wird die Reflexzonenmassage im allgemeinen bevorzugt an den Füßen und nicht an den Händen ausgeführt.

Eunice Ingham reiste viele Jahre lang umher, um ihr Wissen Masseuren, Osteopathen und Naturheilkundlern zu vermitteln. Sie schrieb zwei Bücher – *Geschichten, die die Füße erzählen können* und *Geschichten, die die Füße erzählt haben*. Im Jahr 1960 kam die Reflexzonenmassage durch Doreen Bayly, eine ihrer Studentinnen, nach Großbritannien, die dort eine Schulungsstätte für Reflexologie gründete. Auch im übrigen Europa gab sie Fortbildungskurse.

Seit ihren ersten Anfängen hat die Reflexzonenmassage aufgrund der ständig wachsenden Kenntnisse auf dem Gebiet der Anatomie und Physiologie eine immer stärkere wissenschaftliche Absicherung erfahren. Dies verhalf ihr zu einer zunehmenden Anerkennung durch die Schulmedizin. Mittlerweile findet diese Therapieform weite Verbreitung, in vielen Ländern haben sich anerkannte Reflexologie-Verbände gebildet.

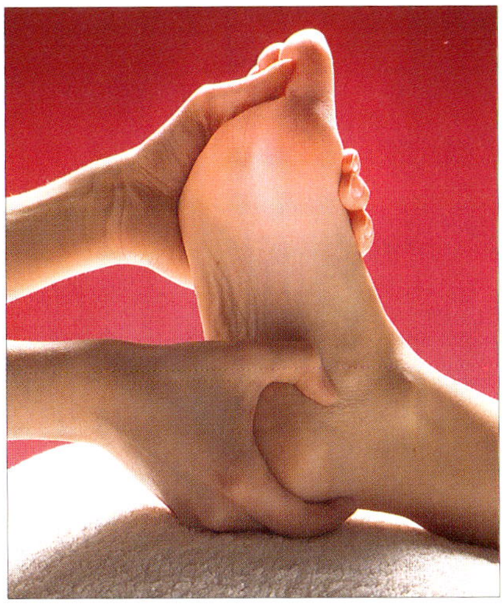

Wie funktioniert die Reflexzonenmassage?

Die Reflexologie oder Reflexzonenmassage beruht auf Fitzgeralds Zonenkonzept. Zehn getrennte Energieströme – je fünf in jeder Körperhälfte – zirkulieren zwischen Scheitel, Sohle und den fünf Fingern. Diese Ströme fließen in vertikalen Segmenten, die als Zonen bezeichnet werden. In diesen Zonen befinden sich alle Organe und Muskeln des Körpers *(siehe Seite 12)*.

Im Jahr 1970 schlug Hanne Marquardt, die deutsche Autorin des Buchs *Reflexzonenarbeit am Fuß*, vor, den menschlichen Körper durch drei weitere Hilfslinien aufzuteilen, um so das Auffinden der an den Füßen befindlichen Reflexe zu vereinfachen. Sie zog quer über den Körper drei Linien, die mit drei quer über die Füße verlaufenden Linien korrespondieren. Dadurch entsteht an den Füßen ein Miniaturraster, das aus zehn längs und zehn quer verlaufenden Linien gebildet wird. Auf diese Weise lassen sich die verschiedenen Reflexe mit größerer Präzision feststellen. Aufgrund der besonderen Anatomie der Hände läßt sich dort nur die zweite Querlinie einzeichnen *(siehe Seite 13)*.

Die erste quer verlaufende Zone des Körpers befindet sich in Höhe des Schultergürtels und bezieht sich auf Kopf und Hals. Alle Reflexe am Fuß, die diesem Teil des Körpers zugeordnet sind, liegen oberhalb der ersten Querlinie, dem Schultergürtel. Die zweite Querzone befindet sich in Höhe der Taille und umfaßt die Anatomie des Brustkorbs und der oberen Bauchregion. Alle Reflexe, die zu diesem Teil des Körpers gehören, befinden sich zwischen der ersten und zweiten Querlinie, der Taillenlinie, auf den Füßen. Auf den Händen befinden sich die zu Brust, Hals und Kopf gehörenden Reflexe oberhalb der zweiten Querlinie. Die dritte Querzone des Körpers verläuft auf dem Beckengürtel und schließt den Unterleib und das Becken ein. Alle mit diesem Teil des Körpers in Verbindung stehenden Reflexe lassen sich auf den Füßen zwischen der zweiten und dritten Querlinie – dem Beckengürtel – und auf den Händen unterhalb der zweiten Querlinie finden.

Wenn sich die durch die Längszonen fließenden Energieströme an bestimmten Punkten stauen, kommt es dort zu einer Blockade des Energieflußes. Diese Blockaden wirken als Unterbrechung des freien Strömens der Lebensenergie im Körper und verursachen Schmerzen, Beschwerden, Krankheiten oder sonstige Störungen.

Durch Anwendung bestimmter Massage- und Drucktechniken an den Fußreflexen kann die Reflexzonenmassage die Energieblockaden auflösen. Die Energieströme fließen dann wieder

Oben: *Die zur Behandlung des Rückgratreflexes angewandte Technik wird als Gleiten bezeichnet.*

Lage der Organe innerhalb der Zoneneinteilung

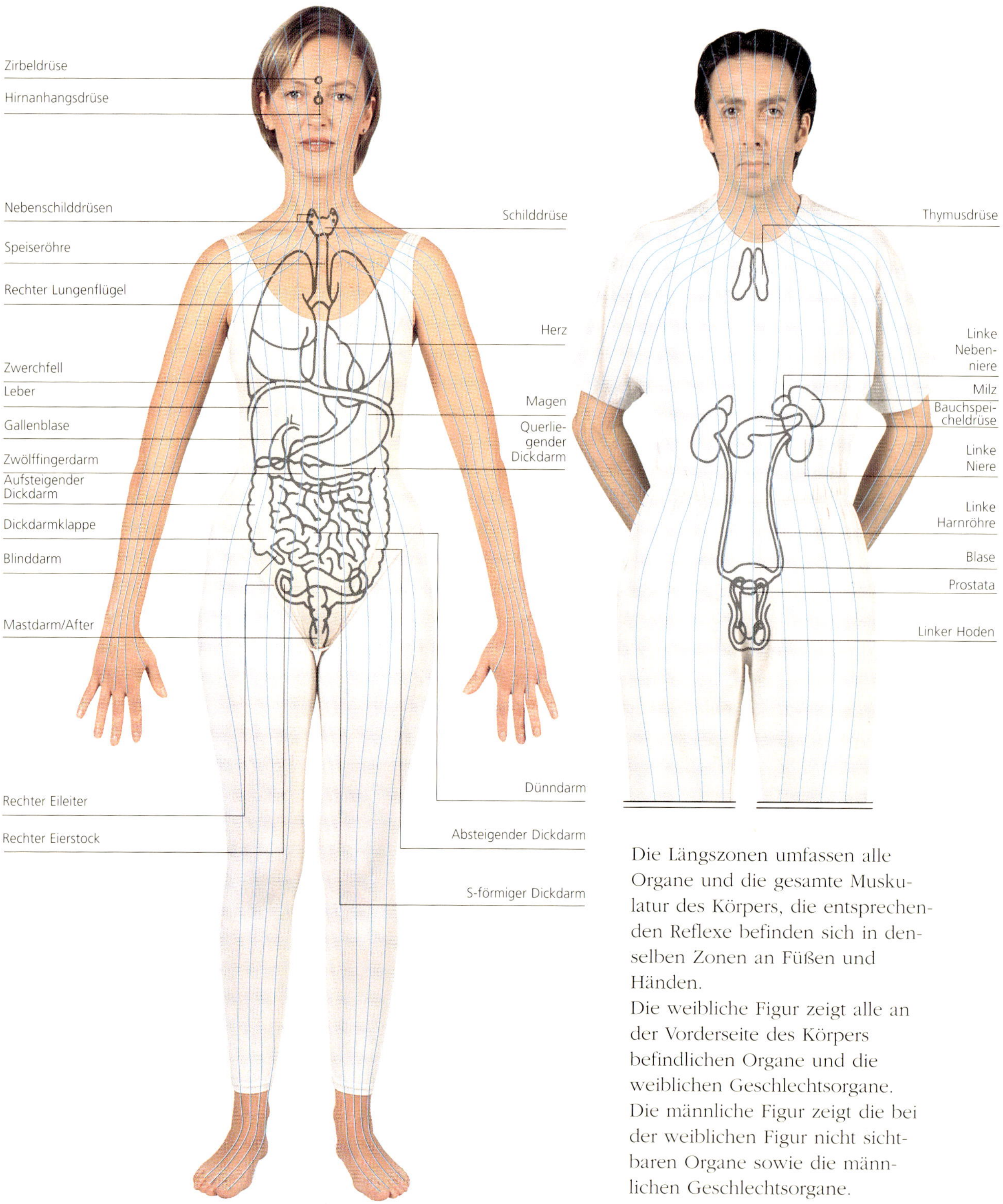

Die Längszonen umfassen alle Organe und die gesamte Muskulatur des Körpers, die entsprechenden Reflexe befinden sich in denselben Zonen an Füßen und Händen.
Die weibliche Figur zeigt alle an der Vorderseite des Körpers befindlichen Organe und die weiblichen Geschlechtsorgane.
Die männliche Figur zeigt die bei der weiblichen Figur nicht sichtbaren Organe sowie die männlichen Geschlechtsorgane.

ungehindert durch den Körper, und seine Harmonie ist wiederhergestellt.

Energieblockaden können vielfältige Ursachen haben: Streß, ungesunde Ernährung und Lebensführung, eine Ehescheidung oder das Ende einer Liebesbeziehung. Zu einer erfolgreichen Beseitigung der Störung ist es also notwendig, deren Ursache herauszufinden. Da die Reflexzonenmassage eine ganzheitliche Therapie ist, sollte der Behandelnde die Massagetechniken durch ein Beratungsgespräch ergänzen. In manchen Fällen kann auch eine Gesprächstherapie mit einem Psychotherapeuten hilfreich sein.

Natürlich nimmt eine Beratung oft viele Stunden in Anspruch. Die Ursache der Störung kann tief im Unterbewußten verborgen sein, weil es für den Betreffenden zu schmerzlich ist, sich mit seinem Problem auseinanderzusetzen. In anderen Fällen sind sich die Betroffenen zwar durchaus der Ursache bewußt, wollen jedoch nicht darüber reden, weil sie innerlich nicht zu einer Lösung des Konflikts bereit sind.

Die Energieblockaden sind aber Hemmnisse, die unbedingt beseitigt werden sollten. Läßt sich die Ursache nicht finden, blockiert der Patient weiter die Energie, mit deren Freisetzung der Behandelnde begonnen hat. Das gleiche gilt für den Fall, daß die Ursache zwar bekannt, der Patient jedoch nicht bereit ist, sich mit ihr auseinanderzusetzen.

Bei der üblichen medizinischen Behandlung wird dem Patienten ein Medikament verordnet, ohne daß von ihm erwartet wird, die Verantwortung für sich selbst zu übernehmen. Dagegen hat die Komplementärmedizin, zu der die Reflexzonenmassage zählt, einen ganzheitlichen Ansatz: Der Patient wird in das Geschehen miteinbezogen, und es wird von ihm erwartet, daß er gemeinsam mit dem Therapeuten die Verantwortung für seine Heilung übernimmt.

Im Mittelpunkt der Reflexzonentherapie steht das druckvolle Massieren der Fuß- und Handreflexzonen. Deshalb sind anatomische Kenntnisse dieser Körperteile so wichtig. Da die Lage der quer verlaufenden Zonen an Füßen und Händen einen direkten Bezug zu deren Knochenstruktur hat, ist ein möglichst detailliertes Studium dieser Struktur notwendig, um die genaue Lage der Reflexzonen herauszufinden.

Die quer gelegenen Zonen

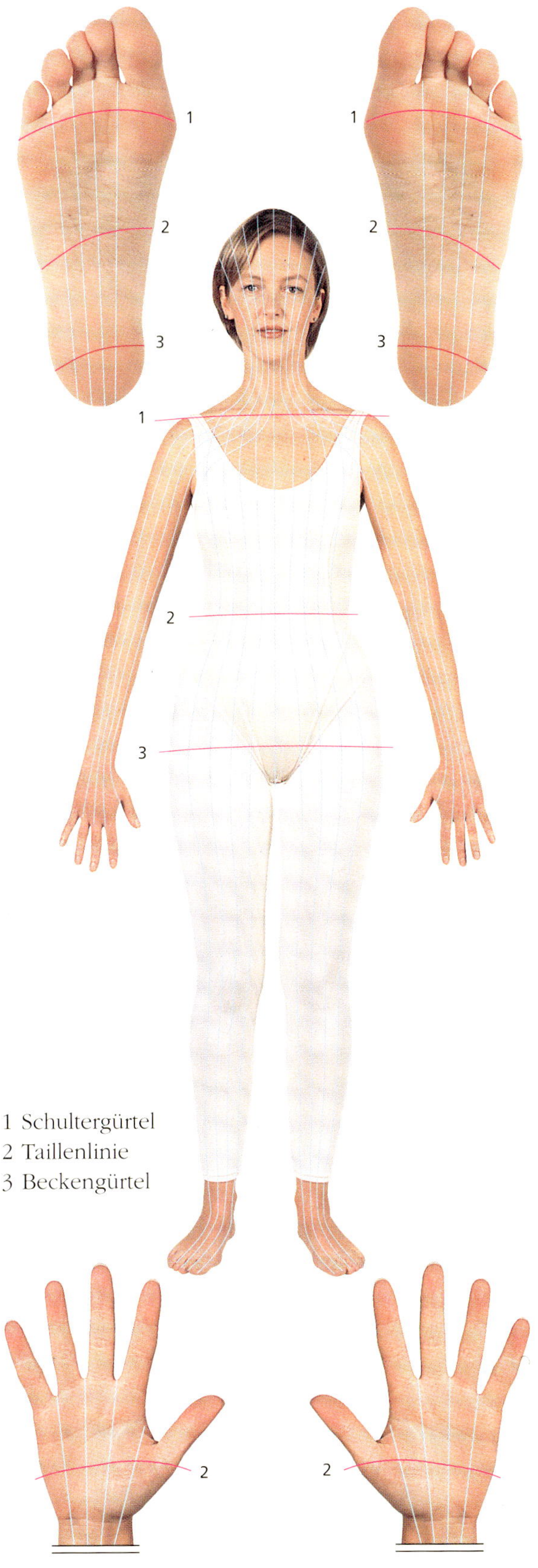

1 Schultergürtel
2 Taillenlinie
3 Beckengürtel

Der Fußaufbau

Jeder Fuß besteht aus 26 Knochen und 33 Gelenken. Sie sind durch über hundert Bänder miteinander verbunden. Die 26 Knochen sind, in der Reihenfolge von der Ferse zu den Zehen: Fersenbein, Sprungbein, Kahnbein, Würfelbein, drei Keilbeine, fünf Mittelfußknochen und 14 Zehenglieder (zwei am großen Zeh, drei an jeder der vier übrigen Zehen).

Der Hinterfuß besteht aus Sprungbein und Fersenbein, darauf folgen Würfelbein, Kahnbein und die drei Keilbeine, wobei man inneres, mittleres und äußeres Keilbein unterscheidet. Diese Gruppe von Knochen bildet die Fußwurzel.

Das Sprungbein ist der einzige Knochen im Fuß, der eine Gelenkverbindung mit dem Schien- und Wadenbein eingeht. Beim Gehen trägt das Sprungbein die gesamte Körperlast. Ein Teil des Gewichts verteilt sich danach auch auf das Fersenbein und die übrigen Fußwurzelknochen. Das Fersenbein ist der größte und kräftigste Knochen des Fußes.

Die fünf Mittelfußknochen sind Röhrenknochen, die jeweils aus Basis, Schaft und Kopf bestehen. Die Basis der ersten drei gehen jeweils eine Gelenkverbindung mit dem ersten, zweiten und dritten Keilbein ein, die Basis der äußeren beiden mit dem Würfelbein. Der erste Mittelfußknochen ist dicker als die übrigen und trägt entsprechend mehr Gewicht.

Wie die Mittelfußknochen bestehen auch die Zehenglieder aus einer der Körpermitte zu gelegenen (proximalen) Basis, einem Schaft in der Mitte und einem weiter von der Körpermitte entfernt liegenden (distalen) Kopf. Die große Zehe besteht aus zwei großen, kräftigen Endgliedern, die als proximales und distales Endglied bezeichnet werden. Die übrigen vier Zehen bestehen jeweils aus drei Endgliedern.

Die Fußknochen bilden zwei Gewölbe, eines in Längs- und eines in Querrichtung. Das Längsgewölbe besteht aus einem mittleren Teil, das nach innen geneigt ist, und einem seitlichen Teil, das nach außen gerichtet ist. Dank der Gewölbe ist der Fuß in der Lage, das Körpergewicht zu tragen und während des Gehens eine Hebelwirkung auszuüben. Die Knochen, aus denen die Gewölbe bestehen, werden von Sehnen und Bändern gehalten.

Das Muskelspiel des Fußes ist kompliziert und mit dem der Hand vergleichbar; doch während die Muskeln der Hand für präzise und komplizierte Bewegungen sorgen, beschränken sich die der Füße auf die Aufrechthaltung und die Fortbewegung.

Dem knöchernen Aufbau der Füße entsprechend, gehören zur ersten Querzone die Zehenglieder, die sich oberhalb der Schultergürtellinie befinden. Der zweiten Querzone, die sich zwi-

Aufbau der Fußknochen

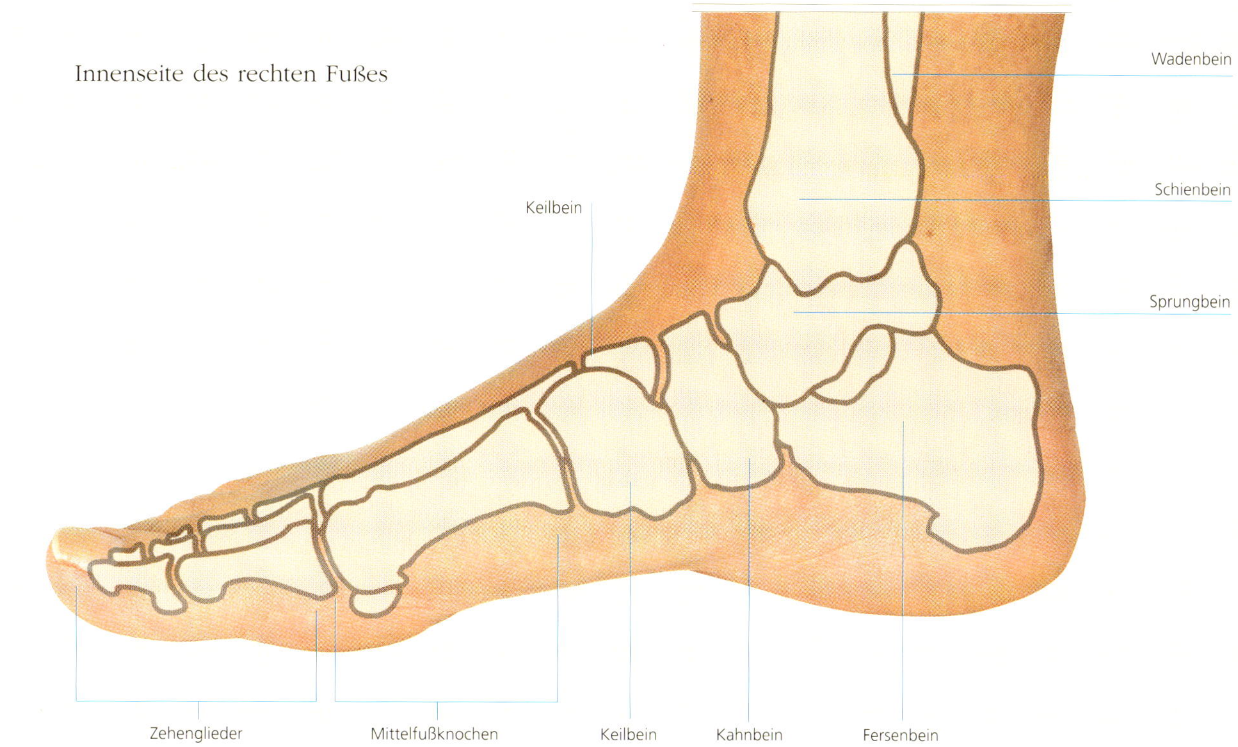

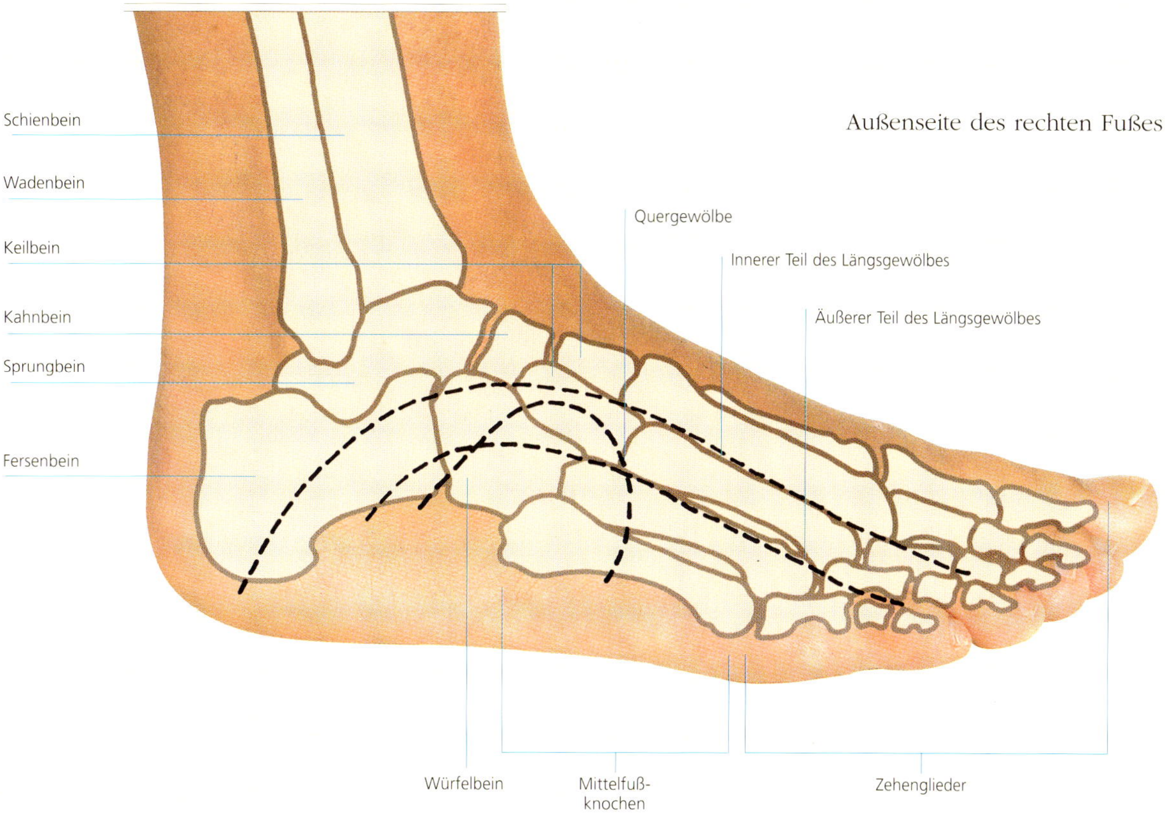

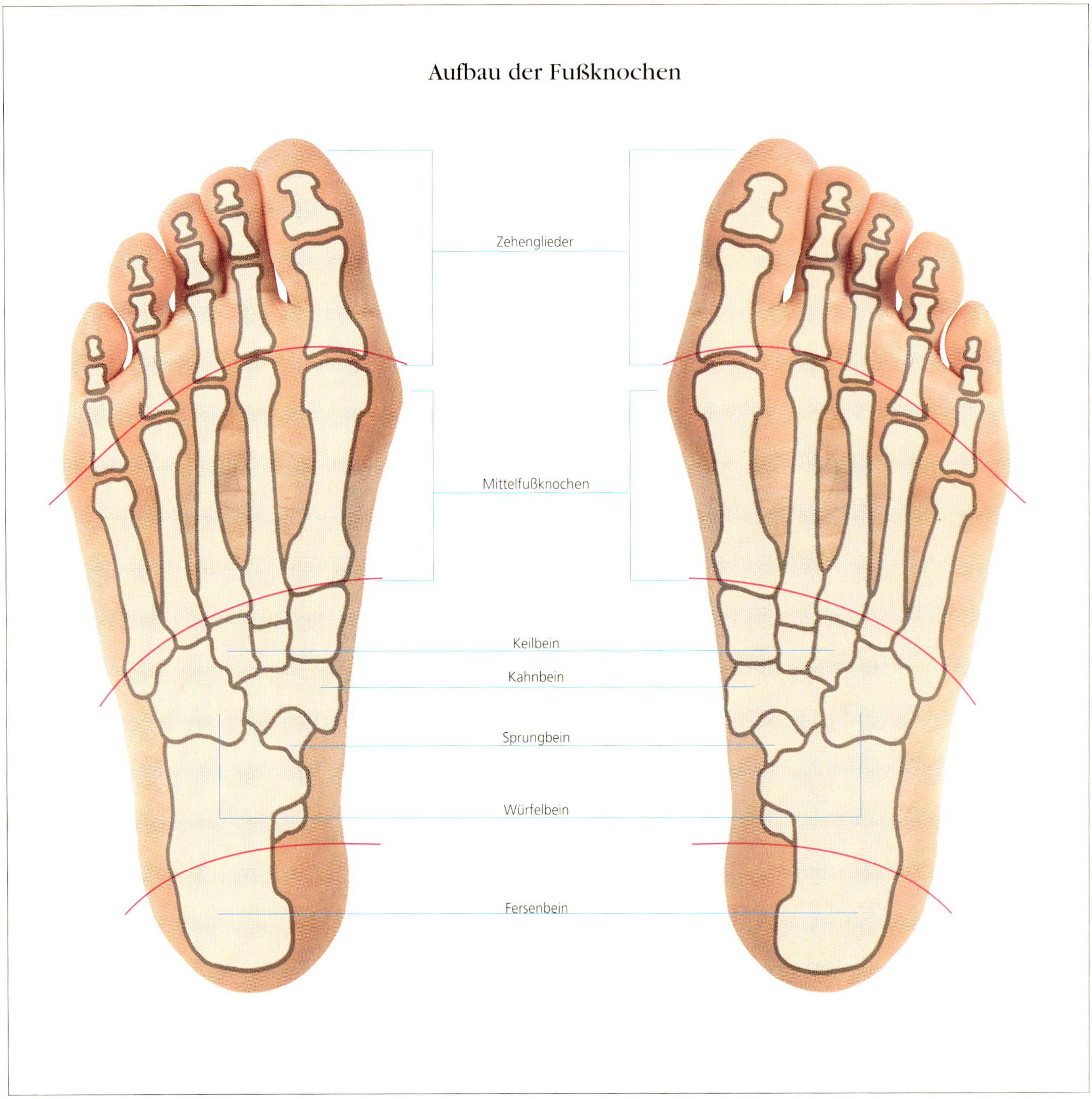

schen Schultergürtel- und Taillenlinie erstreckt, werden die Mittelfußknochen zugerechnet. Die dritte Querzone, der Beckenboden, befindet sich unterhalb der Taillenlinie, etwa in der Mitte zwischen Fersen- und Sprungbein.

Probleme an den Füßen

Beim Ausführen einer Fußreflexmassage stößt man auf viele Beschwerdebilder im Fußbereich, die unterschiedliche Auswirkungen auf die Behandlung haben, so daß es sehr wichtig ist, einiges über sie zu wissen und sie zu erkennen.

Fußpilz Ein harmloses Leiden, das durch einen in den Zehenzwischenräumen, insbesondere zwischen dem vierten und fünften Zeh, wachsenden Hautpilz verursacht wird. Die Haut wird rot, schuppig und juckt. Auch andere Fußregionen und die Zehennägel können von Fußpilz befallen werden. Wenn die Fußnägel betroffen sind, werden sie dicker und verfärben sich gelblich.

Ballen Es handelt sich dabei um eine Schleimbeutelentzündung, die einen knochigen Vorsprung am äußeren Rand des Gelenks am unteren Ende des großen Zehs überlagert. Die medizinische Bezeichnung ist Ballengroßzehe oder *Hallux valgus*. Ballen treten häufig bei Personen mit einer ererbten Schwäche der Zehengelenke auf oder werden durch unangepaßte Fußbekleidung hervorgerufen, besonders von spitz zulaufenden Schuhen mit hohem Absatz. Als Folge der Entzündung wird die knochige Basis des Großzehs verdreht, so daß der Zeh über den normalen Umriß des Fußes herausgedrückt wird und sich ein »Ballen« bildet.

Frostbeulen Ein akutes oder chronisches Leiden, das durch Kälteeinfluß entsteht. Wer daran leidet, ist besonders empfindlich gegen Kälte. Typisch für eine Frostbeule ist eine Rotfärbung mit Jucken und Anschwellen der Haut, die häufig zu Blasenbildung neigt.

Hohlfuß Eine Fußfehlform, bei der das Längsgewölbe in der Mitte übermäßig hoch ist. Die Ursache dafür ist häufig eine Störung der Muskulatur, die beispielsweise nach Poliomyelitis auftritt.

Klumpfuß Eine abnormale Fußstellung, bei der die Sohle beim Stehen nicht auf dem Boden aufliegt. Wenn diese Fehlstellung schon beim Neugeborenen auftritt, vermutet man als Ursache, daß der Fetus im Uterus zu lange in derselben Lage fixiert war.

Hühneraugen und Schwielen Sie beruhen auf einer Verdickung der Hornhaut durch chronischen Druck. Hühneraugen sind klein und entwickeln sich an den Zehen; Hornschwielen sind größer und entstehen gewöhnlich an den Fußsohlen.

Plattfüße Bei Neugeborenen sind Plattfüße normal. Das Fußgewölbe entwickelt sich im Laufe der ersten sechs Lebensjahre. Wenn ein Erwachsener Plattfüße bekommt, liegt dies im allgemeinen an einer Schwächung von Muskeln und Bindegewebe, die die Knochen, aus denen das Fußgewölbe besteht, stützen. In diesem Fall sinkt das mediale Längsgewölbe ein, bis der Fuß flach ist.

Marschfraktur Dieser Ermüdungsbruch eines oder mehrerer Mittelfußknochen tritt infolge langer oder schwerer Fußmärsche auf. Am häufigsten sind Wanderer und Läufer betroffen. Gelegentlich treten auch Schmerzen im Ballen auf, die bei Anstrengung heftiger werden.

Tarsaltunnel-Syndrom Tritt auf, wenn ein Nerv am Fußinnenknöchel eingeklemmt wird. Das Hauptsymptom sind brennende Schmerzen oder Taubheit an Sohle oder Zehen des betreffenden Fußes, die bis in die Wade ausstrahlen können. Stehen oder Gehen können den Schaden noch vergrößern.

Warzen An der Fußsohle bezeichnet man Warzen lateinisch als *Verruca plantaris*. Sie treten als kleine, harte, weißliche oder fleischfarbene Erhöhungen mit einer blumenkohlartigen Oberfläche auf. Sie enthalten winzige verstopfte Blutgefäße, die wie schwarze Splitter aussehen. Beim Gehen werden sie in den Fuß gedrückt und verursachen Schmerzen. Warzen treten bisweilen gehäuft auf einer kleinen Fläche von etwa 2,5 Zentimetern oder mehr auf.

Pflege der Füße

Wer beschwerdefreie Füße haben will, muß gut auf sie achten. In erster Linie sind passende Schuhe wichtig. Wann immer es möglich ist, sollten Sie barfuß laufen. Dies stimuliert die Fußreflexe, wodurch der Energiefluß im gesamten Körper angeregt wird. Wer zu Hühneraugen und Schwielen neigt, sollte regelmäßig zur Fußpflege gehen, um die Hornhaut entfernen zu lassen. Dicke Hornhaut kann nämlich den darunterliegenden Reflex beeinflussen. Durch das Tragen von zu engen Schuhen oder das Rund- statt Geradeschneiden der Fußnägel können die Zehennägel einwachsen. Werden sie nicht behandelt, drücken sie möglicherweise auf den Kopfreflexpunkt am Zeh und verursachen Kopfschmerzen. Die Zehennägel sollten regelmäßig mit einer Schere oder einem speziellen Nagelknipser gekürzt werden, am besten nach einem Bad, wenn sie weich sind. Füße mindestens zweimal täglich waschen und gut mit Fußcreme einfetten, um die Haut vor dem Austrocknen zu schützen.

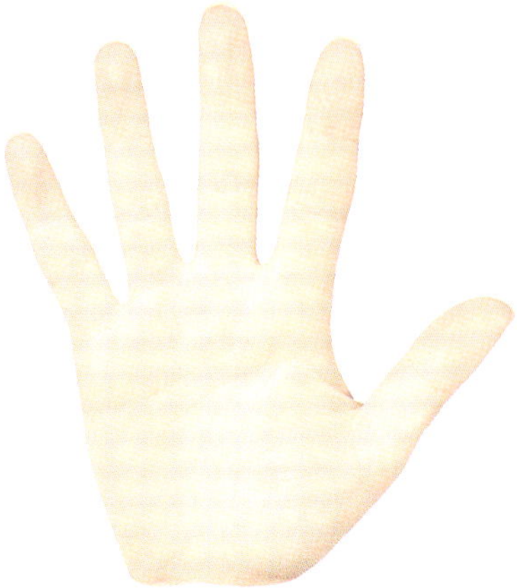

Der Bau von Händen und Handgelenken

Die Hand und das Handgelenk bestehen aus 27 Knochen und Sehnen. Letztere fixieren die Muskeln an den Knochen. Zu den 27 Knochen gehören acht Handwurzelknochen, fünf Mittelhandknochen und 14 Fingerglieder.

Die acht Handwurzelknochen bilden die Handwurzel (Carpus). Es handelt sich um kleine Knochen, die in zwei Reihen zu je vier angeordnet sind. Die der Speiche und Elle nächstgelegene Reihe besteht aus Kahnbein (sieht wie ein Schiff aus), Mondbein (ähnelt einem Halbmond), Dreiecksbein (mit drei Oberflächen) und Erbsenbein (erbsenförmig), die der Mittelhand nächstgelegene Reihe aus großem und kleinem Vieleckbein (beide trapezförmig), Kopfbein (dessen Kopf mit dem Mondbein verbunden ist) und Hakenbein (nach dem hakenförmigen Vorsprung an der Vorderseite).

Die fünf Mittelhandknochen bilden den Handteller. Die Köpfe dieser Knochen werden Fingergrundgelenke oder Knöchel genannt. Sie sind gut zu sehen, wenn man eine Faust macht. Als Endglieder bezeichnet man die Knochen in den vier Fingern und im Daumen. Zeigefinger, Mittelfinger, Ringfinger und kleiner Finger bestehen aus je drei Endgliedern, der Daumen jedoch hat – wie der große Zeh – nur zwei.

Die Muskeln, die Handgelenk, Hand und Finger bewegen, sind zahlreich und sehr unterschiedlich. Zu ihnen gehören die Beuge- und Streckmuskeln sowie Muskeln für die Feinbewegung der Finger.

Die Effizienz der Hände beruht vor allem auf der Bewegung des Daumens, was wir nur bemerken, wenn er wegen einer Verletzung ausfällt. Die allgemeinen Funktionen der Hände sind: der Grobgriff (eine kraftvolle Bewegung der Finger und Daumen in Richtung auf die Handinnenfläche, wie beim Quetschen); der Pinzettengriff (zur Lageveränderung eines Objekts, für die exakte, kontrollierte Finger- und Daumenbewegungen nötig sind, wie zum Beispiel beim Uhraufziehen oder Nadeleinfädeln) und der Zangengriff (Zusammendrücken von Zeigefinger und Daumen oder von Daumen und den ersten beiden Fingern). Bei der Reflexzonenmassage werden alle diese Griffe eingesetzt.

Probleme an den Händen

Karpaltunnel-Syndrom Der Karpaltunnel wird durch die Handgelenksknochen und eine an der Unterseite des Gelenks liegende Bindegewebsplatte gebildet, die die Knochen zusammenhält. Durch diesen Tunnel verläuft der Nerv, über den die Signale zwischen Hand und Gehirn vermittelt werden. Wenn aus irgendeinem Grund das Gewebe innerhalb des Tunnels anschwillt,

Aufbau der Handknochen

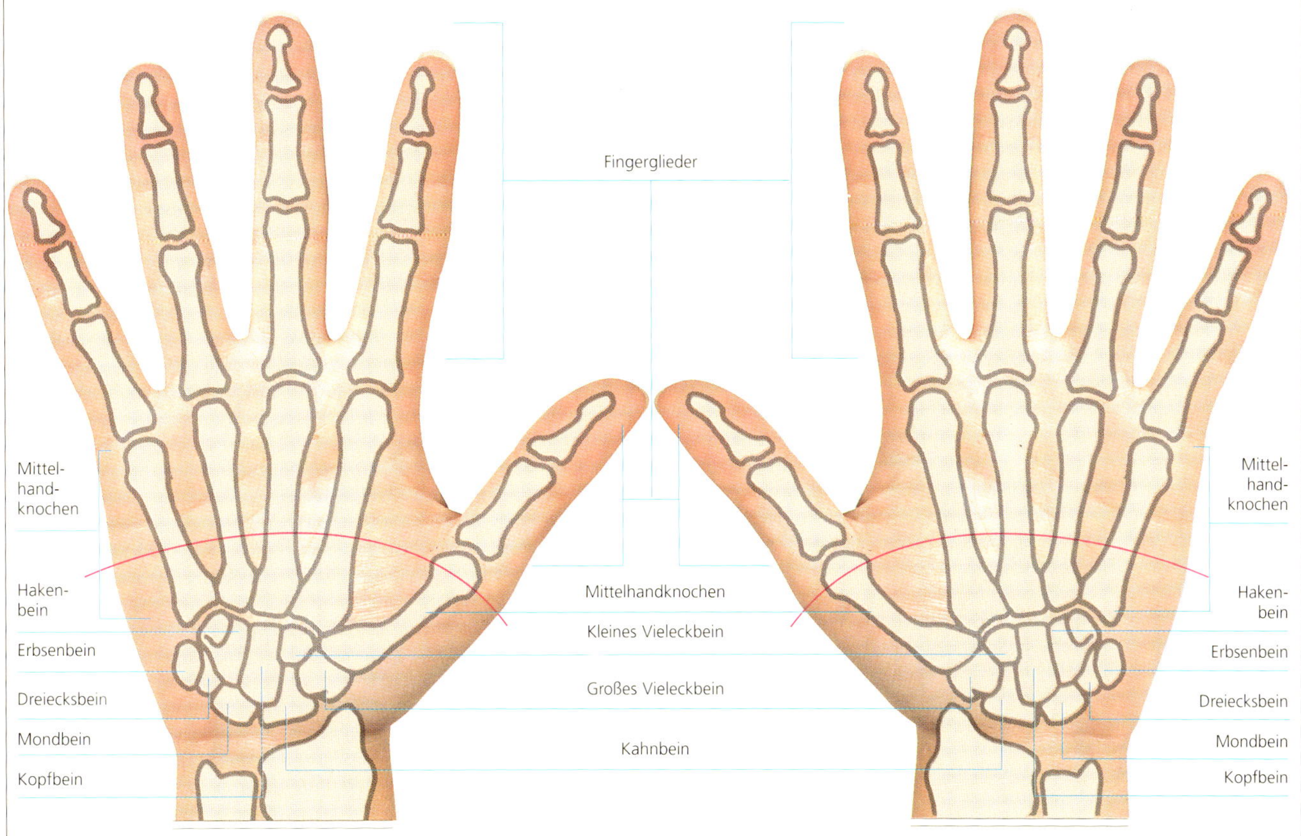

drückt es auf den Nerv und klemmt ihn ein. Symptome sind Prickeln und zeitweilige Taubheit der Hand, häufig begleitet von Schmerzen, die vom Gelenk in den Arm ausstrahlen.

Frostbeulen Siehe Probleme an den Füßen, Seite 16

Trommelschlegelfinger Ein Syndrom bei chronischen Lungenleiden. Warum diese eine Verformung der Finger hervorrufen, ist unbekannt. Die Nagelhäute verschwinden, die Fingernägel wölben sich häufig in Uhrglasform um die Fingerspitzen. Die Fingerspitzen können sich auch spatenförmig verbreitern.

Dupuytren-Kontraktur Tritt auf, wenn die kräftige Bindegewebsschicht, die unter der Haut der Handinnenfläche liegt, sich verdickt und schrumpft. Dies führt schließlich zu einer ständigen Beugung von Ring- und kleinem Finger im Fingergrundgelenk. Manche Betroffene haben gleichzeitig verdickte Hautstellen über den restlichen Fingerknöcheln und an den Fußballen. Dies ist eine häufige Erscheinung bei Männern über Vierzig und scheint erblich zu sein.

Fingernägel Eine Verformung oder Verfärbung kann durch Verletzungen oder Krankheiten hervorgerufen werden. Bei manchen Formen der Schuppenflechte (Psoriasis) können die Nägel dick und löchrig werden und sich ablösen. Die Paronychie (Nagelfalzentzündung) ist eine Hautinfektion des seitlichen Nagelwalls, die durch Bakterien oder Hefepilze hervorgerufen wird und besonders Menschen befällt, die mit ihren Händen viel im Wasser sind. Der Nagelwall ist geschwollen, rot und schmerzempfindlich. Die Nagelhaut kann sich dabei vom Nagel lösen und bei Druck Eiter absondern. Gelegentlich greift der Pilz aber auch auf die Nägel selbst über, die sich dann verdicken, starr werden und sich verfärben.

Bei Eisenmangel können sich die Nägel löffelförmig verformen; Lungenkrebs und erbliche Herzleiden rufen schlegelförmige Verdickungen hervor. Eine Verfärbung der Nägel kann auf verschiedenen Störungen beruhen. Bei Anämie sieht das Nagelbett blaß aus, bei einigen Leberleiden weiß. Bei Infektionen der Herzklappen erscheinen unter den Nägeln kleine, schwarze, splitterartige Flächen. Ein Stoß gegen den Nagel kann einen oder mehrere weiße Flecken verursachen.

Überbein Eine Schwellung unter der Haut, die am Handgelenk oder am Fußrücken auftreten kann. Es entwickelt sich aufgrund einer Ansammlung kleiner Mengen einer gallertartigen Substanz in einer Gelenkkapsel oder Sehne. Überbeine können unterschiedlich groß sein. Im allgemeinen sind sie nicht größer als eine Erbse und entweder weich oder ziemlich hart. Normalerweise verursachen sie keine Schmerzen oder nur leichte Beschwerden. Sofern sie nicht sehr auffällig oder unangenehm sind, läßt man sie am besten in Ruhe. Häufig verschwinden sie von selbst wieder.

Rheuma Die Ursache von Rheuma ist unbekannt. Es tritt in den Gelenken, einschließlich der Fingergelenke auf. Der Gelenkknorpel an den Kontaktstellen der Knochen wird spröde und bricht. Während der Knorpel sich abnutzt, wird der darunterliegende Knochen befallen und kann sich verdicken und verdrehen, so daß jede Bewegung schmerzhaft und eingeschränkt ist. Krankheitssymptome sind die Bildung von Wülsten und das Steifwerden des betreffenden Gelenks, was sich im Laufe von Monaten oder Jahren entwickelt.

Raynaud-Krankheit Eine Durchblutungsstörung, die die Finger und gelegentlich auch die Zehen befällt. Aus bisher unbekannter Ursache werden die Schlagadern, die die Finger mit Blut versorgen, extrem kälteempfindlich. Sie verkrampfen sich plötzlich und reduzieren dadurch die Blutzufuhr an der befallenen Stelle. Wegen des Mangels an sauerstoffhaltigem Blut sieht das Gebiet blaß und manchmal bläulich aus.

Sehnenscheidenentzündung Hier ist das Gewebe, das die Sehnen der Finger und Daumen umgibt und die Bewegungsfreiheit erleichtert, entzündet und geschwollen. Zwar heilt es nach einiger Zeit wieder, doch kann es gespannt bleiben und damit zu einer Bewegungsbehinderung der Sehnen führen. Es wird schwierig, die betroffenen Finger zu strecken. Das Gebiet über der Sehne ist schmerzempfindlich und sensibel. Außerdem tut der betreffende Finger oder Daumen im ganzen weh und macht bei Bewegungen ein knackendes Geräusch.

Pflege der Hände

Bevor Sie eine Reflexzonenmassage geben, sollten Sie die Hände und Nägel des zu Behandelnden untersuchen, da diese häufig einen Hinweis auf seinen allgemeinen Gesundheitszustand geben.

Ebenso wichtig ist es, daß der Massierende seine eigenen Hände und Finger pflegt. Denken Sie daran: Sie sind Ihr Handwerkszeug! Achten Sie immer darauf, daß Sie Ihre Hände nach dem Waschen gründlich abtrocknen, und tragen Sie bei der Hausarbeit Gummihandschuhe. Nach jedem Händewaschen und vor dem Schlafengehen cremen Sie die Hände mit einer guten Handcreme ein. Das erhält die Haut weich und geschmeidig. Wenn Sie diese einfachen Regeln befolgen, werden Ihre Hände gesund und stark bleiben.

Zu guter Letzt: Zur Anwendung der Reflexzonenmassage sollten Sie sich unbedingt die richtigen Druck- und Massagetechniken aneignen. Bei Menschen, die ständig ihre Finger und Daumen benutzen, insbesondere wenn dabei die Gelenke und Bänder belastet werden, besteht die Gefahr, daß eine Sehnenscheidenentzündung oder Rheuma auftritt. Außerdem sollten Sie im Interesse Ihrer Patienten immer darauf achten, Ihre Nägel kurz und sauber zu halten.

Die Druckpunkttechniken

Bevor Sie Reflexzonenmassagen an anderen Menschen durchführen, sollten Sie alle Techniken, die Sie anwenden wollen, korrekt beherrschen. Nur so sind Sie sicher, daß Sie wirklich alles »im Griff« haben. Es ist empfehlenswert, alles zuerst an den eigenen Händen – oder Ihren Füßen, falls Sie dort hinreichen – auszuprobieren. Für eine komplette Reflexzonenmassage, wie in Teil 2 dargestellt, brauchen Sie fünf Druckpunkttechniken: den Daumengang, den Fingergang, das Kreisen auf einem Punkt, das Gleiten und das Kneifen. Diese Techniken können an den Füßen wie an den Händen angewendet werden.

Grundsätzlich richtet sich die Druckintensität nach der Person, die Sie behandeln. Bei einem kräftigen Erwachsenen setzen Sie mehr Druck ein als bei kränkelnden oder älteren Personen oder bei einem Kind. Wenn Sie feststellen, daß an Hand- oder Fußrücken Adern hervortreten, dürfen Sie nur sehr wenig Druck ausüben, damit auf keinen Fall ein Hämatom – ein Bluterguß infolge einer Gefäßverletzung – entsteht.

Jede Druckpunkttechnik richtet sich nach dem Reflex, der jeweils behandelt wird. An den meisten Hand- und Fußreflexpunkten wird der Daumengang angewendet, mit Ausnahme der sehr kleinen Punkte. Wie der Name schon sagt, »geht« der Daumen dabei ganz leicht über die Hautoberfläche. Der Fingergang ist eine ganz ähnliche Technik, nur daß diese mit einem oder mehreren Fingern ausgeführt wird. Das Kreisen auf dem Punkt wird an den kleinen Reflexpunkten angewendet, wie zum Beispiel dem der Hypophyse (Hirnanhangsdrüse), der sich in der Mitte des Großzehs befindet: Dazu kreisen Sie mit Ihrer Daumenkuppe langsam auf dem Reflexpunkt.

Die anderen beiden Techniken werden nicht so häufig angewendet, können aber bei speziellen Problemen sehr nützlich sein. Das Gleiten etwa kann zum Auflösen kristalliner Ablagerungen dienen. Dabei gleitet der Daumen mit sanftem Druck über das Gewebe. Dieser Griff wird am häufigsten an Fußsohlen und Handtellern ausgeführt, da es sich um eine ziemlich kraftvolle Bewegung handelt. An Hand- und Fußrücken kann diese Technik jedoch der größeren Empfindlichkeit in diesen Bereichen wegen, als schmerzhaft empfunden werden. Das Kneifen ist eine Technik, die an Händen wie Füßen Anwendung findet, jedoch nur zum Lymphabfluß.

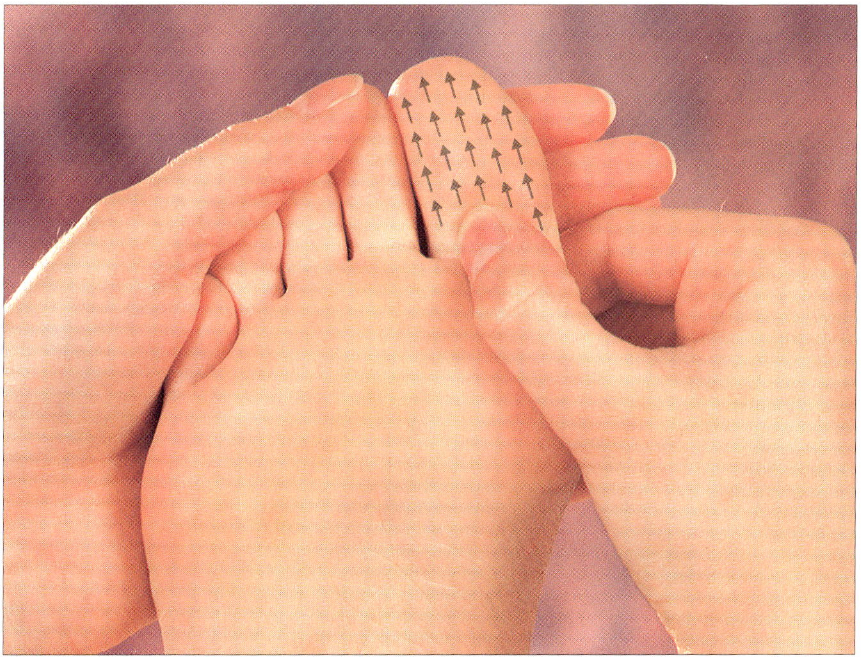

Daumengang Der Daumen wird am oberen Gelenk angewinkelt, und nur die Außenkante der Daumenkuppe kommt in Kontakt mit dem Fuß, während er in winzigen Schritten auf der jeweils bearbeiteten Reflexzone – hier die des Hinterkopfs – vorwärts wandert. Wichtig ist, daß der Daumen ständig angewinkelt bleibt und beim »Gehen« nicht ständig gebeugt und gestreckt wird, denn das kann zu Gelenkbeschwerden führen. Beim Auflegen des Daumens auf den Fuß sollten Sie darauf achten, daß er eine Lage einnimmt, bei der sich der äußere fleischige Teil des Daumens etwas über den Nagel schiebt. Diese Maßnahme verhindert, daß sich Ihr Daumennagel in unangenehmer Weise in den Fuß bohrt.

So üben Sie den Daumengang an den eigenen Händen *(Bild rechts außen)*: Daumen anwinkeln und mit der Außenkante – wobei sich ein kleiner Wulst über den Nagel schieben sollte – auf den Handteller legen. Die übrigen vier Finger stützend an den Rücken der zu behandelnden Hand legen, dann erst Druck ausüben. Achten Sie darauf, daß der Druck nur vom Daumen und nicht von den anderen Fingern ausgeübt wird – diese sollen den Druck nur etwas abfedern. Den Daumen in die Hand drücken und wieder lockerlassen, dabei den Hautkontakt halten. Dann einen kleinen »Schritt« nach vorn machen, drücken und wieder lockerlassen. Wandern Sie auf diese Weise schräg nach oben über die Handfläche. Zu Anfang werden Ihre Hände beim Daumengang rasch müde, doch wird sich dies mit zunehmender Übung bessern, da Ihre Muskeln immer kräftiger werden.

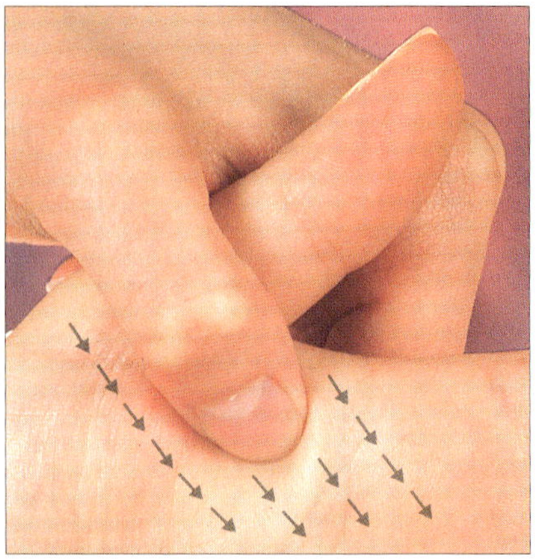

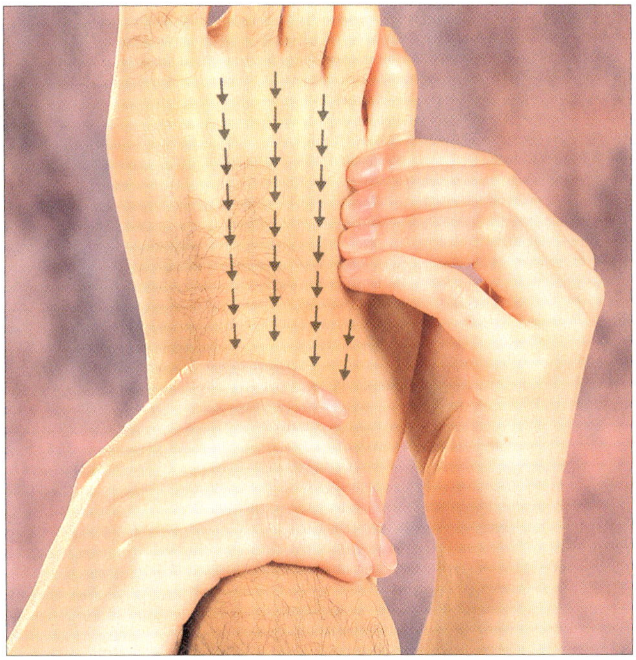

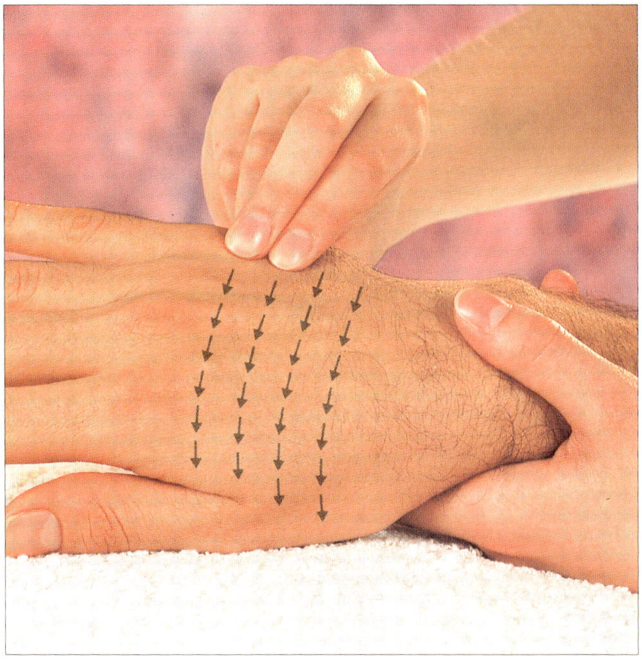

Fingergang Diese Technik wird hauptsächlich am Spann und an den Außenseiten des Fußes *(Bild oben)* sowie an den Handrücken angewendet. Je nach bearbeitetem Reflex werden ein, zwei oder vier Finger benutzt. Zur Behandlung des Lymphsystems die vier Finger Ihrer Arbeitshand anwinkeln und die Fingerkuppen auf den Fußrücken legen, dicht beim kleinen Zeh, während der Arbeitsdaumen den Fuß von der Sohle her stützt. Im Wechsel sanft drücken und wieder lockerlassen, wobei alle vier Finger zusammen allmählich am Fuß abwärts wandern. Der Zweifingergang *(Bild oben rechts)* wird oft an den Reflexzonen des Handrückens angewendet. Umfassen Sie mit der Stützhand das Handgelenk des Behandelten, und legen Sie Zeige- und Mittelfinger auf die Außenseite, wobei Ihr Arbeitsdaumen den Handteller stützt. Von der Schwimmhaut des kleinen Fingers über die Mittelhandknochen bis zur Schwimmhaut zwischen Daumen und Zeigefinger wandern. Üben Sie diese Technik an den eigenen Händen!

Kreisen auf einem Punkt Daumen und Finger wie beim Daumengang halten *(rechts)*. Benutzen Sie die Außenkante des Daumens, und zwar wieder so, daß ein kleiner Wulst den Nagel überlappt. Mit leichtem Druck langsam auf dem Reflexpunkt drehen, wobei Daumen und Fuß in ständigem Kontakt bleiben.

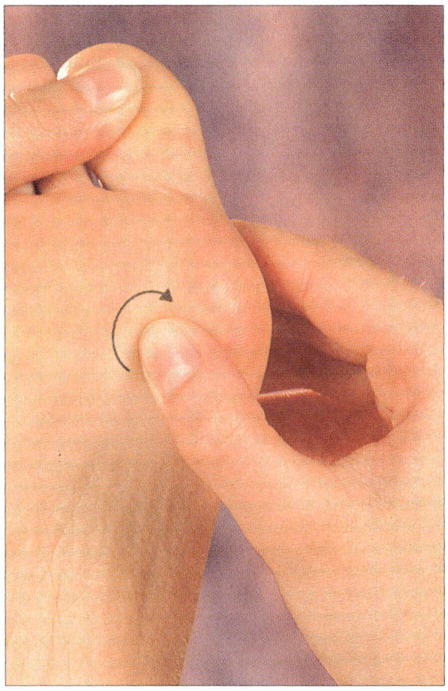

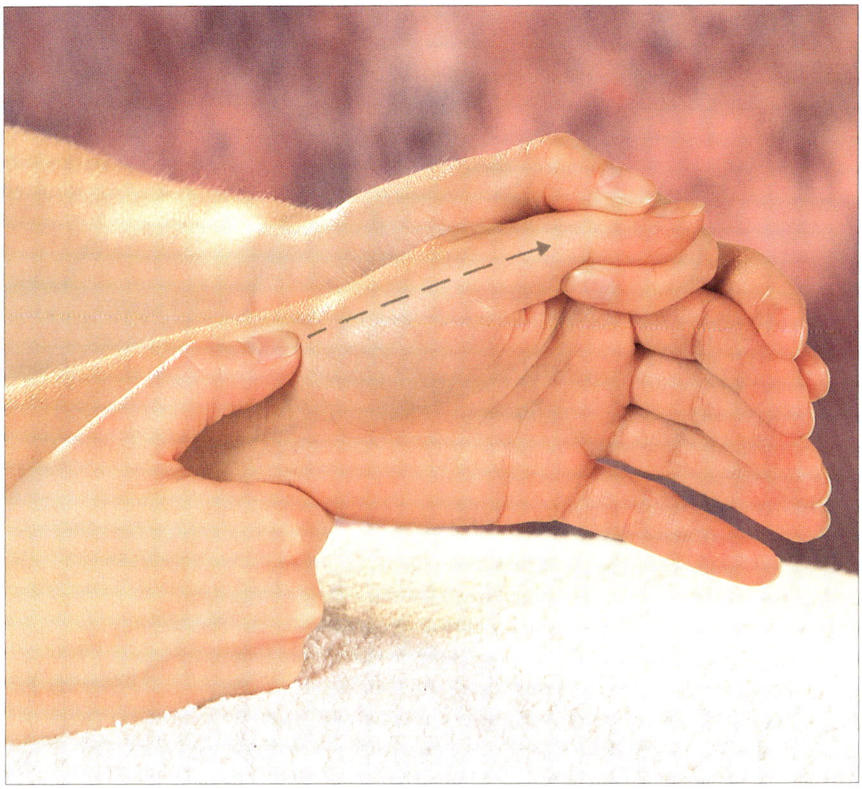

Gleiten Daumen und Finger haben die gleiche Position wie beim Daumengang. Drücken Sie mit dem Arbeitsdaumen sanft auf Fuß oder Hand *(links)*, und gleiten Sie dann etwa einen Zentimeter mit sanftem, stehendem Druck über die Haut. Nun den Daumen ein wenig anwinkeln, dann wieder einen Zentimeter weitergleiten. Fahren Sie fort, bis Sie die betreffende Reflexzone überall bearbeitet haben. Beispiel: Wenn Sie den Rückgratreflex der Hand behandeln, wandern Sie erst im Daumengang an der Innenkante der Hand bis zum Gelenk. Dann Hände wechseln, die Finger der Arbeitshand stützend auf den Handrücken des Patienten legen und seinen Daumen festhalten, dabei gleitet der Arbeitsdaumen zentimeterweise auf der Reflexzone zurück, bis Sie am Daumennagel ankommen.

Massagetechniken zur Entspannung

Bei Menschen, die angespannt oder nervös sind, kann vor Beginn der Reflexzonenmassage eine Fuß- oder Handmassage angebracht sein, die der Entspannung dient; nach Abschluß der Behandlung ausgeführt, kann sie die Energie anregen. Die fünf Grundtechniken sind Wringen, Kneten, Dehnen, Fingerkreisen und Ausstreichen. Es ist am wirkungsvollsten, sie in der angegebenen Reihenfolge durchzuführen.

Das Wringen wirkt ausgleichend auf Füße oder Hände, weil dabei die Muskeln gedehnt werden. Darauf folgt das Kneten, das entspannend wirkt und die Energie anregt.

Beim Dehnen werden die Muskeln so gestreckt, daß die Knochen sich wieder freier bewegen können. An den Füßen ausgeführt, ruft es das Gefühl hervor, als werde der ganze Körper nach oben gezogen. Füße, die den ganzen Tag in zu engem Schuhwerk eingezwängt, oder Hände, die zu Fäusten geballt waren, werden dabei tatsächlich wieder länger.

Das Fingerkreisen, ob an Füßen oder Händen, ist eine wunderbare Sache, um die Entspannung zu fördern. Falls der zu Behandelnde sehr angespannt ist, können Sie diesen Massagegriff – je nachdem, wo Sie ihn behandeln wollen –, noch vor der eigentlichen Reflexzonenbehandlung an Füßen oder Händen anwenden.

Das Ausstreichen kann sehr beruhigend wirken und ist ein ganz ausgezeichnetes Mittel gegen Streß.

Jede dieser Techniken kann an Füßen und Händen angewandt werden. Die Intensität der Ausführung richtet sich – wie bei den Druckpunkttechniken – nach dem Befinden Ihres Klienten. Damit Ihre Hände glatt und trocken sind, bestäuben Sie sie vor der Massage mit ein wenig Körperpuder. Sie werden merken, wieviel leichter sie dann über die Haut gleiten.

Auch hier ist es am besten, Sie probieren die Techniken erst einmal an sich selbst aus, bevor Sie eine andere Person massieren.

Wringen Umfassen Sie den Fuß unterhalb der Zehen mit beiden Händen, die Daumen an der Sohle, die Finger auf dem Spann *(unten links)*. Biegen Sie Ihre Hände mit wringenden Bewegungen sanft vor und zurück *(unten rechts)*, während Sie sich zum Fußgelenk vorarbeiten. Dies ist besonders wohltuend für alle, die ihre Füße in enges Schuhwerk zwängen, denn hierbei werden die Füße gedehnt. Beim Massieren der Hand nehmen Ihre Hände die gleiche Stellung ein. Diese Technik ist nicht für die Eigenbehandlung der Hand geeignet, weil dazu beide Hände benötigt werden. Deshalb: An den Füßen üben, sofern Sie dazu in der Lage sind!

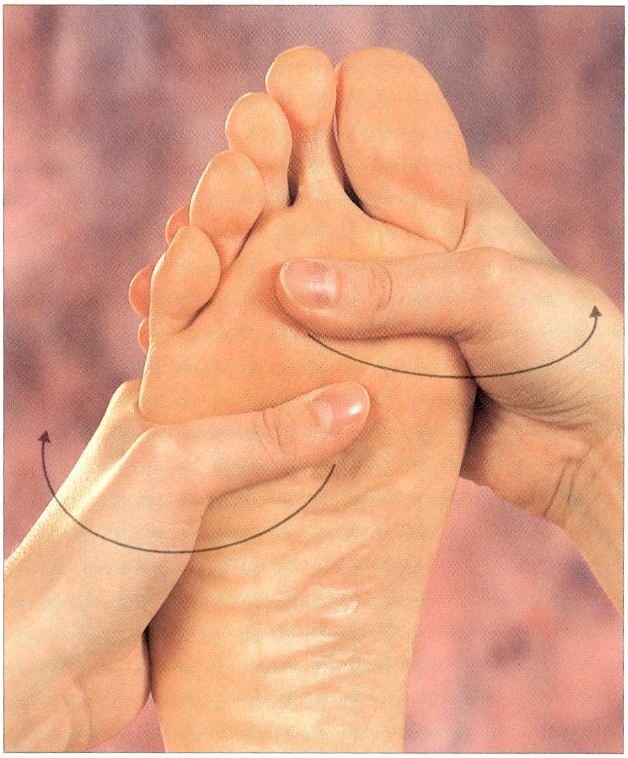

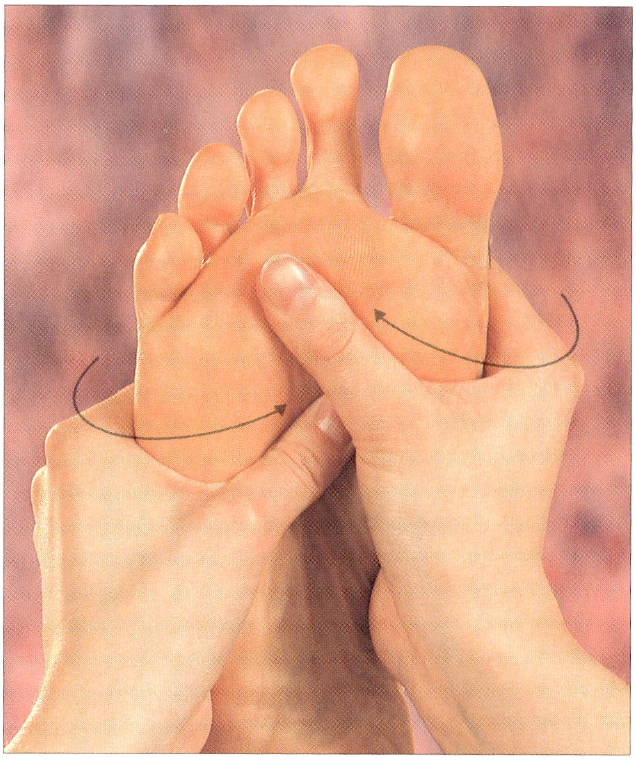

Kneten Eine Hand auf den Vorderfuß, die andere mit geballter Faust auf die Fußsohle legen *(rechts)*.
Mit beiden Händen auf den Fuß drücken und dabei mit kreisenden Bewegungen über den ganzen Fuß wandern.
Bei Massage der Hand legen Sie eine Hand auf den Handrücken des Behandelten und die andere Hand zur Faust geballt auf den Handteller. Nach und nach mit beiden Händen kreisend die ganze Handoberfläche drücken.
Auch dies läßt sich nicht an der eigenen Hand üben, aber wenn möglich, versuchen Sie's an Ihren Füßen!

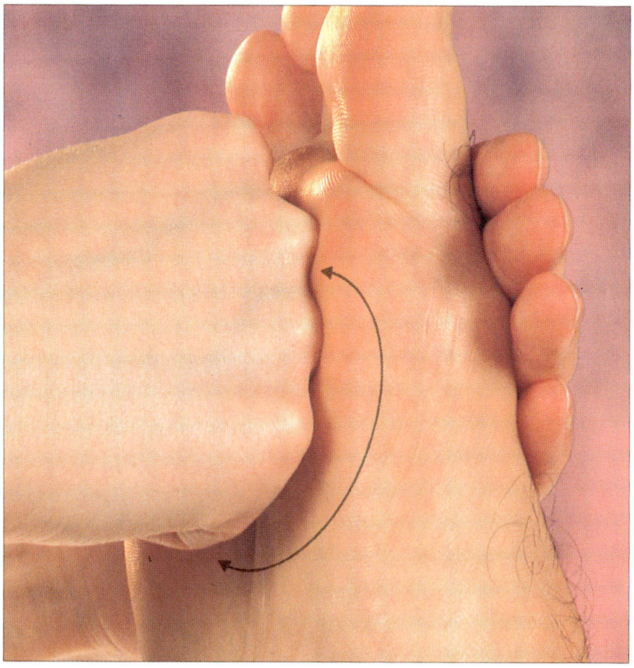

Dehnen Die Haltung der Hände *(unten)* ist die gleiche wie beim Wringen. Beim Fußknöchel beginnend, ziehen Sie mit beiden Händen am Fuß in Richtung Zehen. An der Hand *(unten rechts)* am Gelenk beginnen und sie zu den Fingern ziehen. Mehrmals wiederholen. So werden Fuß bzw. Hand gedehnt.

Wegen der Schwerkraft neigt der Körper dazu, im Laufe des Tages ein paar Zentimeter zu schrumpfen. Autofahrer kennen dieses Phänomen: Sie stellen ihren Rückspiegel morgens richtig ein und müssen ihn abends neu ausrichten! Bei sich selbst können Sie diese beidhändige Technik nur an den Füßen üben.

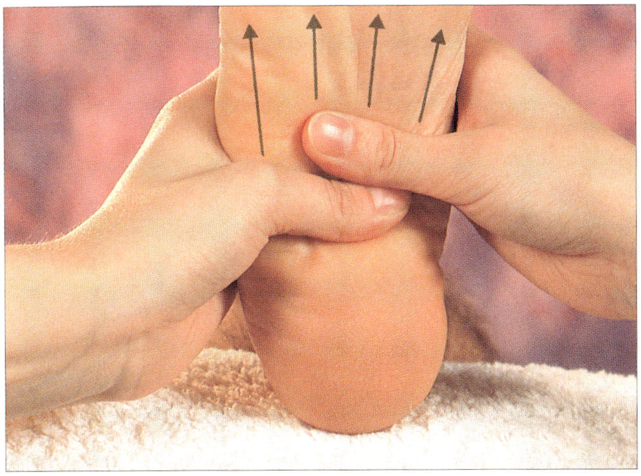

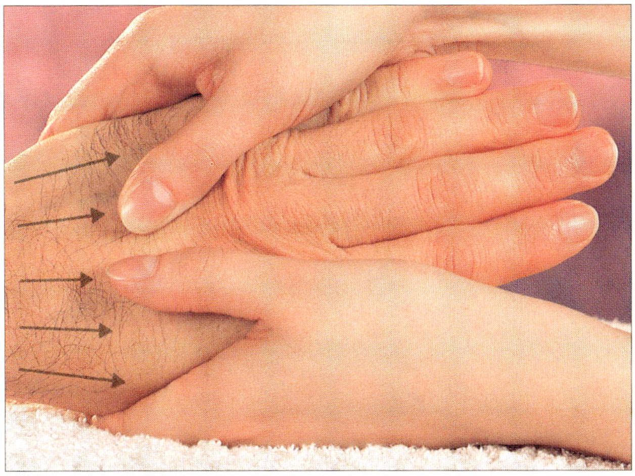

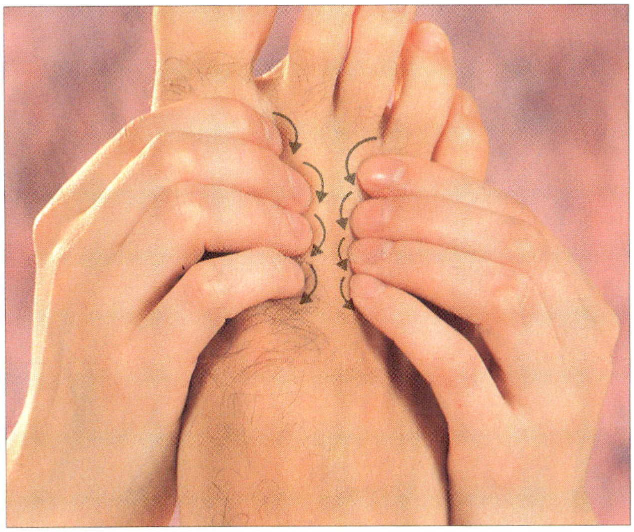

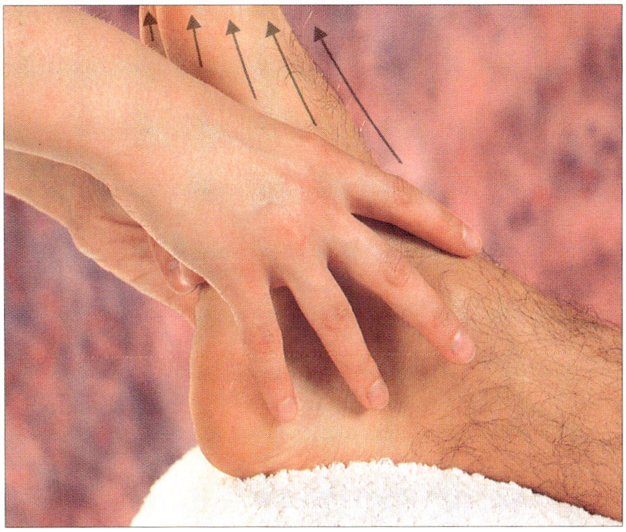

Fingerkreisen Bei einer Fußmassage *(oben)* die Finger beider Hände auf den Spann des Behandelten, die Daumen als Stütze unter die Sohle legen. Auf dem Rücken und den Seiten des Fußes und der Knöchel winzige, ganz leichte kreisende Fingerbewegungen ausführen.
Bei den Händen fangen Sie am Fingeransatz an und kreisen mit den Fingern auf dem Handrücken zum Gelenk hin und um es herum.

Ausstreichen Bei den Füßen beginnen Sie am Knöchel *(oben)* und streichen sanft mit den Fingern beider Hände oben und seitlich am Fuß entlang in Richtung Zehen. Sie können das so lange machen, wie Sie es für richtig halten.
Bei den Händen beginnen Sie am Handgelenk und streichen sanft in einer Aufwärtsbewegung über Handrücken und Seiten in Richtung Finger.

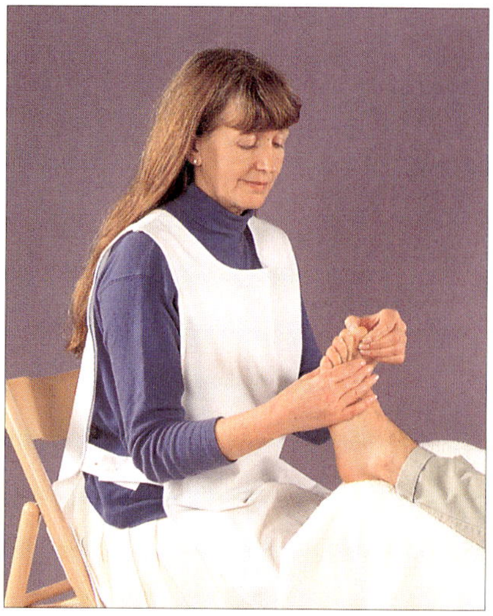

So geben Sie eine Reflexzonenmassage

Die ideale Umgebung für eine Reflexzonenmassage ist ein behaglicher, anheimelnder Raum, der ein Gefühl der Geborgenheit und Entspannung vermittelt. Dies ist ebenso wichtig für den Behandelnden wie für den, der behandelt wird. Eine Massage sollte etwa eine Stunde dauern, nur Kinder mit ihren kleineren Füßen brauchen weniger Zeit. Der kürzeste Abstand zwischen zwei Behandlungen beträgt drei Tage; die meisten Menschen kommen einmal in der Woche. So hat der Körper Zeit, die bei der Massage aktivierten Gifte auszuscheiden und sich an den neuen Energiepegel zu gewöhnen.

Ein Mensch, der sich zum erstenmal behandeln lassen will, ist möglicherweise verunsichert, weil er nicht weiß, was auf ihn zukommt. Deshalb ist es ratsam, jeden Ihrer Schritte zu erklären, bevor Sie ihn ausführen. Bitten Sie Ihren Klienten, Ihnen zu sagen, wenn ihm etwas weh tun sollte; denn eine Schmerzempfindung deutet auf eine Energieblockade in dem Teil des Körpers hin, der mit der behandelten Reflexzone verbunden ist. Weisen Sie auch auf eventuelle Nebenwirkungen hin, wie etwa Müdigkeit, vermehrtes Schwitzen und häufigerer Stuhlgang, und auf die Tatsache, daß ein Leiden sich manchmal verschlechtert, bevor es sich bessert. Werden solche Erklärungen versäumt, kann dies für den Betroffenen sehr beunruhigend sein.

Erkundigen Sie sich immer nach der Krankengeschichte Ihres Klienten, denn diese kann Aufschluß über seine derzeitigen Probleme geben. Sofern er Medikamente nimmt, dürfen Sie ihm niemals den Ratschlag geben, damit aufzuhören. Bei bestimmten Mitteln kann es nämlich zu schweren Entzugserscheinungen kommen, die Ihrem Klienten schaden. Es ist allein Sache des Arztes, über die Einnahme von Medikamenten zu befinden.

Wenn Ihr Klient über Schmerzen klagt oder sonstige Krankheitssymptome schildert, fragen Sie immer, ob er deshalb schon beim Arzt war. Falls nicht, raten Sie ihm dazu. Wer Reflexzonenmassagen gibt, darf keine medizinischen Diagnosen stellen. Auch wenn Sie den Verdacht haben, daß der Betreffende an einer bestimmten Krankheit leidet, dürfen Sie dies nicht erwähnen, und die Beschwerden sollten nur als Folge eines unausgewogenen Energiehaushalts bezeichnet werden.

Nachdem Sie alle nötigen Auskünfte eingeholt haben, lagern Sie Ihren Klienten so, daß seine Füße bequem für Sie erreichbar sind. Halten Sie eine Packung Erfrischungstücher bereit, denn wenn jemand eine weite Anfahrt hatte oder

Bild oben: *Eine gepflegte, ruhige Atmosphäre trägt zum Behandlungserfolg bei.*

direkt von der Arbeit kommt, könnte Ihnen eine Reinigung der Füße angebracht erscheinen.

Scheuen Sie sich nicht, Ihre Klienten darum zu bitten. Nach meiner Erfahrung tun sie Ihnen den Gefallen nur zu gern.

Bevor Sie mit der direkten Behandlung beginnen, ist es wichtig, die Füße und/oder Hände einer eingehenden Musterung zu unterziehen, denn ihr Zustand kann sehr aufschlußreich sein. Fangen Sie mit dem Knochenaufbau an. Veränderungen in diesem Bereich könnten eine Störung des Energieflußes in der betreffenden Reflexzone anzeigen, was zu einer Beeinträchtigung in der entsprechenden Körperzone führen könnte. »Ballen« an den Füßen können sich zum Beispiel auf die Reflexzonen von Halswirbelsäule und Schilddrüse auswirken.

Sehen Sie sich die Farbe und den Zustand der Haut an. Eine Schwellung an den Füßen kann auf eine Stauung in dem zugeordneten Körperteil deuten. Geschwollene Knöchel könnten eine Störung der Nieren, des Herzenz oder des Kreislaufs anzeigen. Ein weiteres Anzeichen für Herz- und Kreislaufstörungen sind Schwellungen auf den Zehengrundgelenken am linken Fußrücken.

Beachten Sie auch die Beschaffenheit der Haut. Schwielen und Hühneraugen können ein Hinweis auf Probleme in der entsprechenden Körperzone sein. Ein Hühnerauge an der äußeren Seite des kleinen Zehs könnte eine Verletzung in der Schulter widerspiegeln; ein Hühnerauge auf einer oder mehreren Zehenbeeren weist eventuell auf Probleme in Stirn- und Nasennebenhöhlen. Falls die Haut extrem trocken ist, kann dies entweder ein Zeichen für eine schlechte Durchblutung der äußeren Gliedmaßen sein oder auf ein hormonales Ungleichgewicht hindeuten. Wenn die Füße ungepflegt aussehen und die Haut rauh und hart ist, wäre es zweckdienlich, einen Besuch bei einer Fußpflegerin vorzuschlagen, damit die Hornhaut entfernt wird.

Zum Schluß betrachten Sie noch die Nägel an Händen und Füßen. Wie schon erwähnt, können diese sehr viel über den Gesundheitszustand eines Menschen aussagen. Wenn Sie zum Beispiel feststellen, daß das Nagelbett blaß aussieht und Sie eine Anämie vermuten, schlagen Sie einen Arztbesuch vor.

Nachdem Sie nun alles in Augenschein genommen haben, können Sie mit der Arbeit beginnen.

Achtung!

Vier Punkte, die Sie vor der Behandlung bedenken sollten

1. Bei bestimmten Beschwerden keinesfalls eine Behandlung durchführen, falls Sie kein ausgebildeter Reflexzonenmasseur/in sind. Dabei handelt es sich unter anderem um Osteoporose, Arthritis an Füßen oder Händen, bestimmte Herzleiden wie Thrombose und Venenentzündung, Diabetes und das Vorliegen einer Schwangerschaft – insbesondere nicht in den ersten sechzehn Wochen, falls die Klientin bereits eine Fehlgeburt hatte.
2. Keine Behandlung von Krebskranken, die mit Chemotherapie, Bestrahlung oder Hormonen behandelt werden, es sei denn, Sie haben eine Ausbildung als Reflexzonenmasseur/in!
3. Eine komplette Behandlung muß nicht unbedingt an Händen und Füßen vorgenommen werden. Behandeln Sie die Hände, wenn die Füße in schlechtem Zustand sind, und umgekehrt. Falls Ihr Klient an Fußpilz oder Warzen leidet, nur die Hände behandeln, solange die Füße nicht in Ordnung sind.
4. Falls Sie keine Ausbildung in Reflexzonenmassage haben oder unsicher sind, ob eine Behandlung angebracht ist, holen Sie immer erst ärztlichen Rat ein, bevor Sie damit beginnen.

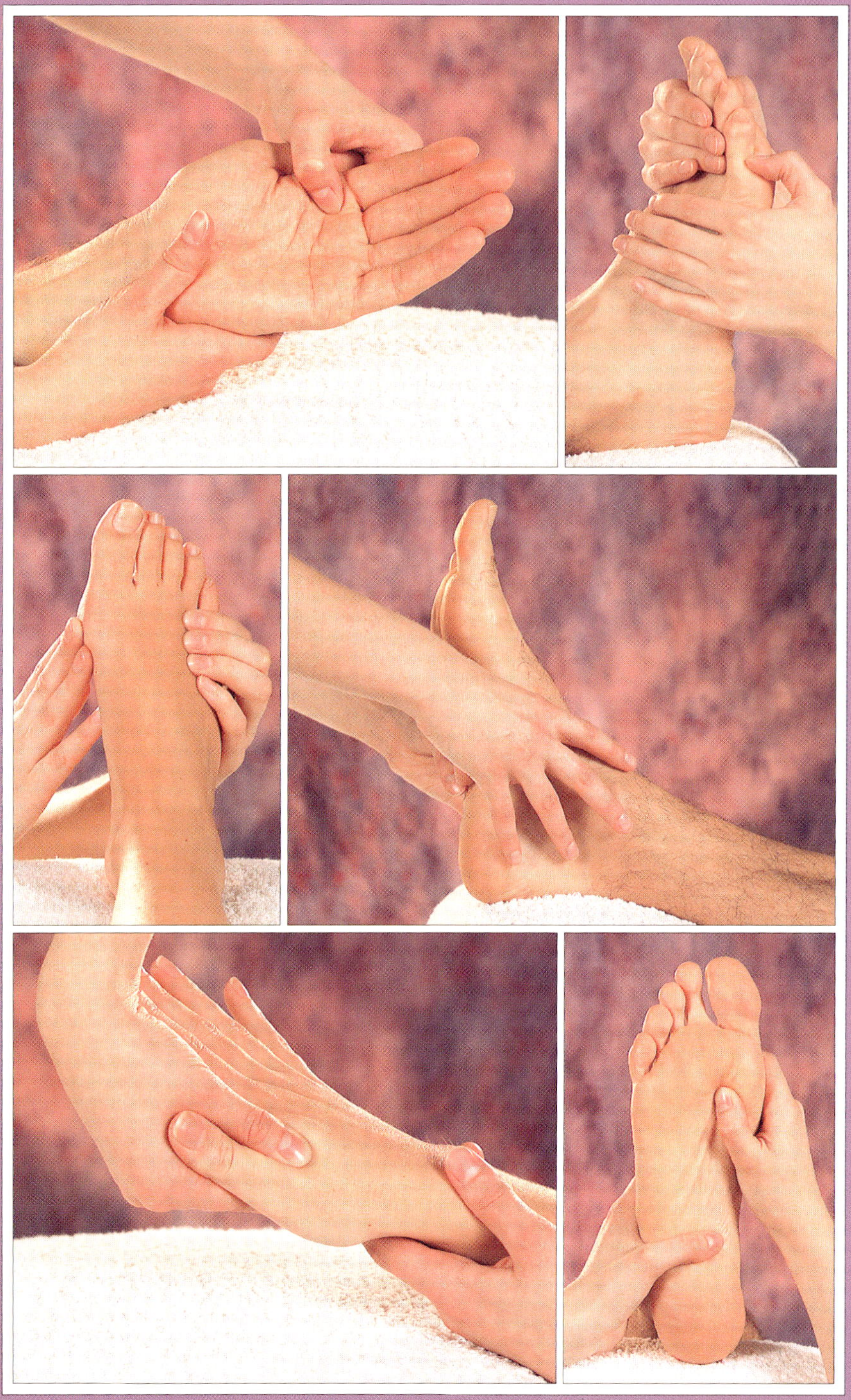

2

BEHANDLUNGS-SCHRITTE

Wir zeigen Ihnen nun Schritt für Schritt eine komplette Reflexzonenmassage. Denken Sie daran, daß die Behandlung des rechten Fußes vollständig abgeschlossen sein sollte, bevor Sie zur Behandlung des linken übergehen. Dasselbe gilt für die Hände. Wie Sie den jeweiligen Behandlungsschritt im einzelnen ausführen, zeigen Ihnen Farbfotografien mit eingefügten Grafiken; dort sehen Sie die Querlinien und die jeweilige Reflexzone bzw. den Reflexpunkt. Weitere detaillierte Erläuterungen gibt es in den Bildunterschriften. Zu Beginn dieses Abschnitts finden Sie Übersichtstafeln, auf denen Füße und Hände aus unterschiedlichen Blickwinkeln abgebildet sind. Sie sollten diese eingehend studieren, bevor Sie damit beginnen, Personen zu behandeln. Prägen Sie sich die Lage der Längs- und Querzonen sowie des Zwerchfells ein, damit Sie die Reflexe korrekt lokalisieren können. Manche sind nicht größer als ein Stecknadelkopf und für einen Anfänger nicht leicht aufzuspüren, doch mit zunehmender Übung lernen Sie, wie Sie diese Punkte ertasten.

Wir beschreiben die Anatomie und Physiologie des Körpers und der entsprechenden Reflexzonen. Ihre Kenntnis ist sehr wichtig. Da Sie den ganzen Körper behandeln, müssen Sie mit seinen verschiedenen Systemen vertraut sein, das heißt mit deren individuellen Funktionen, mit ihrer Beziehung untereinander und mit den dort auftretenden Krankheiten. Wer sich einer Reflexzonenmassage unterzieht, kann erwarten, daß der Behandelnde die Organe und ihre Funktionen kennt. Vor Beginn einer Behandlung besprechen Sie mit Ihrem Klienten, was Sie zu tun beabsichtigen. Da ganzheitliche Therapien die Ursache der Krankheit und nicht das Symptom behandeln, sind Gespräche wichtig, um die *Ursache* aufzudecken. Beachten Sie dabei zwei goldene Regeln: Hören Sie gut zu, und geben Sie niemals etwas weiter, was Ihnen anvertraut wurde!

Gegenüber: *Mit den Druckpunkt- und Massagetechniken der Reflexzonenmassage können Sie Energieblockaden, die an Füßen und Händen widergespiegelt werden, ertasten und auflösen. So wird die Selbstheilung des Körpers unterstützt.*

Reflexzonen der Füße

Diese und die folgenden Tafeln zeigen die Lage aller Fußreflexe und geben an, mit welchem Körperteil sie jeweils in Beziehung stehen. Die Reflexzonen liegen an Sohle, Rücken, Innen- und Außenseite beider Füße. Reflexe, die den auf der rechten Körperhälfte gelegenen Organen

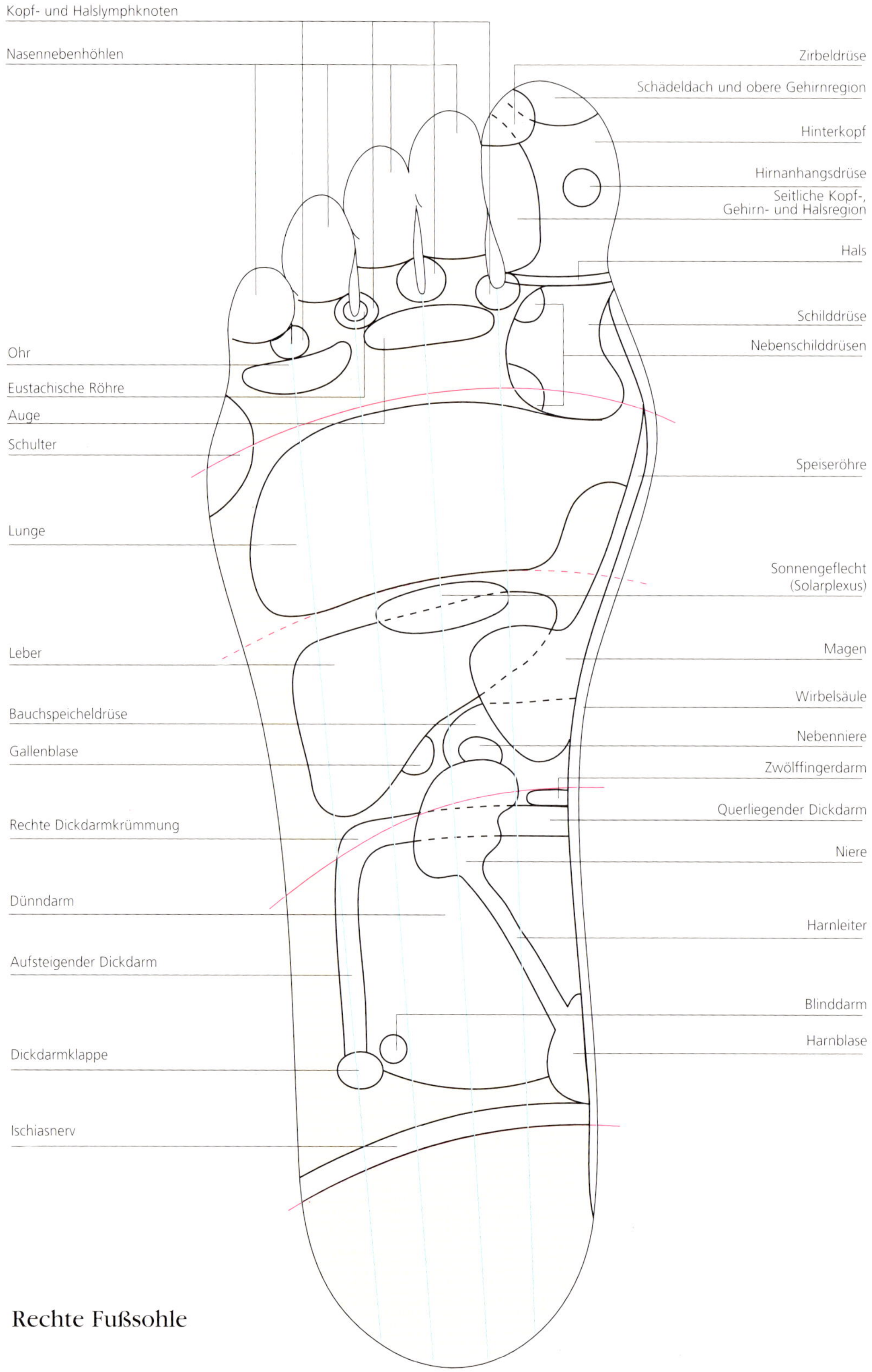

Rechte Fußsohle

entsprechen, finden sich am rechten Fuß; Organe der linken Körperhälfte werden am linken Fuß widergespiegelt. Achtung, manche Reflexzonen treten nur an einem Fuß auf! So ist zum Beispiel der Leberreflex nur am rechten, der Herzreflex nur am linken Fuß zu finden. Andere Organreflexe verteilen sich auf beide Füße. Vor der Behandlung sollten Sie diese Tafeln eingehend studieren, um die Reflexe genau lokalisieren zu können. Zur besseren Orientierung sind die Längs- und Querzonen sowie das Zwerchfell (gestrichelte Linie) eingezeichnet.

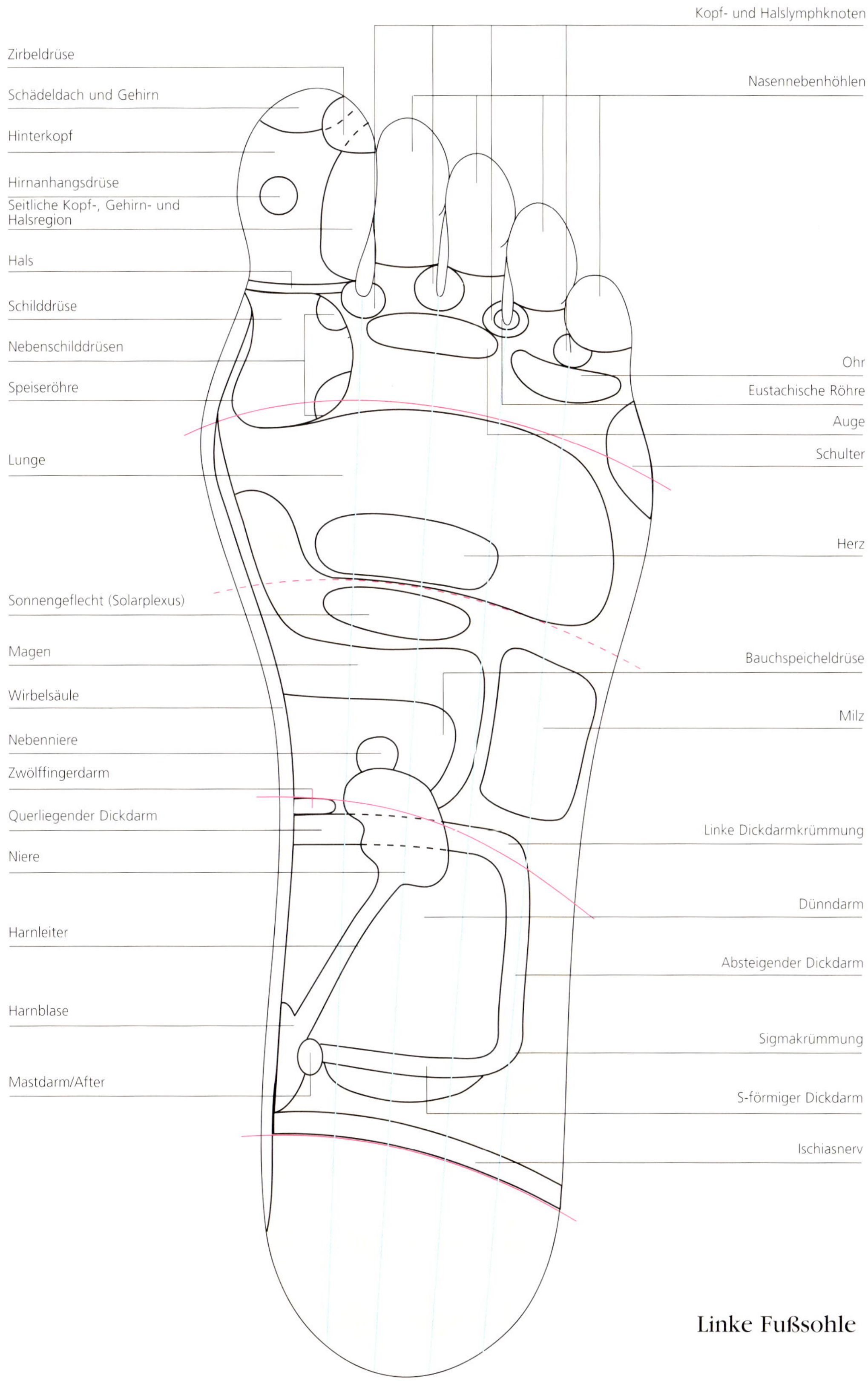

Linke Fußsohle

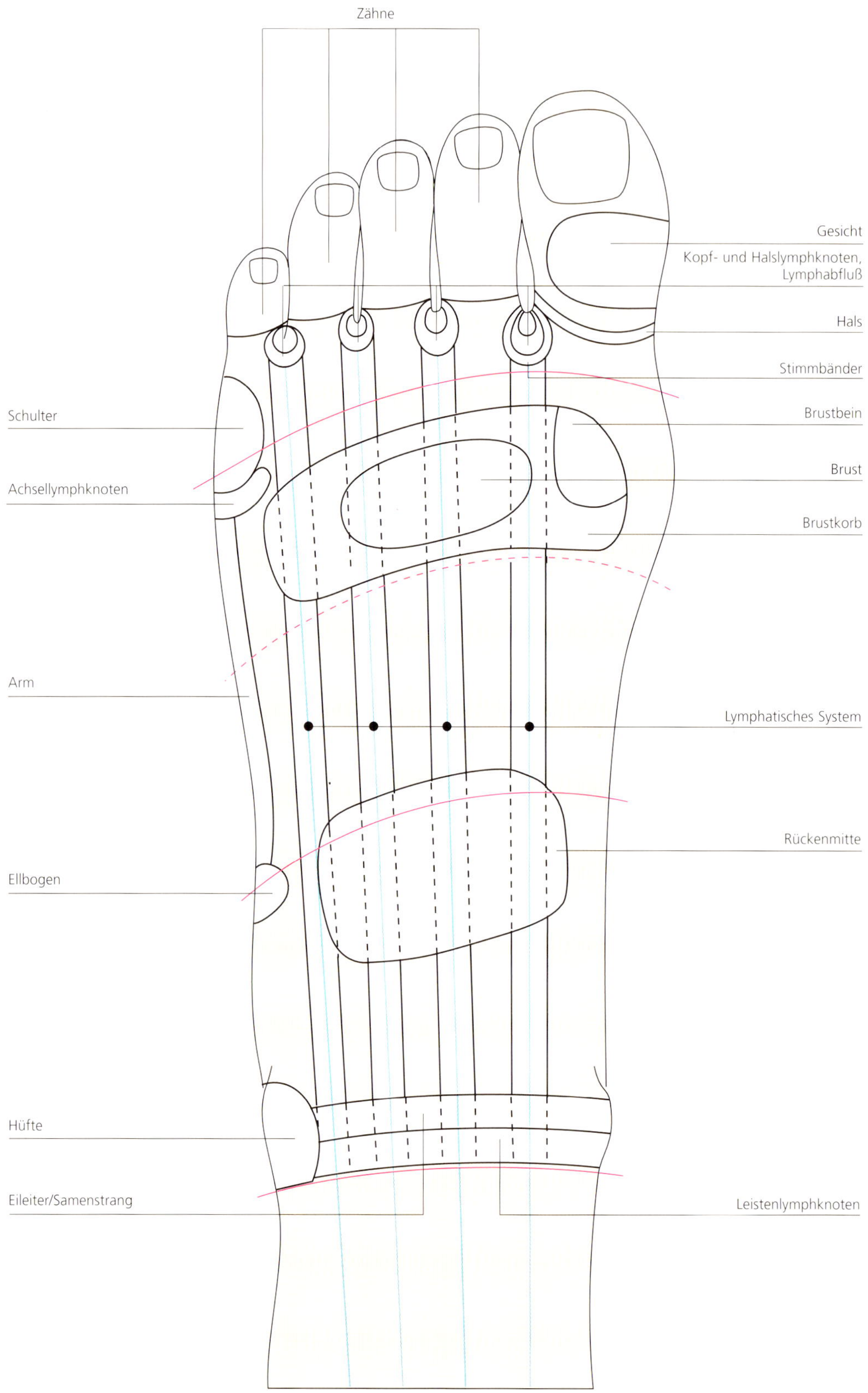

Linker Fußrücken

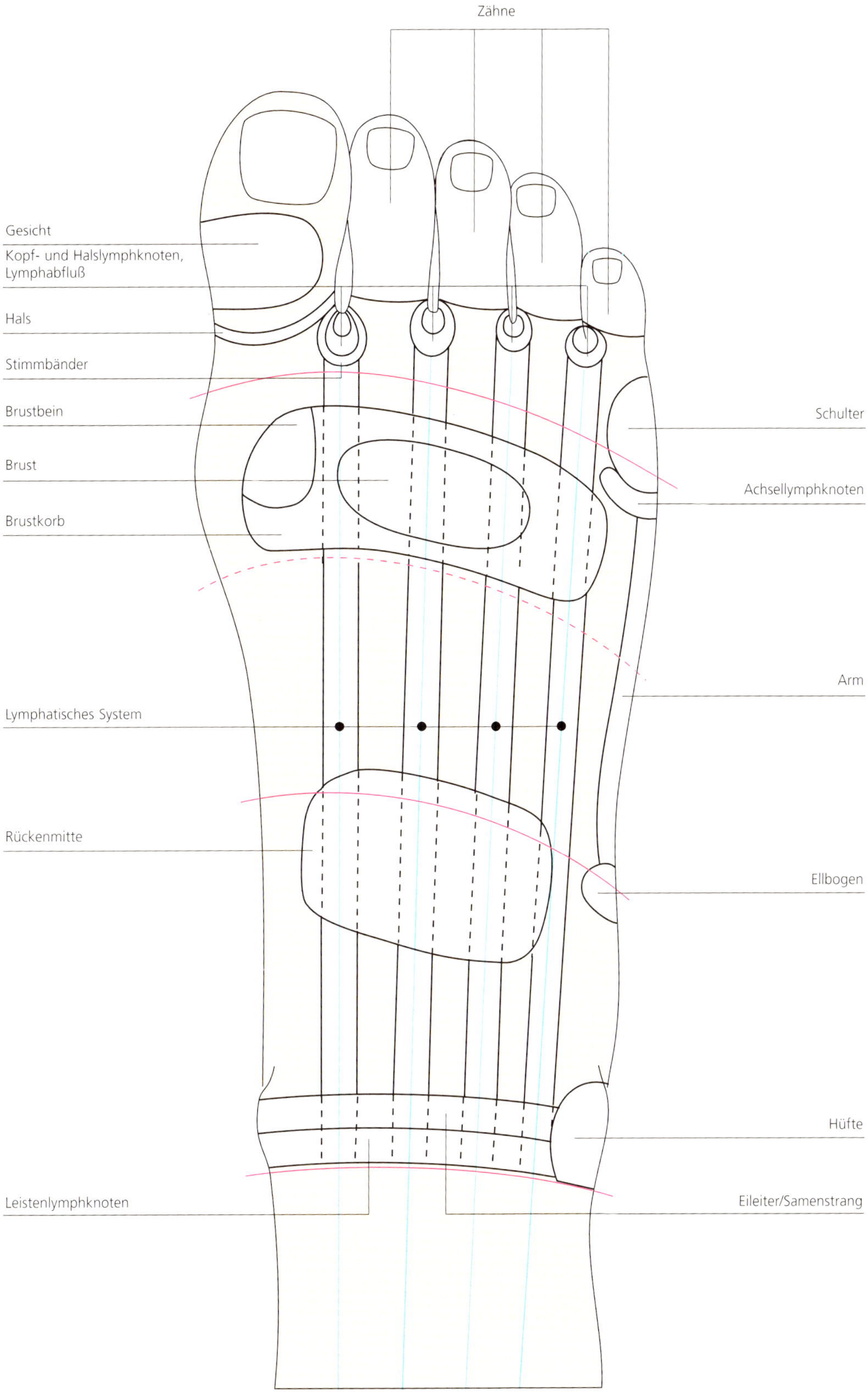

Rechter Fußrücken

Innen- und Außenseite des rechten Fußes

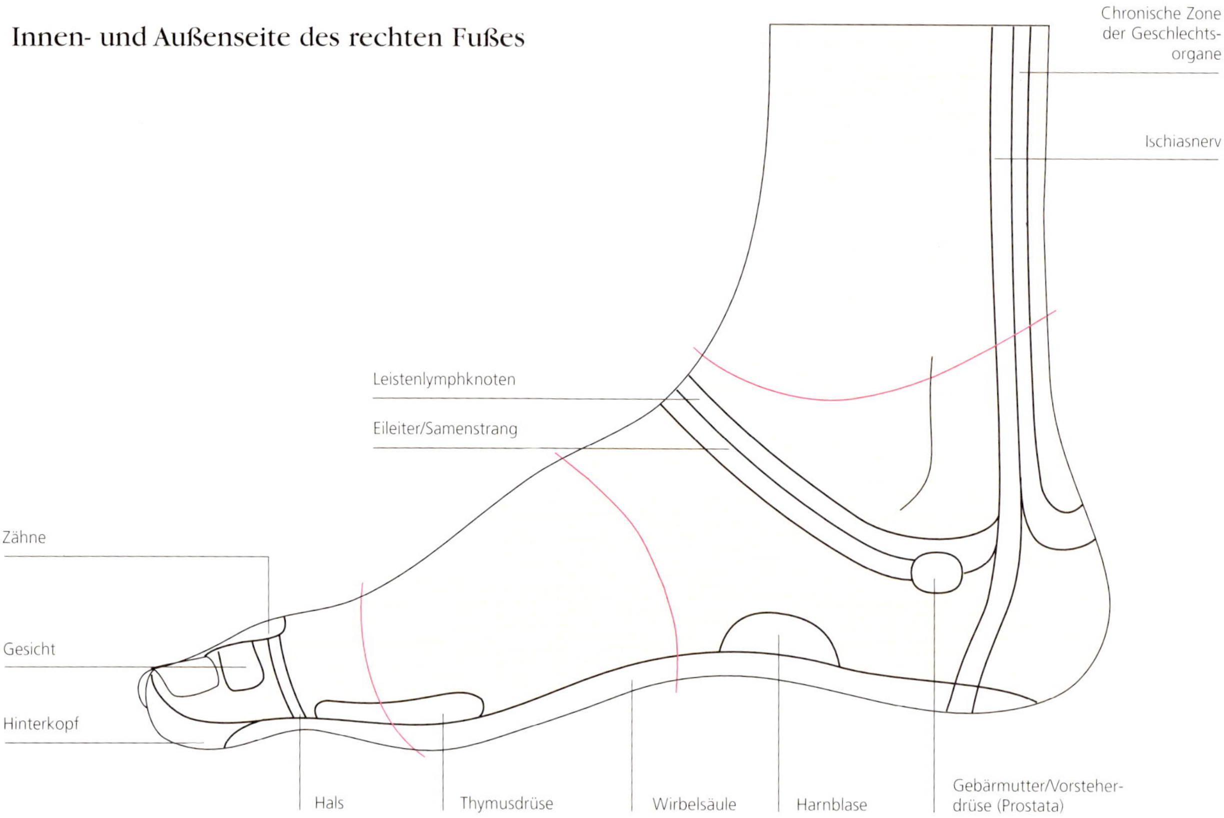

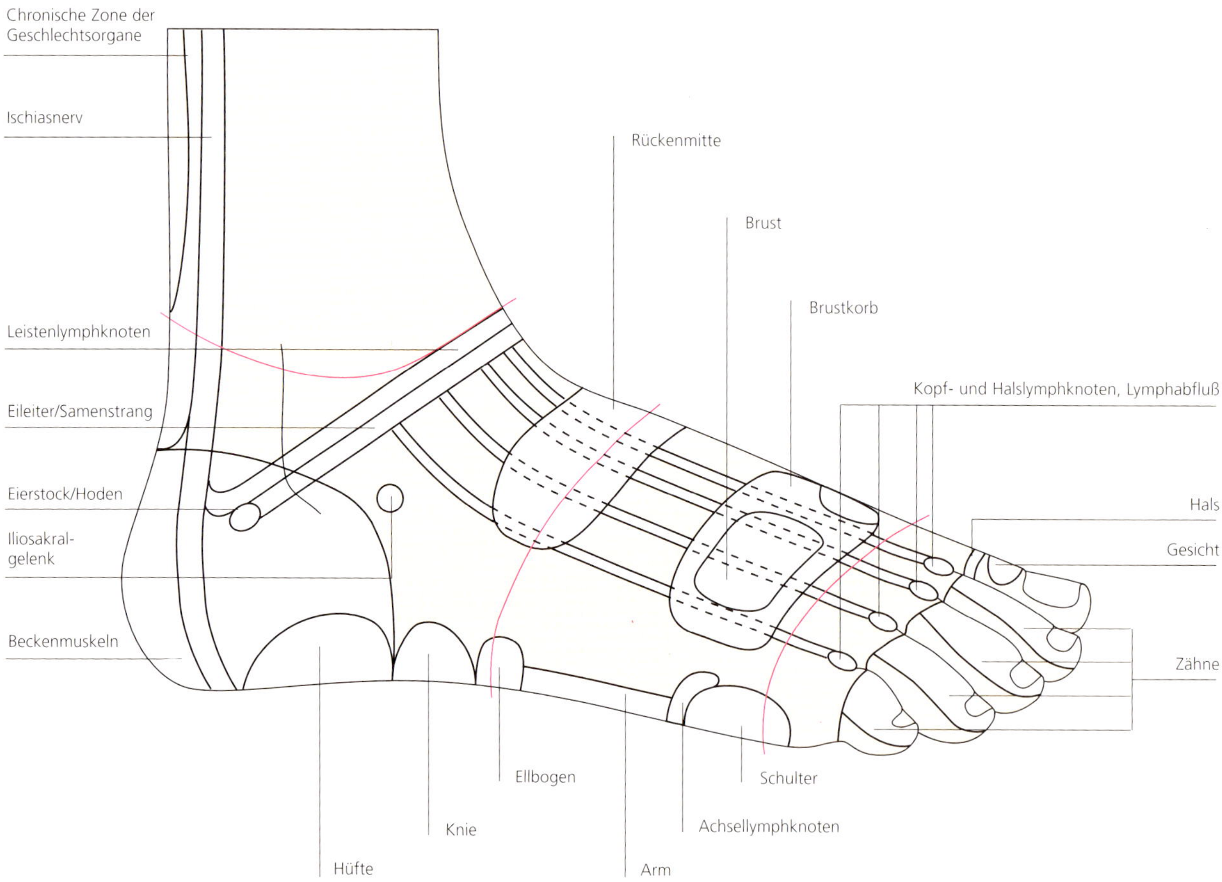

Innen- und Außenseite des linken Fußes

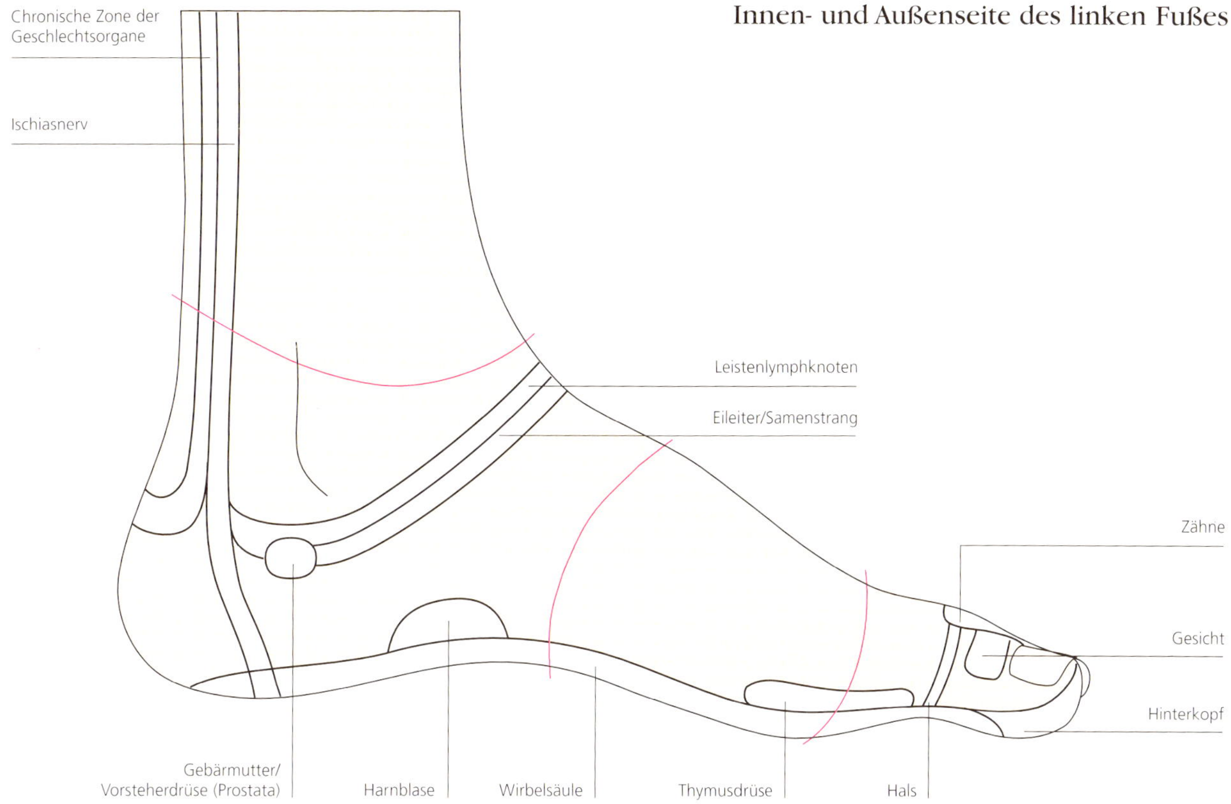

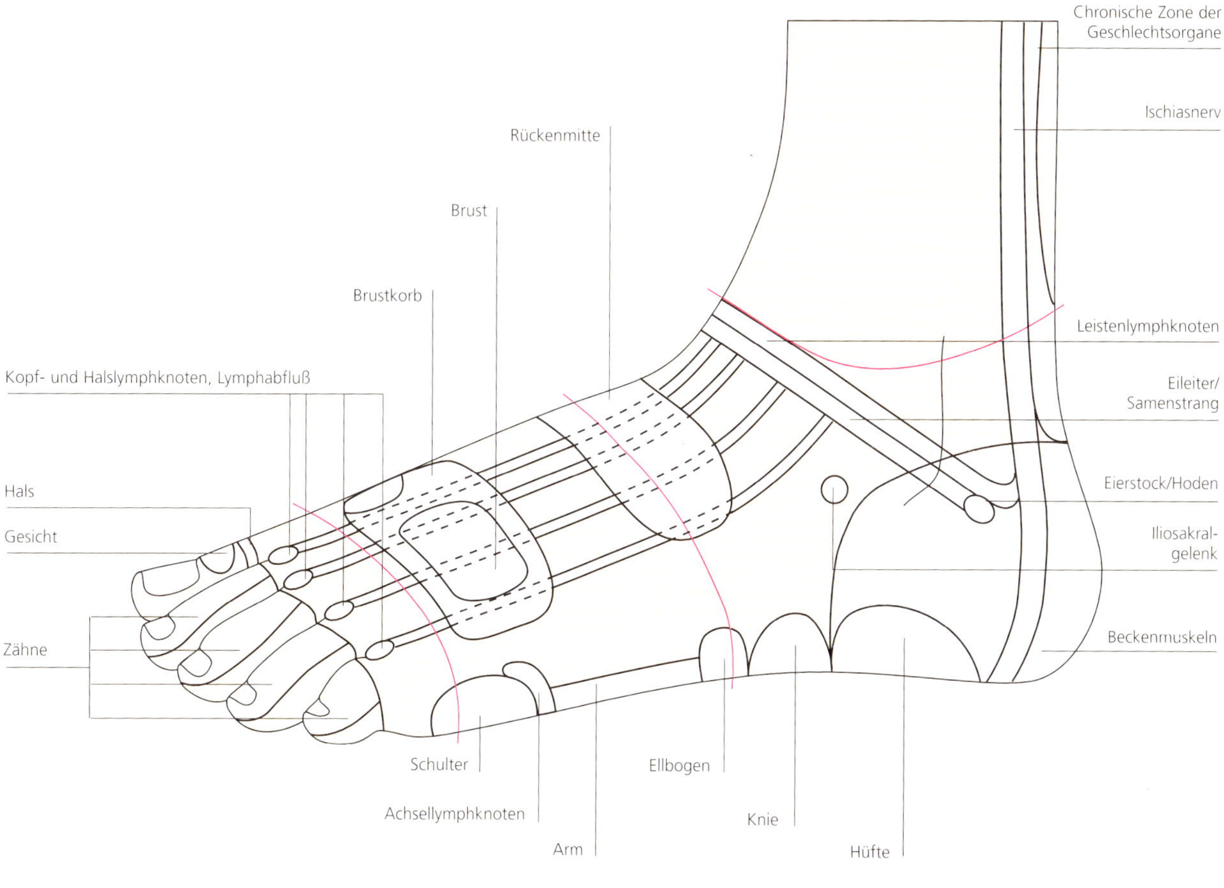

Reflexzonen der Hände

An den Händen befinden sich ähnliche Reflexe wie an den Füßen, doch sind die Reflexzonen kleiner, weil auch die Hände kleiner sind. Die Handreflexzonen liegen auf Handflächen, -rücken sowie Innen- und Außenkanten beider Hände. Für die Hände gilt das gleiche wie für die Füße:

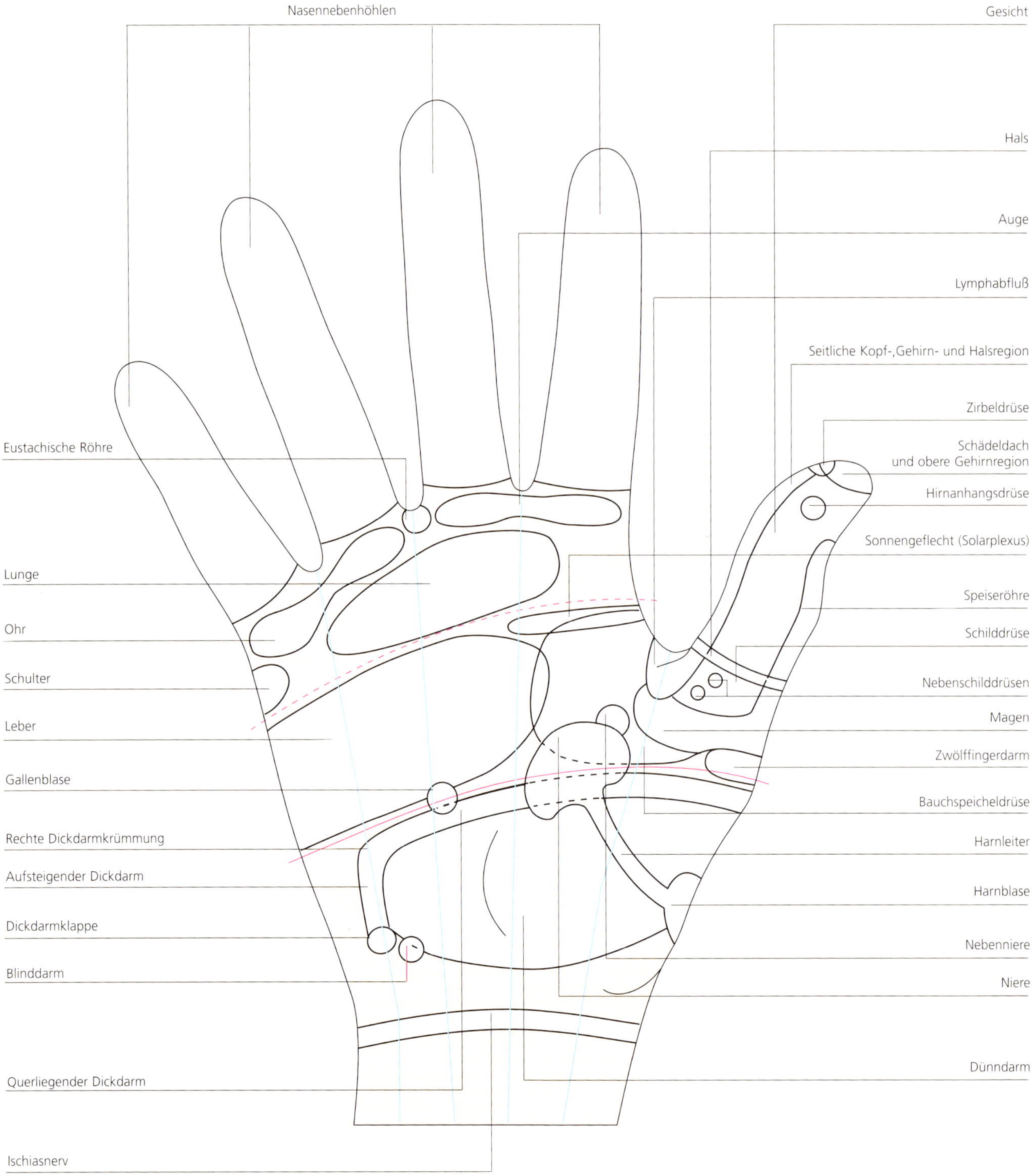

Innenseite der rechten Hand

Organen, die in einer bestimmten Zone liegen, sind Reflexe in derselben Zone der Hände zugeordnet. Die rechte Hand steht mit den Organen der rechten Körperhälfte in Beziehung, die linke Hand mit den Organen der linken Hälfte des Körpers. Deshalb findet sich der Leberreflex nur auf der rechten, der Herzreflex nur auf der linken Körperhälfte. Studieren Sie die Tafeln sorgfältig, bevor Sie jemanden behandeln. Zur besseren Orientierung sind die Längs- und Querzonen sowie das Zwerchfell (gestrichelte Linie) eingezeichnet.

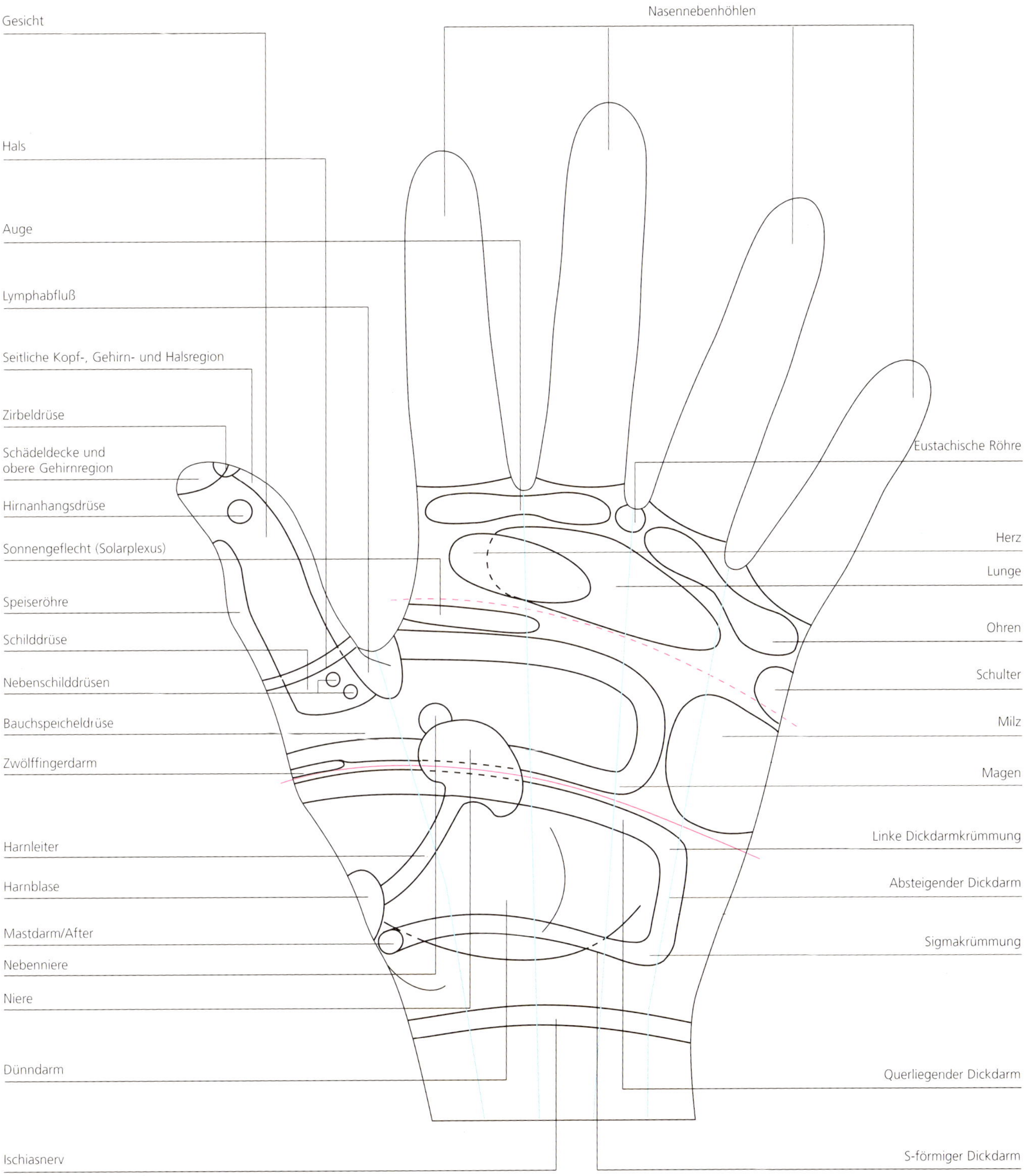

Innenseite der linken Hand

Linker Handrücken

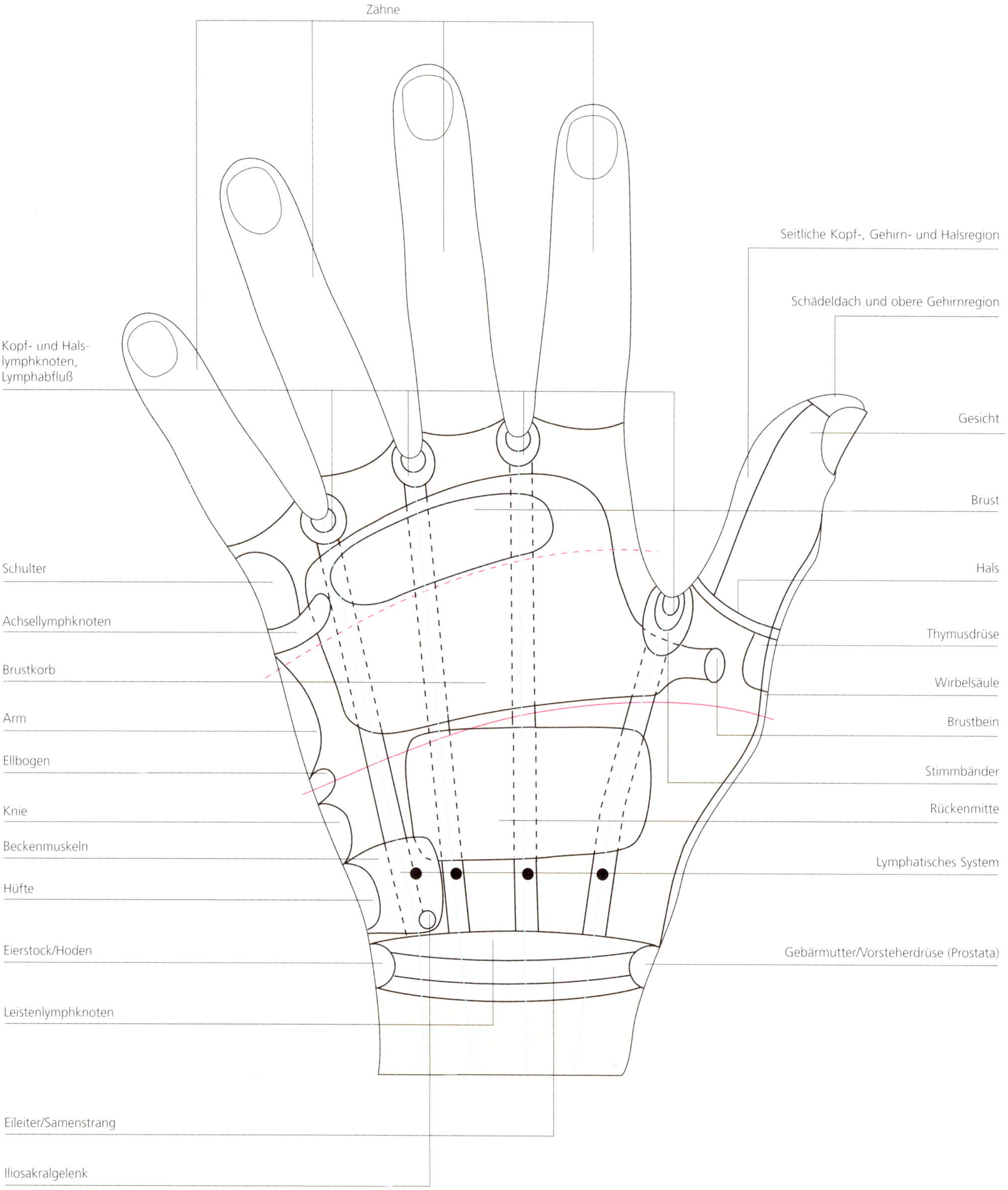

Rechter Handrücken

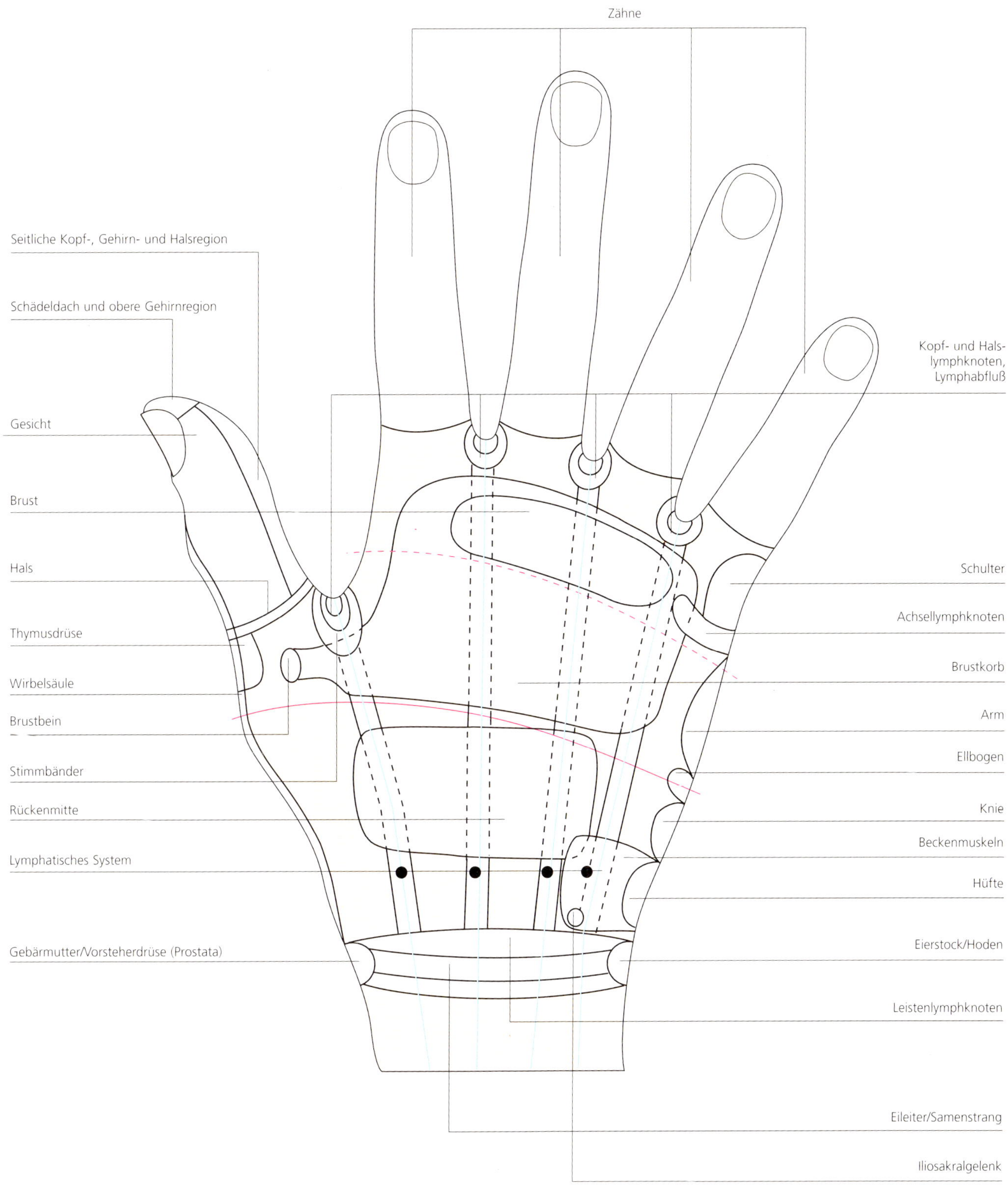

So beginnen Sie die Behandlung

Eine Reflexzonenmassage soll den unbehinderten Fluß der Energie im Körper fördern. Eine unbequeme Unterlage oder Haltung kann zu Verkrampfungen führen, die den Energiefluß hemmen. Wählen Sie eine Position, bei der eine völlig entspannte Haltung garantiert ist. Dazu gehören folgende Punkte: Die Füße sollten so hoch liegen, daß sie bequem zu behandeln sind. Die Knie sollten leicht angewinkelt sein, um Spannungen in der Waden- und Oberschenkelmuskulatur zu vermeiden. Bei der Haltung des Oberkörpers ist zu beachten, daß der Behandelnde das Gesicht seines Klienten sehen kann, denn die Mimik gibt wichtige Aufschlüsse.

Eine Rotation der Fußknöchel und Handgelenke, der Zehen und Finger kann steife Gelenke lockern und bei der Auflösung vorhandener Energieblockaden helfen. Beachten Sie, daß es verpönt ist, sich die Füße oder Hände des Klienten zur Abstützung auf den Schoß zu legen.

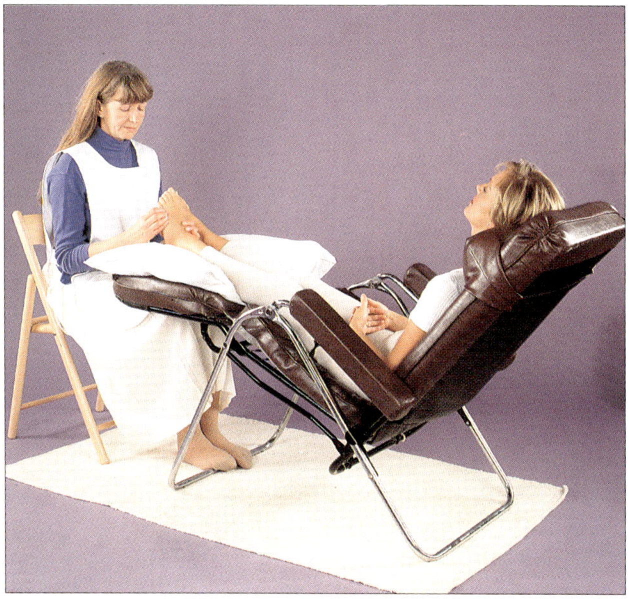

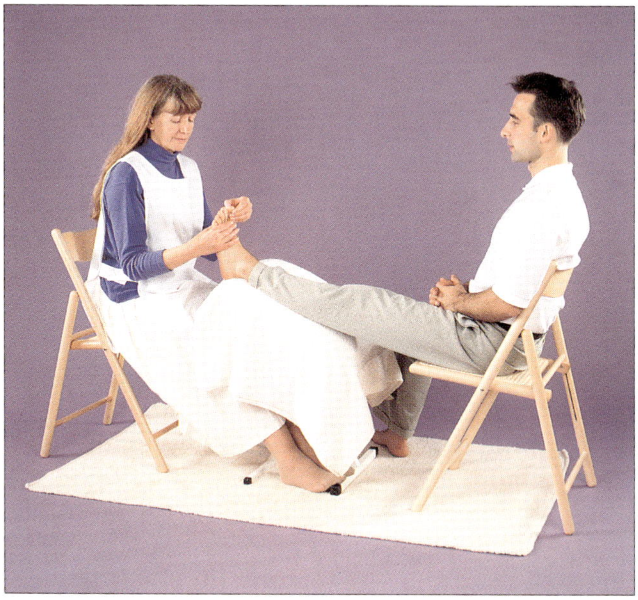

Ein Reflexologie- oder Liegesessel *(oben)* sorgt für eine ideale Lage. Der Körper liegt hier im richtigen Winkel und entspannt sich total. Bei dieser Liege ist auch für den Behandelnden eine bequeme Arbeitsposition gegeben. Zur Steigerung der Bequemlichkeit können dem Klienten auch Kissen unter Kopf und Beine bzw. Füße gelegt werden. Breiten Sie vor jeder Behandlung ein frisches Handtuch über die Kissen.

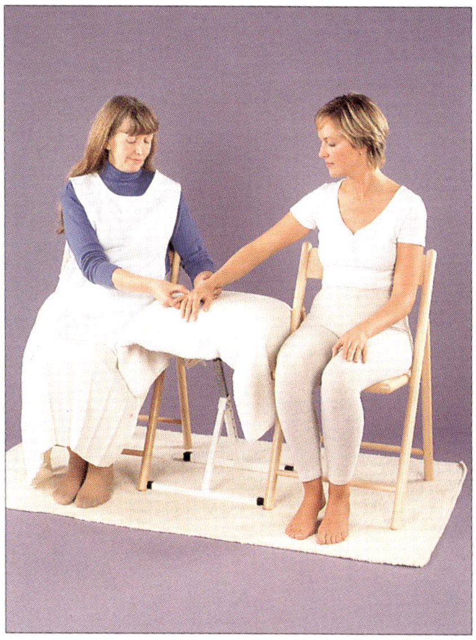

Statt eines Liegesessels können Sie auch einen höhenverstellbaren Reflexologiehocker benutzen *(oben)*. Der verstellbare Winkel der Fußstütze sorgt für eine optimale Lage der Beine und Füße des Klienten.

Der Reflexologiehocker ist ideal zur Handmassage *(links)*. Am angenehmsten für den Behandelnden ist es, wenn der Hocker zwischen ihm und dem Klienten steht. Legen Sie ein Handtuch auf den Hocker, darüber ein weiteres zum Auswechseln. Achten Sie darauf, daß die Höhe des Hockers richtig eingestellt ist, damit die Behandlung für beide Teile angenehm i*

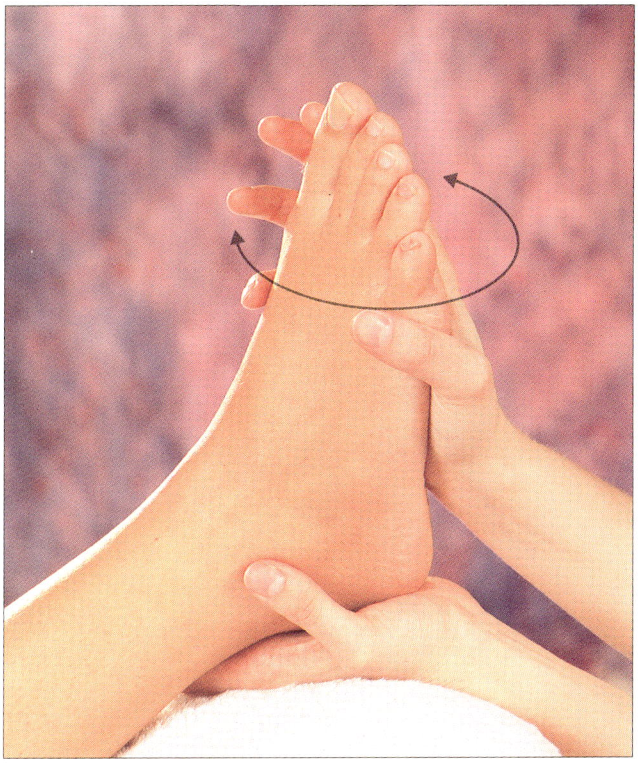

Vorsicht bei der Drehung *(links)*, besonders bei gebrechlichen oder an Arthritis leidenden Menschen. Beginnen Sie mit dem rechten Fuß (bzw. Hand), drehen Sie erst den Knöchel (bzw. Handgelenk) und dann die Zehen (bzw. Finger). Stützen Sie den Fuß mit einer Hand an der Ferse, wobei Ihr Daumen und die beiden ersten Finger um das Fußgelenk greifen. Mit der Arbeitshand den Fuß festhalten und langsam im Gelenk drehen.

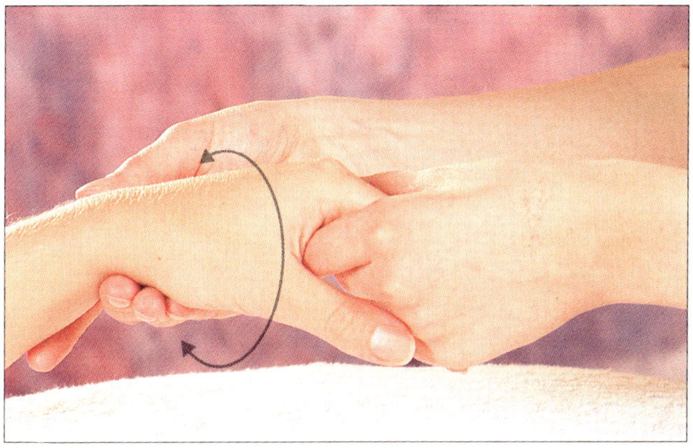

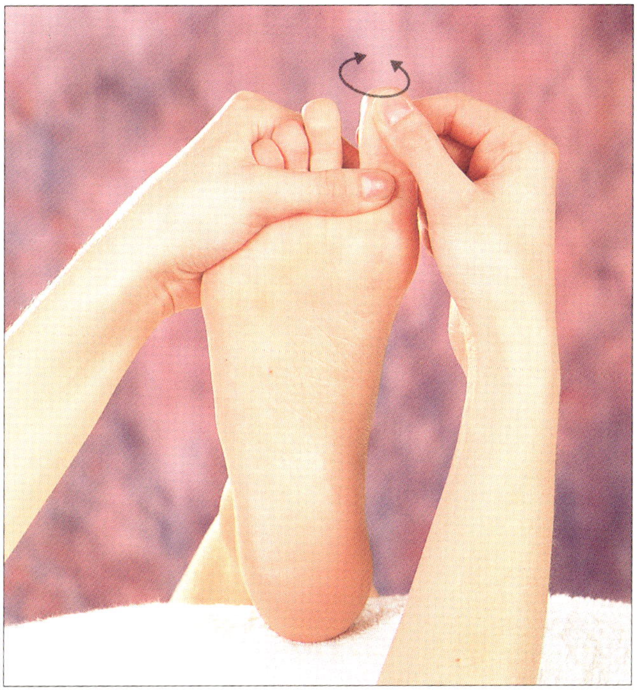

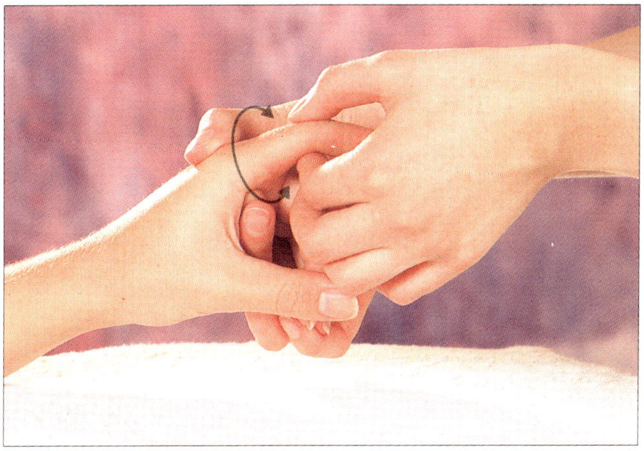

Nach der Knöcheldrehung hält die Stützhand den Vorderfuß *(oben)*. Mit der Arbeitshand langsam jeden einzelnen Zeh drehen, dabei am mittleren Gelenk anfassen. Drehen Sie mit und gegen den Uhrzeigersinn.

Zur Unterstützung umfassen Sie das Handgelenk des Klienten mit Daumen und zwei Fingern *(ganz oben)*. Mit der Arbeitshand drehen Sie langsam das Handgelenk. Dann die Fingerknöchel stützen *(oben)* und nacheinander Finger und Daumen drehen. Dabei am mittleren Gelenk anfassen.

Kopf- und Halsreflexe

Die Reflexzonen von Kopf und Hals liegen auf den fünf Zehen und fünf Fingern beider Füße bzw. Hände. Großzehen und Daumen können in fünf Längszonen unterteilt werden, die dem Kopf- und Halsbereich entsprechen. Alle zu Kopf und Hals gehörigen Reflexe liegen in der ersten Querzone. Sie umfaßt die Endglieder und hört an den Mittelfuß- bzw. Mittelhandknochen auf.

Die Behandlung sollte mit der Hirnanhangsdrüse beginnen und in der vorgegebenen Abfolge der Behandlungsschritte weitergehen. Bei solchem methodischen Vorgehen kann kein Reflex versehentlich ausgelassen werden.

Hirnanhangsdrüse (Hypophyse)

Dieses etwa erbsengroße Organ liegt an der Schädelbasis, knapp über und hinter der Nasenhöhle, und ist die wichtigste Drüse des endokrinen Systems. Sie besteht aus Vorder- und Hinterlappen, die unterschiedliche Funktionen haben. Der Vorderlappen bildet Hormone, die die Schilddrüse und Nebenniere stimulieren, die Sexualität beeinflussen und für die Sekretion der Mutter-

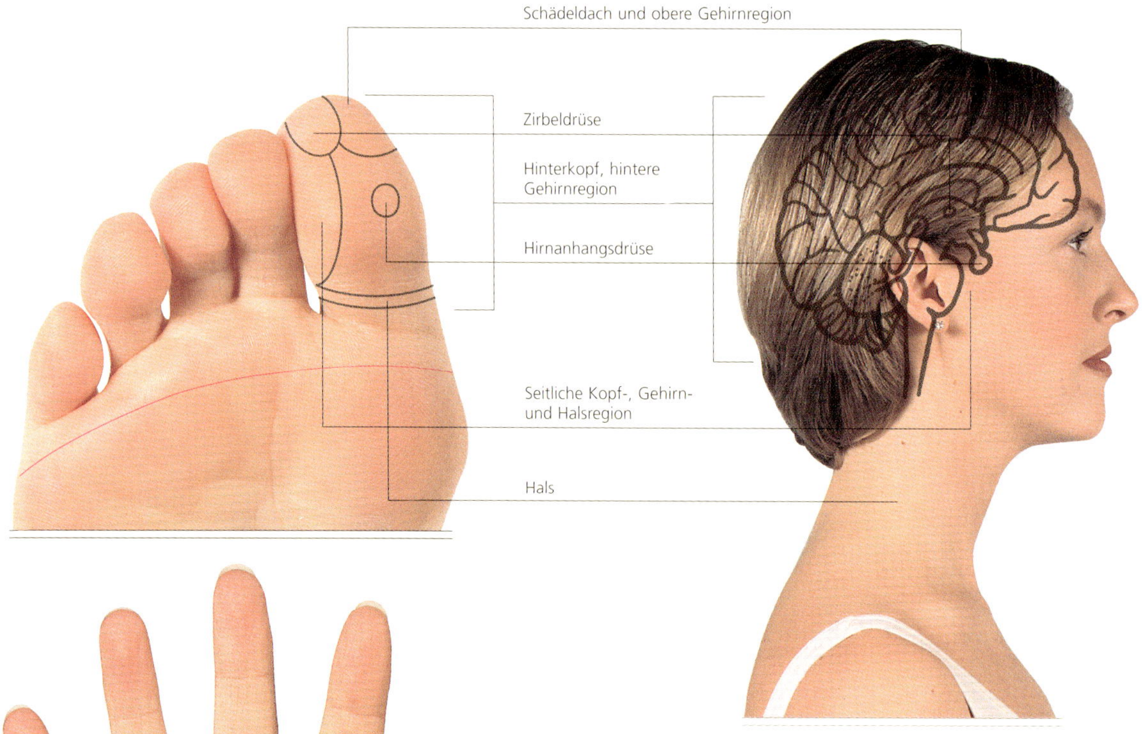

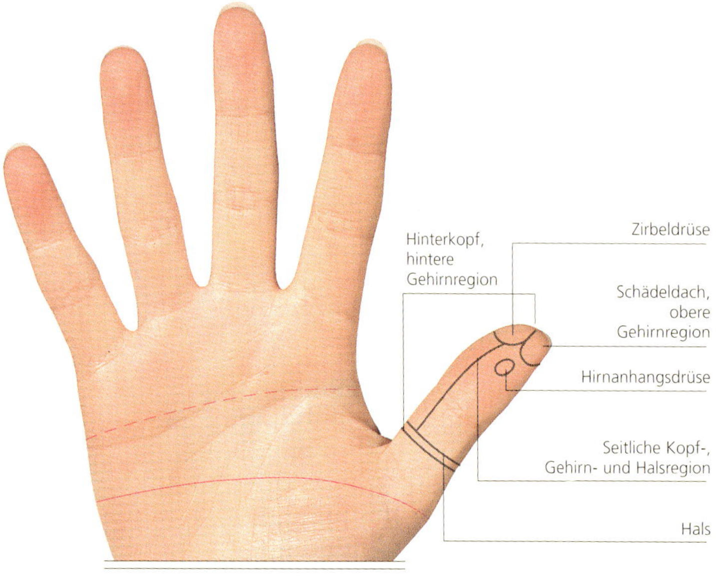

Die Kopf- und Halsreflexe liegen auf allen zehn Zehen und Fingern. Die großen Zehen beider Füße, beide Hände und die Daumen beider Hände werden in fünf Längszonen eingeteilt, die dem Bereich von Kopf und Gehirn entsprechen.

milch sorgen. Der Hinterlappen sondert Hormone ab, die den Uterusmuskel während und nach der Geburt stimulieren, die Brust zur Milchproduktion anregen und die Kontraktion der unwillkürlichen Muskeln bewirken sowie antidiuretisch wirken. Diese Reflexzone ist wichtig bei Hormonschwankungen.

Zirbeldrüse (Epiphyse)

Die Zirbeldrüse hat etwa die gleiche Größe wie die Hirnanhangsdrüse und befindet sich im Zwischenhirn, direkt vor dem Kleinhirn. Ihre Hauptfunktion ist die Sekretion von Melatonin, das die biologische Uhr des Körpers steuert. Ein zu hoher Spiegel dieses Hormons während des Tages führt zu einer Befindlichkeitsstörung, die als *seasonal affective disorder* (SAD) bezeichnet wird. Diese Drüse reguliert auch den Beginn der Pubertät, leitet den Schlaf ein und beeinflußt unsere Stimmung.

Kopf und Gehirn

Der Kopf, der das Gehirn enthält, steuert und überwacht alle Körperfunktionen. Das Gehirn ist eine weiche, gallertartige Masse, die aus etwa tausend Milliarden Neuronen besteht. Es ist eines der größten Organe. Man unterscheidet vier Hauptteile: Zwischen-, Groß-, Klein- und Stammhirn (eine Fortsetzung des Rückenmarks). Das Kleinhirn ist für die Koordination der Reflexhandlungen verantwortlich und steuert Haltung, Gleichgewicht und Muskeltätigkeit. Das Großhirn enthält die Nervenzentren, die für bewußtes Denken und Handeln verantwortlich sind. Dieser Reflex ist wichtig bei Kopfschmerzen, Migräne, Parkinson-Krankheit, Epilepsie, zerebraler Kinderlähmung (infantile Zerebralparese), multipler Sklerose, Trigeminusneuralgie und Legasthenie (Lese-Schreibschwäche).

Wirbelsäule

Die Wirbelsäule besteht aus 33 Wirbeln, nämlich sieben Hals-, zwölf Brust-, fünf Lendenwirbeln sowie dem Kreuzbein, das aus fünf, und dem Steißbein, das aus drei bis fünf Wirbeln besteht. Die Wirbelsäule enthält und schützt das Rückenmark, trägt den Kopf und dient als Befestigung von Rippen und Rückenmuskulatur. Die Behandlung dieses Reflexes ist bei Rückenschmerzen sowie bei mit Rückenmarksnerven verbundenen Leiden angezeigt.

Hals

Der Nackenreflex befindet sich am Ansatz des großen Zehs bzw. des Daumens. Eine sanfte Drehung der großen Zehen bzw. Daumen kann Nackenverspannungen lindern. Steife Daumen- oder Zehengelenke können auf eine Starre in diesem Gebiet hinweisen.

Gesicht

Der Gesichtsreflex kann, wie der Hinterkopfreflex, in fünf Längszonen eingeteilt werden. Rechter Fuß und rechte Hand repräsentieren die rechte Gesichtshälfte, linker Fuß und linke Hand die linke. Alle Teile des Gesichts, wie Augen, Nase, Nebenhöhlen, Zähne, Lippen, Muskeln, gehören zu diesem Reflex. Hier kann man Probleme wie Nebenhöhlenentzündung, Zahnschmerzen, über-

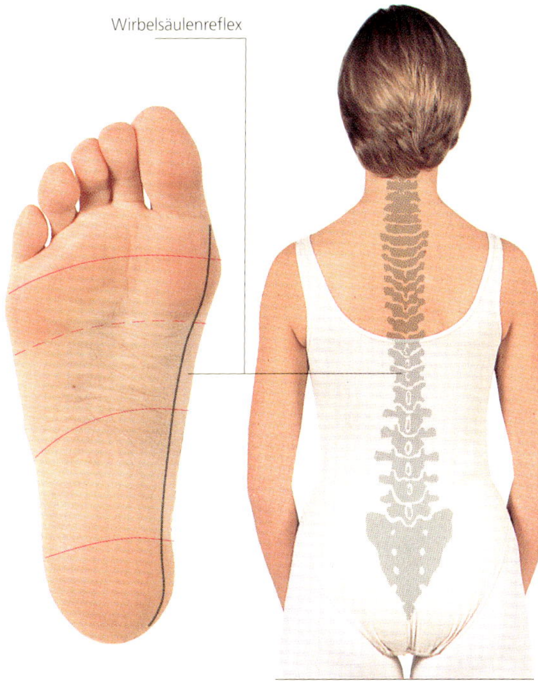

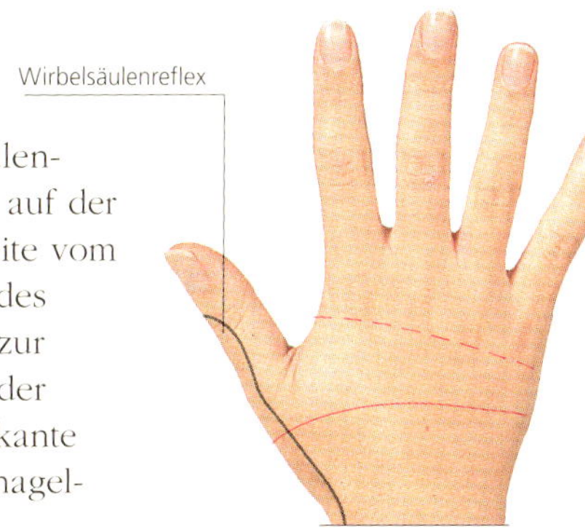

Der Wirbelsäulenreflex verläuft auf der inneren Fußseite vom Grundgelenk des Großzehs bis zur Ferse und an der inneren Handkante vom Daumennagelbett abwärts.

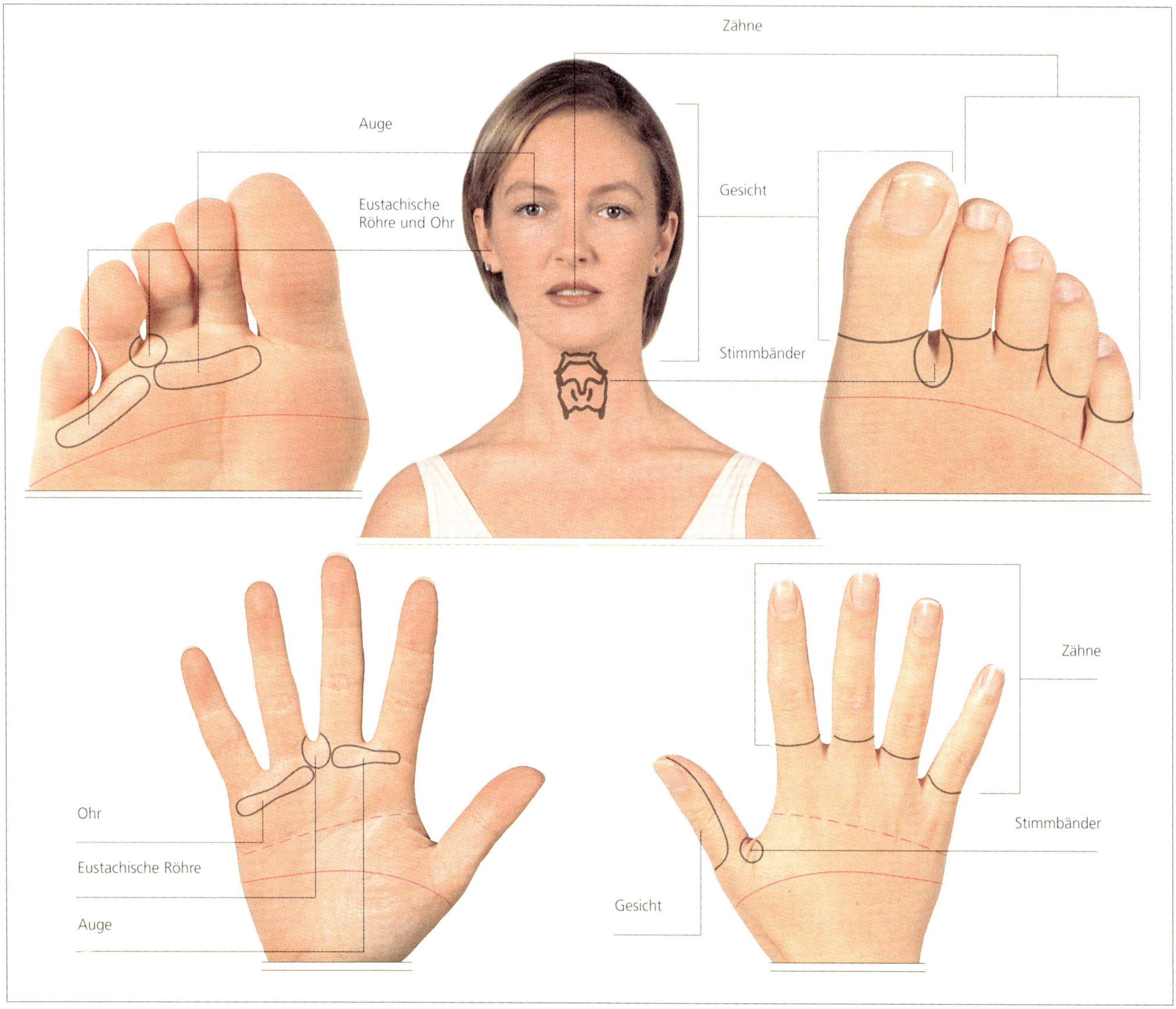

anstrengte Augen und Gesichtslähmung (Bellsche Lähmung) lindern.

Stimmbänder

Der Kehlkopf ist ein kompliziertes Knorpelgebilde, das zwischen Rachen und Luftröhre liegt. Im Kehlkopf verlaufen zwei als Stimmbänder bezeichnete Membranen. Zur Lautbildung findet eine hochkomplizierte Koordinierung von Atem, Lippen, Zunge und Stimmbändern statt. Dieser Reflex ist wichtig bei Entzündungen des Kehlkopfs, der Rachenschleimhaut und der Luftröhre.

Nasennebenhöhlen

Die Nasennebenhöhlen, auch Nebenhöhlen genannt, sind Höhlen in den Gesichts- und Schädelknochen, die durch enge Kanäle mit der Nase verbunden sind. Sie befinden sich in der Stirn oberhalb der Augen, in den Wangenknochen und zwischen und hinter den Augen. Die Nebenhöhlen machen die Schädelknochen leichter und dienen als Resonanzräume, wenn wir sprechen oder singen. Sie sind mit einer Membrane ausgekleidet, die Schleim absondert, der in die Nase abfließt. Eine Entzündung kann durch eine Virusinfektion oder eine mit Heuschnupfen verknüpfte Schwellung der Membrane verursacht werden. Diese Reflexe dienen zur Behandlung von Erkältungen, Katarrh und Heuschnupfen.

Augen

Diese komplizierten und äußerst effizienten Sehorgane liegen geschützt in den Augenhöhlen. Sie stellen sich selbst scharf ein, erhalten sich feucht und reinigen sich selbst, passen sich Helligkeit und Dunkelheit sowie Distanz und Nähe an. Der Augenreflex ist wichtig bei Augenmus-

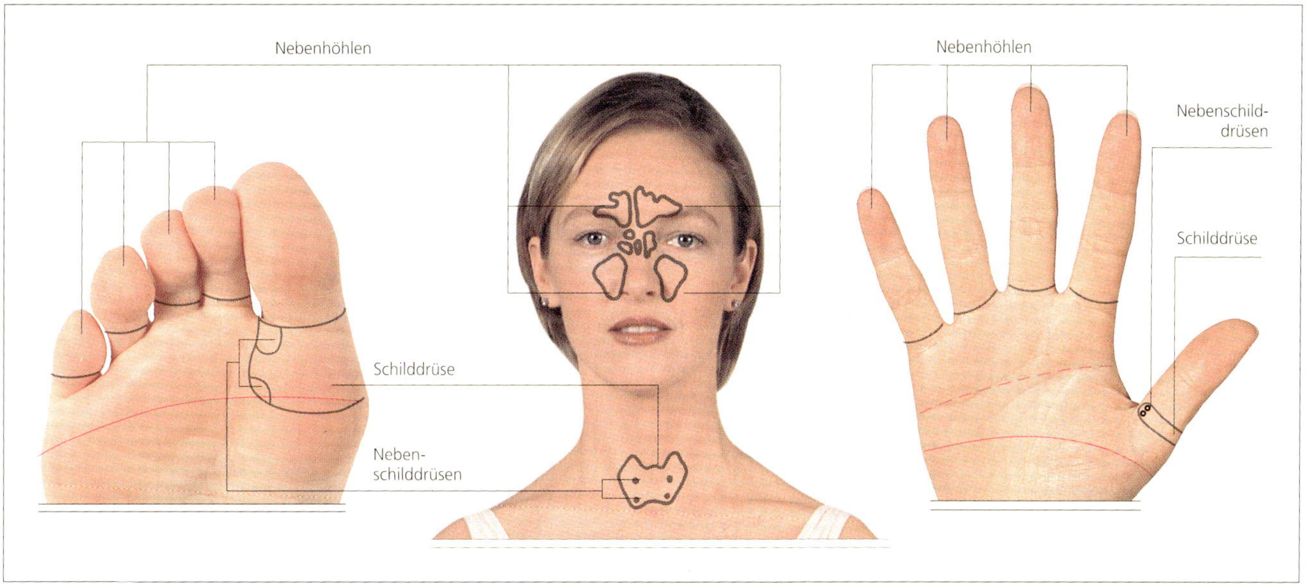

kelzerrung, Bindehautentzündung, grauem Star und anderem.

Ohr und Eustachische Röhre

Unser Gehörsinn ist einer der sensitivsten und schärfsten Sinne. Geräusche werden vom Gehirn wahrgenommen. Wenn Schallwellen auf das Trommelfell treffen, vibriert es. Die Vibrationen erreichen das Innenohr, lassen die dort befindliche Flüssigkeit vibrieren, wodurch wiederum die Nervenenden erregt werden und die Impulse zum Gehirn weiterleiten. Die Eustachische Röhre (Ohrtrompete) beginnt hinten im Mittelohr und führt zum Nasenrachenraum. Sie sorgt für den Druckausgleich zwischen der Außenluft und der Luft im Mittelohr. Diese beiden Reflexe sind wichtig bei Tinnitus, Infektionen, Taubheit und Schwindel.

Schilddrüse

Die Schilddrüse hat zwei Lappen, die sich zu beiden Seiten der Luftröhre befinden, knapp unterhalb des Kehlkopfs. Sie sind durch einen schmalen Streifen Schilddrüsengewebe verbunden. Die Schilddrüse hat eine Sonderstellung unter den endokrinen Drüsen, weil sie zur Herstellung von Thyroxin, einem ihrer beiden Hormone, Jod benötigt. Ihre Hormone wirken sich auf den Stoffwechsel praktisch aller Körpergewebe aus: Sie regulieren die Sauerstoffaufnahme, fördern das Wachstum und sind für die vollständige Entwicklung des Gehirns notwendig. Die Behandlung dieses Reflexes ist wichtig bei Kretinismus, Myxödem, Kropf und auch bei Hormonschwankungen der Geschlechtsdrüsen.

Nebenschilddrüsen (Epithelkörperchen)

Diese nur erbsengroßen Organe, es sind gewöhnlich vier, liegen jeweils an der Hinterseite der seitlichen Schilddrüsenlappen, beiderseits der Luftröhre. Sie bilden das Parathormon, das den Kalzium- und Phosphatgehalt des Blutes reguliert. Die Nebenschilddrüsenreflexe helfen bei Arthritis, Osteoporose, Muskelzucken und Spasmen.

Zähne

Jeder Mensch hat zwei Gebisse, das Milchgebiß und das bleibende. Das erste besteht aus zwanzig Milchzähnen und ist im allgemeinen mit drei Jahren komplett. Im Alter von 25 Jahren ist das Erwachsenengebiß mit 32 bleibenden Zähnen voll entwickelt. Die Zahnreflexe sind wichtig bei Zahnbeschwerden wie Abszessen, Zahnschmerzen und Zahnfleischentzündung.

Kopf- und Halsreflexe an den Füßen

Diese Reflexzonen liegen alle innerhalb der ersten Querzone und an allen fünf Längszonen der Füße. Denken Sie bei der Behandlung stets daran, sich systematisch an die Reihenfolge zu halten, damit kein Reflex ausgelassen wird. Beginnen Sie mit dem rechten Fuß, und gehen Sie erst nach vollständiger Behandlung zum linken über. Achten Sie beim Massieren darauf, ob irgendwo Schmerzen auftreten. Falls ja, kehren Sie am Ende zu diesen Stellen zurück, und lassen Sie ihnen eine Extrabehandlung angedeihen. Falls Sie eine ernsthafte Gesundheitsstörung vermuten, empfehlen Sie Ihrem Klienten einen Besuch beim Arzt.

1 Sie beginnen mit dem rechten Fuß. Als erstes suchen Sie den Reflex der Hirnanhangsdrüse auf der Zehenbeere des Großzehs *(rechts)*. Stellen Sie sich dazu zwei Hilfslinien vor: Die eine verläuft quer über die breiteste Stelle des Zehs, die andere senkrecht in der Mitte. An der Kreuzung der beiden Linien liegt der Reflexpunkt. Den Fuß mit der linken Hand, den Großzeh mit den Fingern Ihrer Arbeitshand abstützen. Dann mit der Außenkante des leicht angewinkelten Daumens auf den Reflexpunkt drücken (ohne daß sich Ihr Fingernagel in den Zeh bohrt!). Einige Sekunden sanft darauf kreisen. Dieser Reflex kann sehr empfindlich sein; vermindern Sie den Druck, falls der Behandelte über Schmerzen klagt.

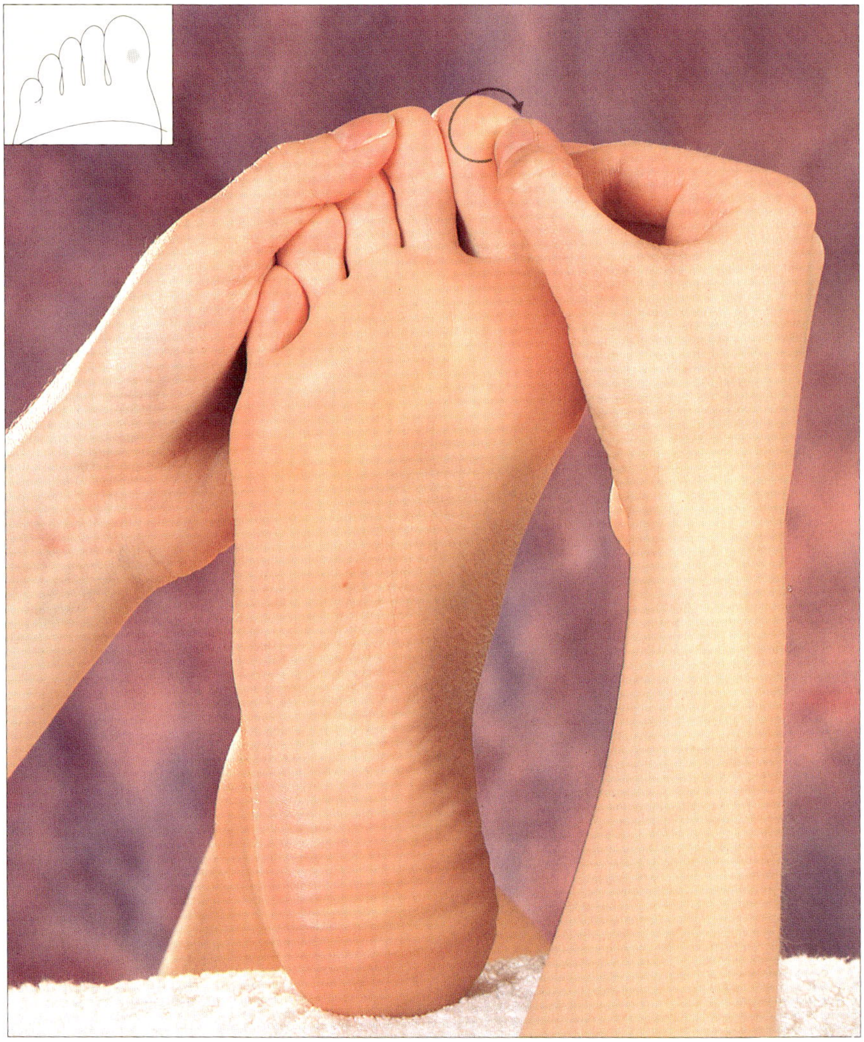

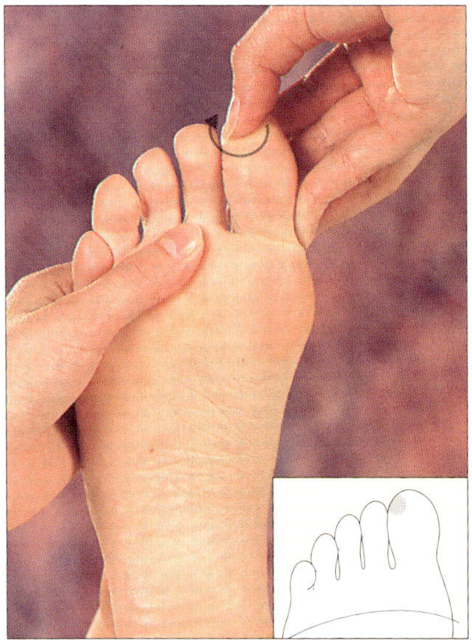

2 Schieben Sie den Daumen auf eine neue Ausgangsposition an der Innenseite des Großzehs *(links)*, etwa 1 cm unterhalb der Spitze. Dort befindet sich der **Zirbeldrüsenreflex**. Während Sie den Fuß weiter mit der linken Hand stützen, führen Sie die Arbeitshand von oben her zum Zeh. Mit den Fingern Ihrer Arbeitshand stützen Sie das Großzehgelenk, dann drücken Sie mit der Außenkante des angewinkelten Daumens auf den Reflex. Kreisen Sie einige Sekunden lang auf diesem Punkt.

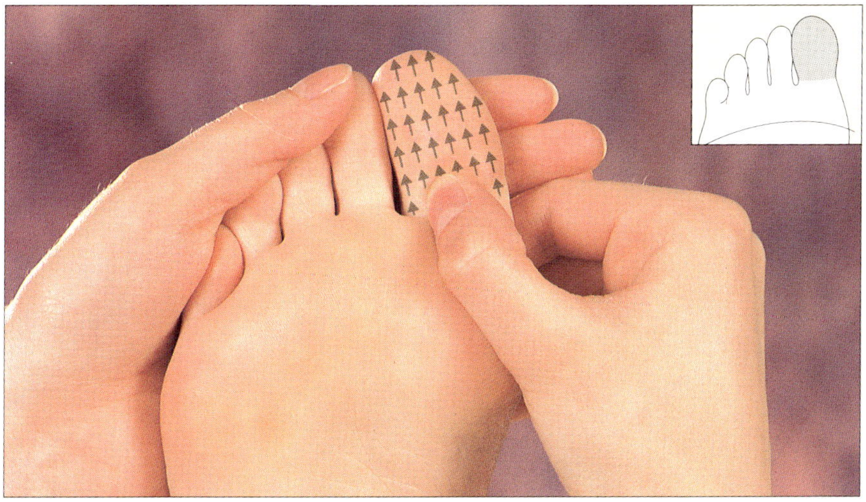

3 Nach Behandlung der Zirbeldrüse legen Sie den Arbeitsdaumen an die Außenseite des Fußes, an das Grundgelenk des Großzehs *(links)*. Hier beginnt die **Reflexzone des Hinterkopfs**, die sich über die ganze fleischige Unterseite des Zehs erstreckt. Stützen Sie den Fuß mit Ihrer Linken und den Zeh mit den Fingern der Arbeitshand. Bearbeiten Sie den Großzeh im Daumengang, in sechs parallelen Linien von der Wurzel bis zur Spitze.

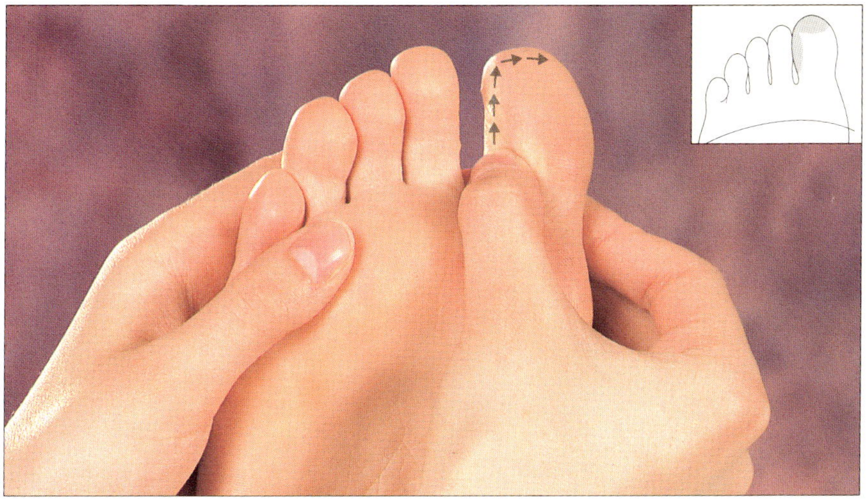

4 Um die **Reflexzone der seitlichen Hals- und Kopfregion** und der **oberen Gehirnregion** *(links)* zu bearbeiten, legen Sie Ihren Arbeitsdaumen an das untere Ende der lateralen Kante des großen Zehs. Wandern Sie im Daumengang die Innenseite des Zehs hoch bis zur Spitze. Dann Handwechsel und mit dem anderen Daumen über die Zehenspitze gehen.

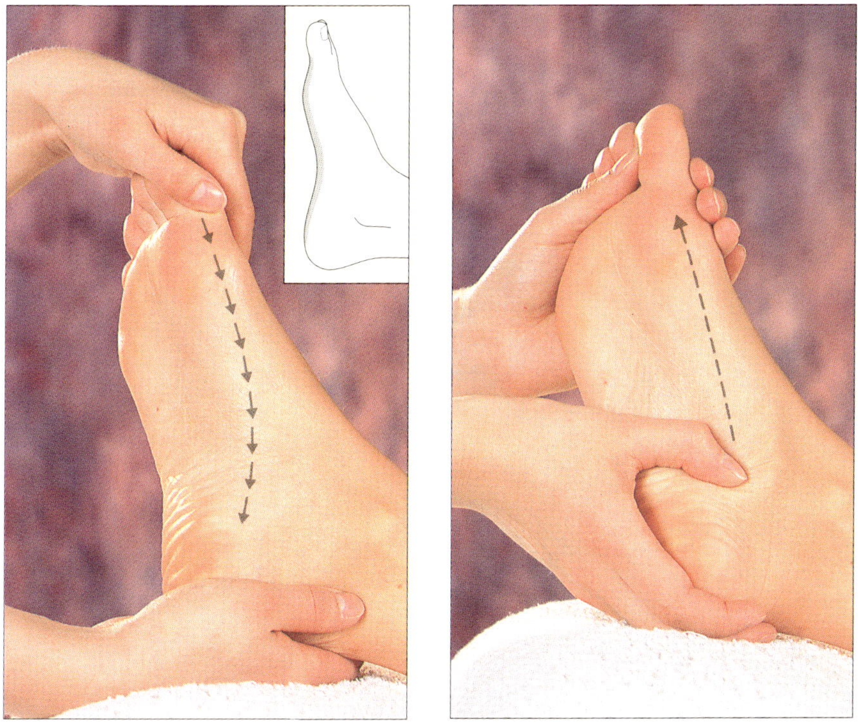

5 Bleiben Sie mit dem Arbeitsdaumen auf dem medialen Rand der Zehenspitze. Stützen Sie den Fuß mit der rechten Hand an der Ferse, wobei Sie ihn etwas nach links neigen *(links außen)*. Dann im Daumengang den **Wirbelsäulenreflex** hinunterwandern. Dieser verläuft vom medialen Rand des Großzehs über die Innenseite des Fußes, direkt unter dem Gewölbe, und erstreckt sich über zwei Drittel des Fersenbeins.

Ist dieser Punkt erreicht *(links)*, wechseln Sie die Hände und gleiten mit der Außenkante des rechten Daumens wieder auf dem Wirbelsäulenreflex zurück.

6 Zur Behandlung des **Halsreflexes** den Daumen auf die Außenseite des Großzehs legen *(unten)*. Die Zehen mit der linken Hand sanft nach hinten biegen. Die Finger der Arbeitshand stützen den großen Zeh, während der Daumen über den Zehenansatz wandert.

7 Ohne die Haltung der Arbeitshand zu verändern, gehen Sie mit deren ersten drei Fingern über den **Gesichtsreflex** *(unten)*, der oben auf dem Großzeh liegt. Ihr Arbeitsdaumen stützt den Zeh von unten. Hier liegen die Reflexe von Augen, Nase, Zähnen, Lippen und Gesichtsmuskulatur.

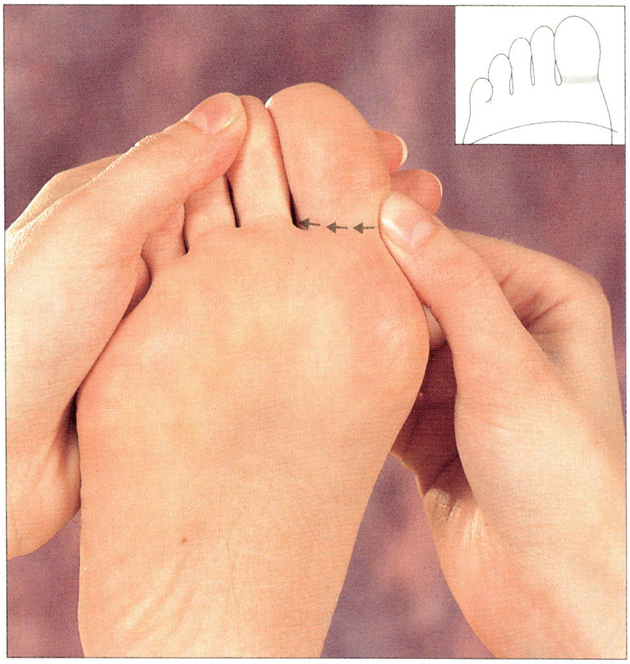

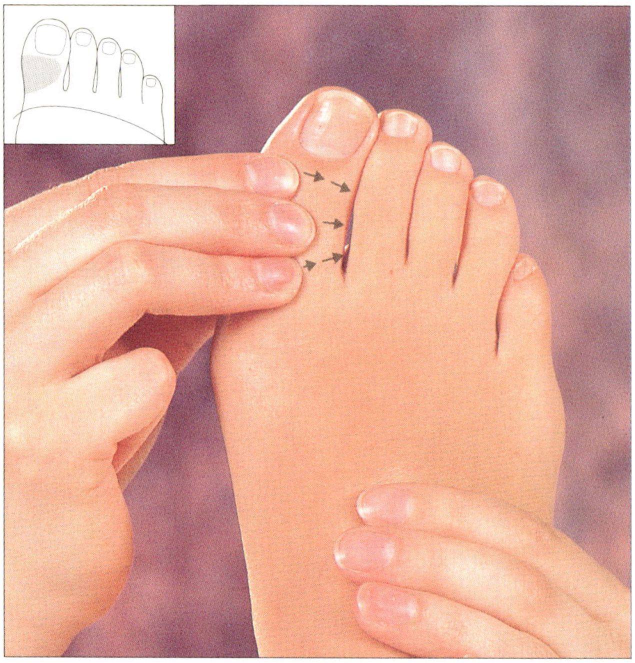

8 Zur Behandlung der Stimmbänder führen Sie die Arbeitshand von oben an den Fuß *(rechts)* und legen den Zeigefinger zwischen den großen und den zweiten Zeh. Hier finden Sie den **Reflex der Stimmbänder**. Zur Unterstützung legen Sie den Daumen ihrer Arbeitshand unter die Fußsohle, auf die Stelle hinter dem Zeigefinger. Kreisen Sie mit dem Zeigefinger sanft über die Zone. Diese Massage dient besonders der Vorbeugung, da sich der Kehlkopf bei starkem Rauchen oder auch nur beim Gebrauch der Stimme entzünden kann.

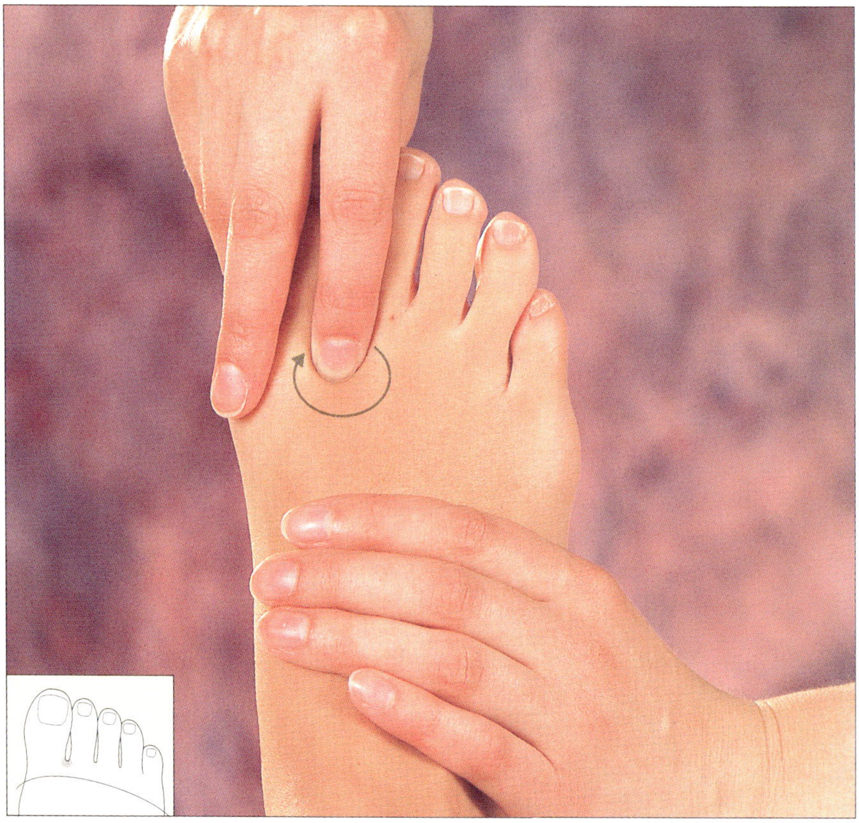

9 An den Unterseiten der vier kleineren Zehen befinden sich die **Nebenhöhlenreflexe** *(unten)*. Den Vorderfuß stützen und die Zehen sanft zurückbiegen. Beim zweiten Zeh beginnend, wandern Sie im Daumengang jeweils in der Mitte und auf beiden Seiten nach oben.

10 Die Zehen bleiben nach hinten zurückgebogen, während der Arbeitsdaumen zur Wurzel des zweiten Zehs geführt wird *(unten)*. Hier beginnt die **Reflexzone der Augen**. Wandern Sie im Daumengang über die Basis des zweiten und dritten Zehs.

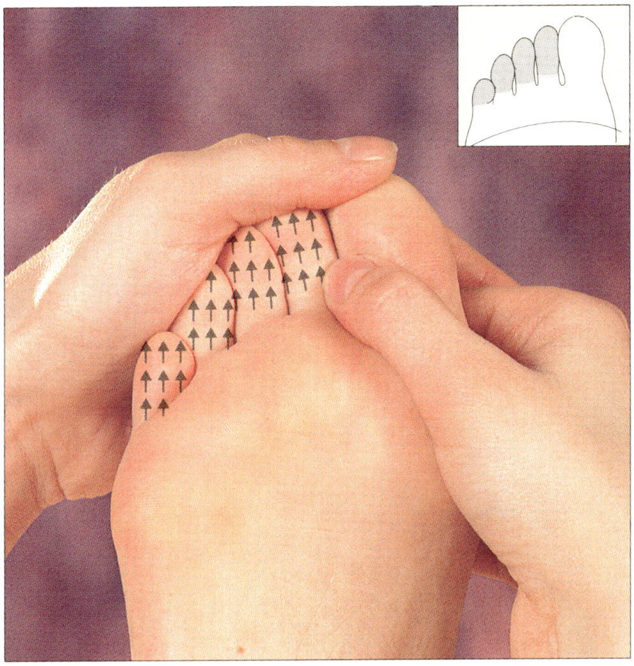

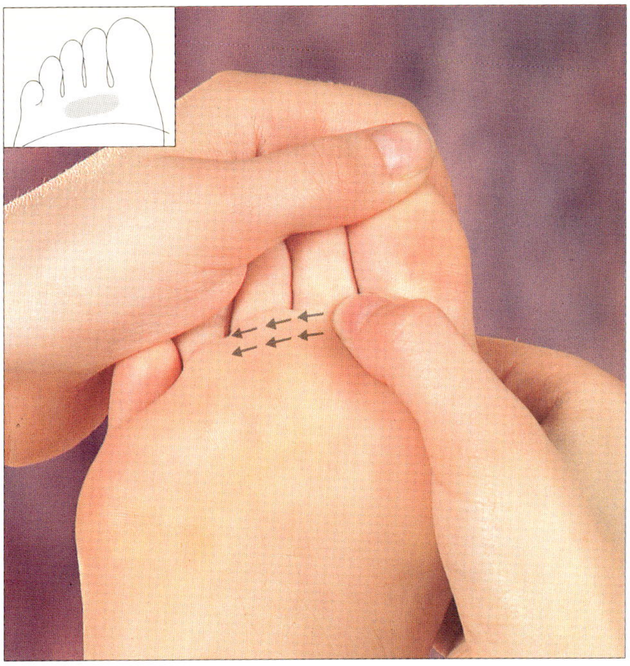

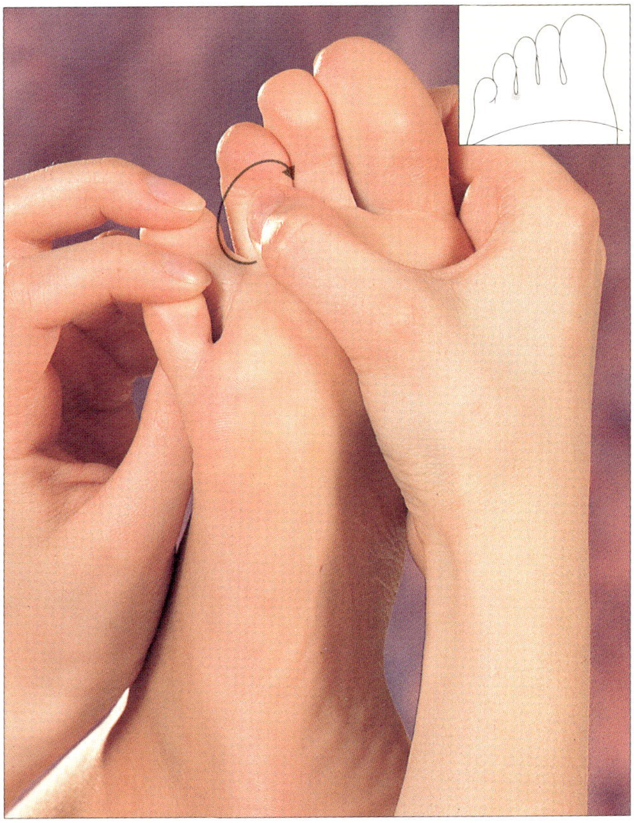

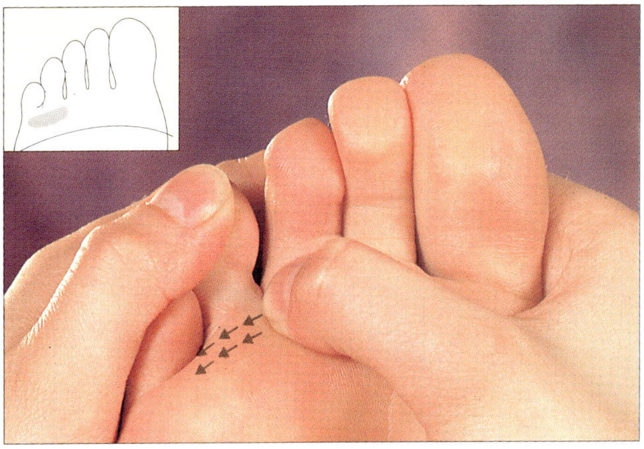

11 Im Daumengang weiterwandern *(links)* bis zur Schwimmhaut zwischen drittem und viertem Zeh. Hier ist der **Reflex der Eustachischen Röhre**. Mit der äußeren Daumenkante sanft darauf kreisen.

12 Von dort geht es zur **Reflexzone der Ohren** *(oben)*. Im Daumengang über die Basis des vierten und fünften Zehs wandern.

13 Die **Reflexzone der Schilddrüse** liegt auf der oberen Hälfte des Großzehenballens *(unten)*. Die Linke stützt den Fuß, der rechte Daumen wandert, Halbkreise beschreibend, über die Zone.

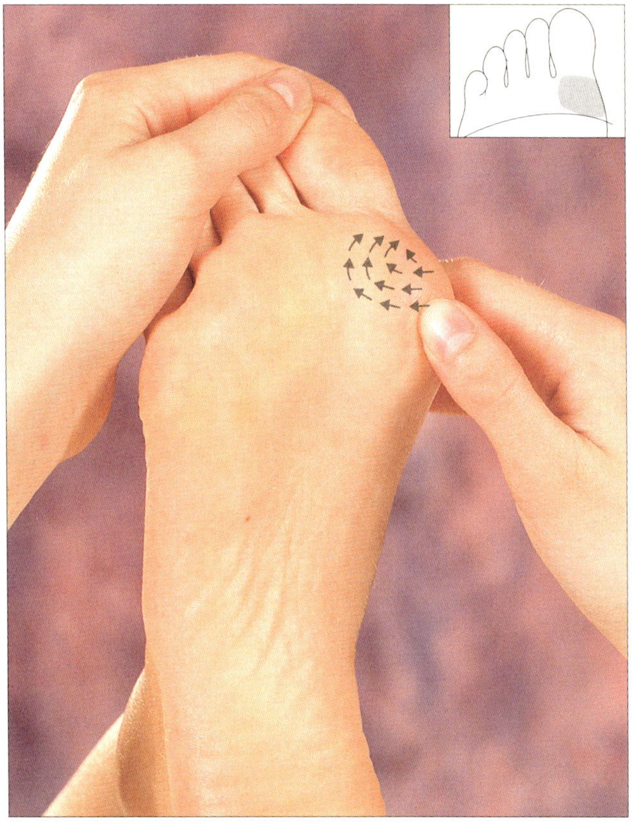

14 Ohne die Haltung der Hände zu verändern *(unten)*, bearbeiten Sie die **erste Nebenschilddrüsenzone** am Ansatz des Großzehs. Der Daumen kreist kurze Zeit auf dem lateralen Rand des Schilddrüsenreflexes.

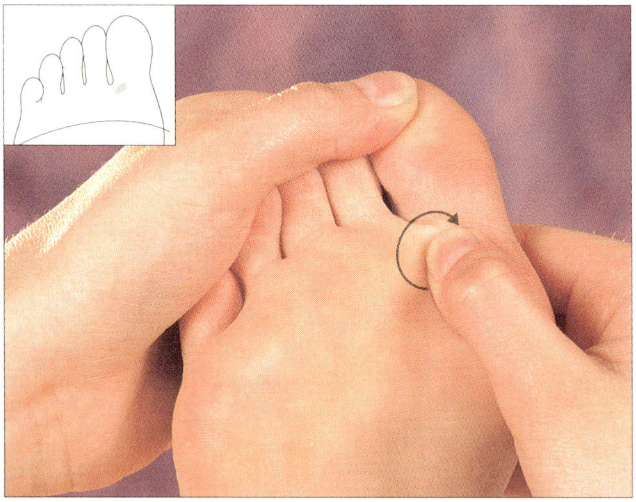

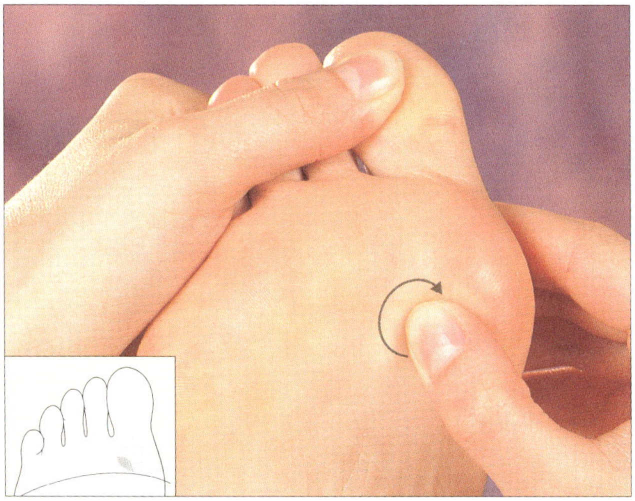

15 Während die Linke weiter die Zehen hält, führen Sie den Daumen auf der Schilddrüsenreflexzone weiter nach unten *(rechts)* und erreichen die **zweite Nebenschilddrüsenzone**. Weiter kreisen.

16 Nun bearbeiten Sie die **Zahnreflexzonen** auf den Oberseiten aller vier Zehen *(rechts)*. Die Handhaltung ändert sich: Die Linke stützt den Fuß jetzt in der Mitte. Die Finger der Arbeitshand gehen über die Oberseite des zweiten und dritten Zehs. Erneuter Handwechsel und Fingergang über den vierten und fünften Zeh.

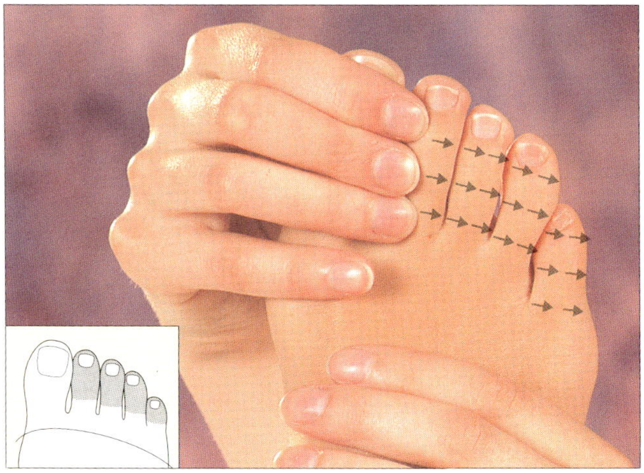

Kopf- und Halsreflexe an den Händen

Im Gegensatz zu den Füßen lassen sich die Hände aufgrund der Position der Daumen zwar in Längszonen, nicht aber in Querzonen unterteilen. Um die Reflexe leichter aufzufinden, kann man sich als Hilfslinie eine Taillenlinie vorstellen. Diese beginnt auf halbem Weg zwischen dem kleinen Finger und dem Handgelenk und endet kurz unter dem Gelenk des zweiten Daumenendglieds. Die Reflexzonen von Kopf, Hals und Schulter liegen oberhalb dieser Linie und auf den Endgliedern aller fünf Längszonen. Die Reihenfolge der Behandlungsschritte einhalten!

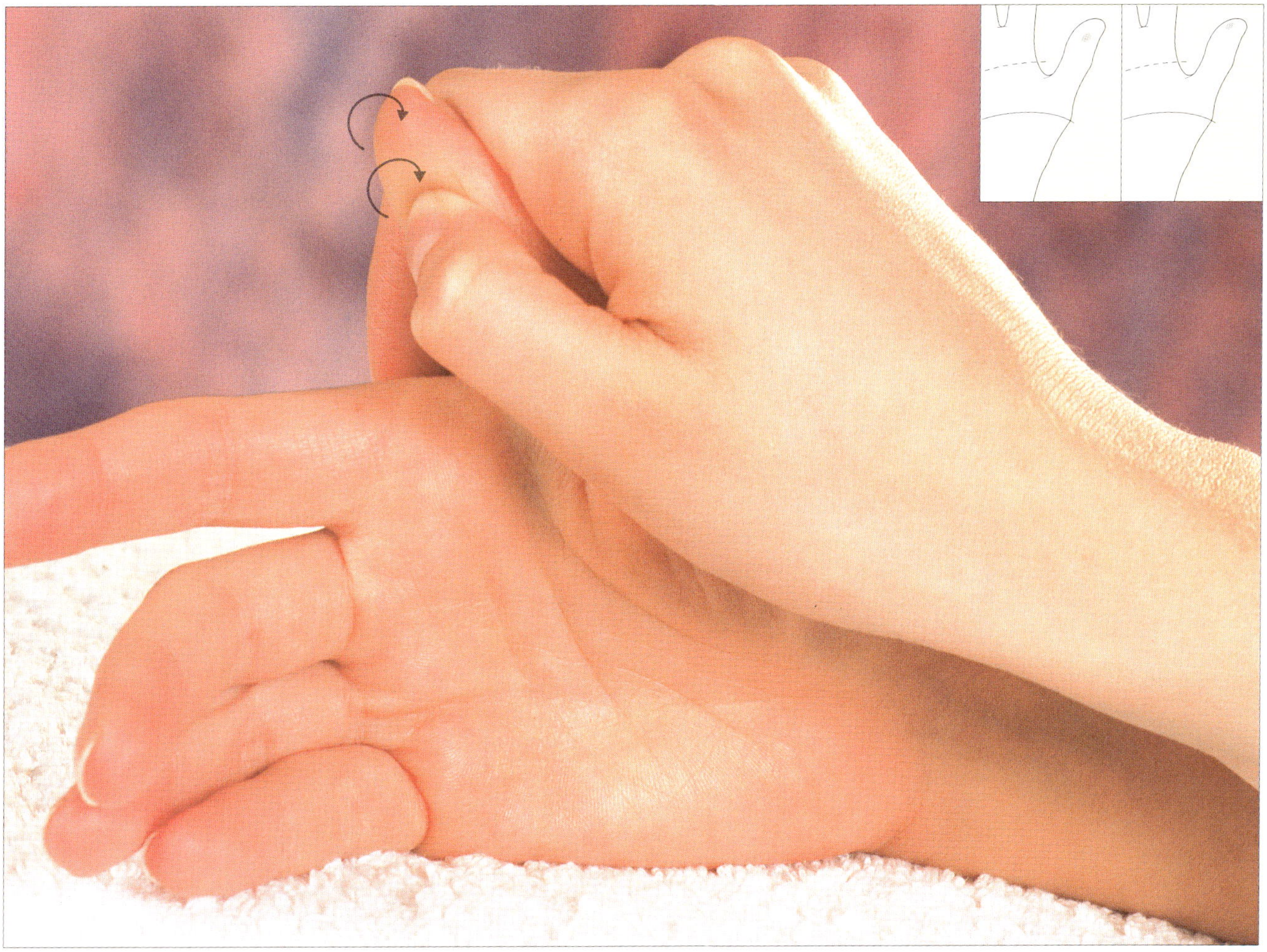

1 Die Behandlung beginnt mit der **Reflexzone der Hirnanhangsdrüse** (Hypophyse), etwa in der Mitte der Daumenbeere *(oben)*. Den Daumen mit den Fingern Ihrer Arbeitshand stützen, dann mit der Außenkante Ihres Arbeitsdaumens auf den Reflex drücken und sanft darauf kreisen. Falls dies unangenehm ist, Druck vermindern und mit der Linken den ganzen Handrücken stützen.

Wenn der **Reflexpunkt der Zirbeldrüse** massiert wird, bleiben die Finger der Arbeitshand, wo sie waren. Der Daumen rückt zum höchsten Punkt der Daumeninnenseite vor. Dort mit der Außenkante Ihres Arbeitsdaumens drücken und sanft kreisen. Achten Sie darauf, daß Ihr oberes Daumengelenk dabei ständig angewinkelt bleibt.

2 Nach der Zirbeldrüsenbehandlung legen Sie den Arbeitsdaumen seitlich an den Daumenansatz *(rechts)*. Hier beginnt die **Reflexzone des Hinterkopfs**. Ihre linke Hand stützt weiter den Daumen, während Sie diesen in der gesamten Länge in parallelen Linien hinaufwandern, wobei Sie wie zuvor die äußere Kante Ihres rechten Daumens benutzen.

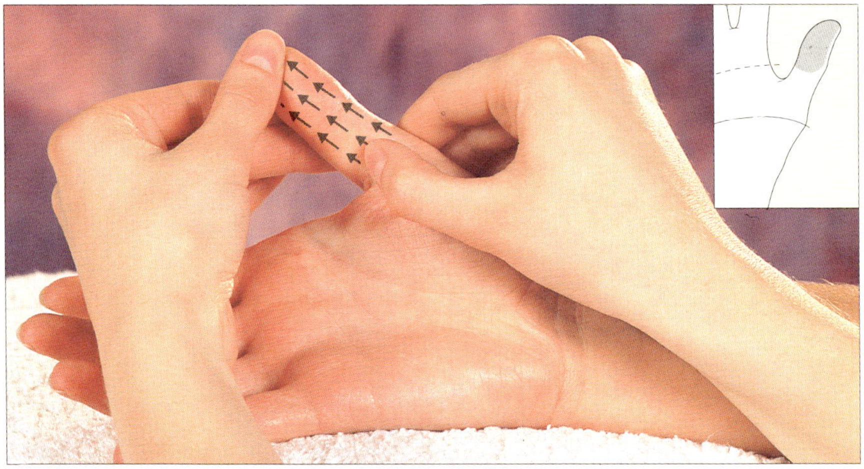

3 Nun zu den **Reflexzonen der seitlichen Hals- und Kopf- sowie der oberen Hirnregion** *(rechts)*, die an der Innenseite und Spitze des Daumens liegen. Mit Ihrer Linken drehen Sie den Handteller des Klienten zu sich und stützen seinen Daumen mit den Fingern. Dann wandern Sie mit Ihrem Daumen vom unteren inneren Ende nach oben und über die Kuppe.

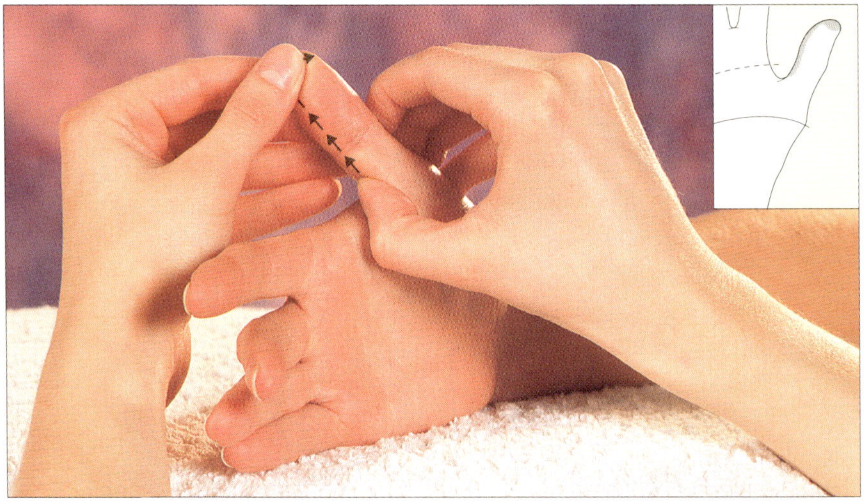

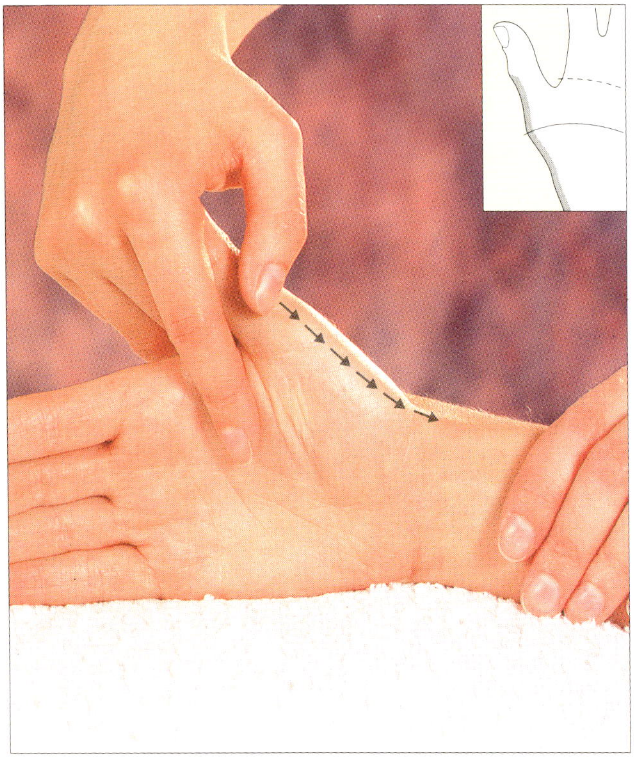

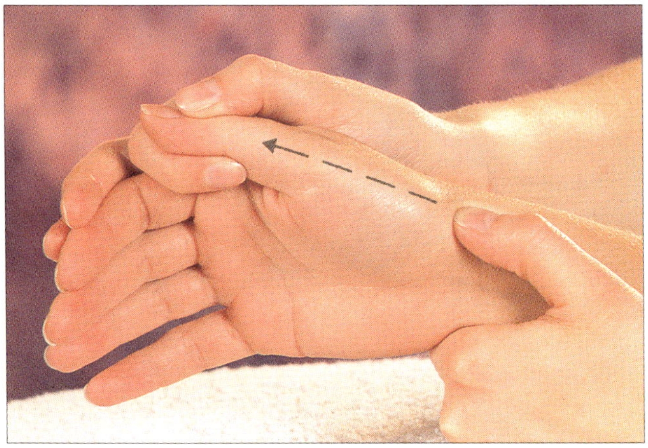

4 Es folgt die **Reflexzone der Wirbelsäule**. Die Hand des Klienten mit dem Rücken zu Ihnen drehen *(links)* und mit dem Daumen außen an seinem entlangwandern bis zu der Stelle, wo sich Kahnbein und Speiche treffen. Handwechsel *(oben)* und mit dem linken Daumen wieder zurückgleiten.

5 Mit der Linken den Handrücken des Klienten stützen *(unten)*. Außen am Daumenansatz – wo die **Halsreflexzone** anfängt – mit dem Daumengang beginnen und in regelmäßigen, kleinen Schritten rundherum massieren.

6 Nach Handwechsel zur **Reflexzone des Gesichts** auf dem Daumenrücken übergehen *(unten)*. Dort wandern Sie mit dem Daumen in parallelen Linien über die ganze Zone, während Ihre Rechte die Hand des Patienten abstützt.

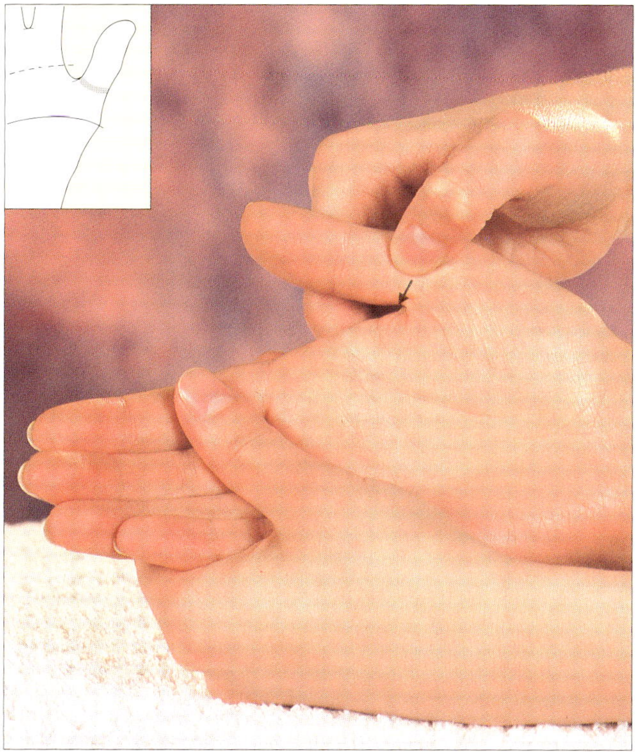

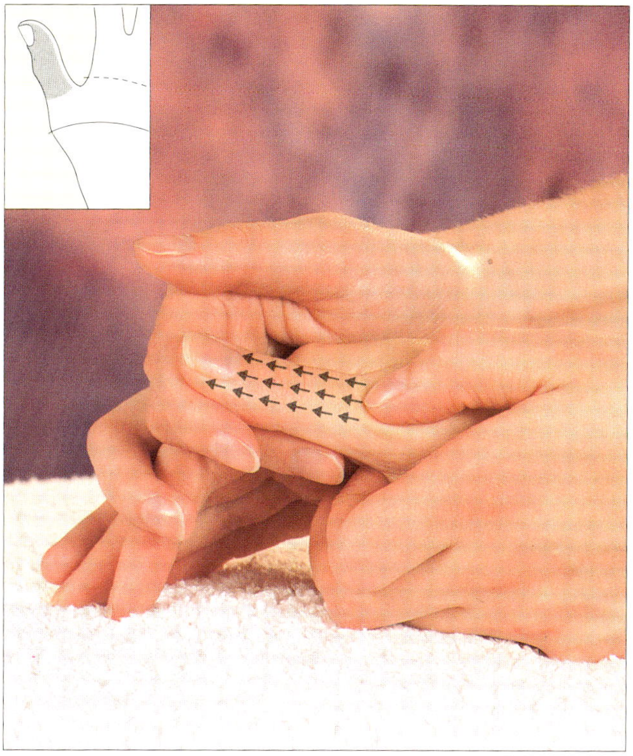

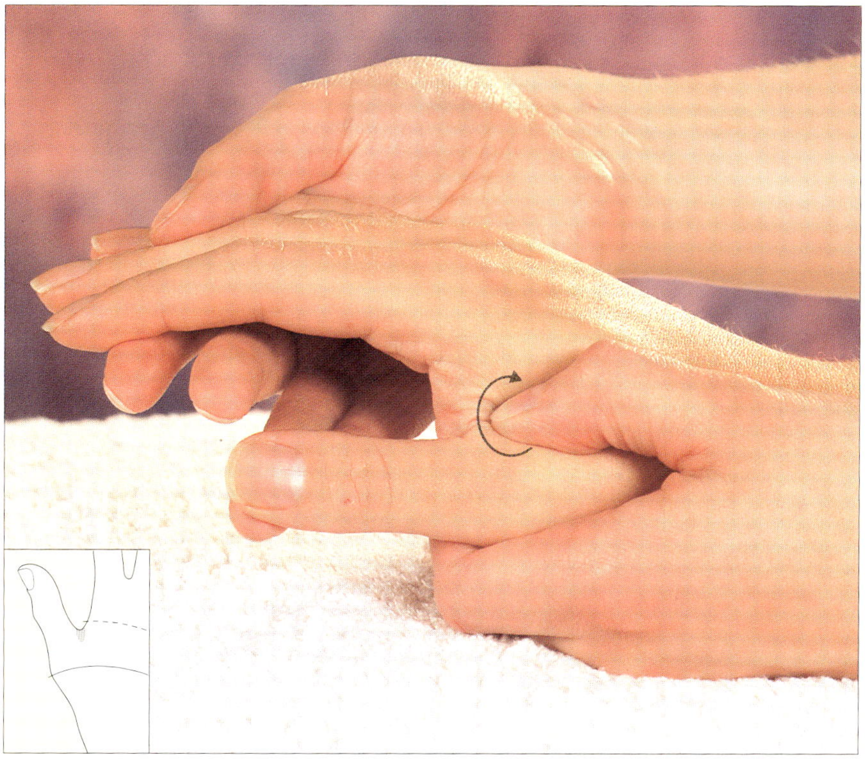

7 Ihre rechte Hand gibt weiter Halt. Sie legen nun den Daumen Ihrer Arbeitshand auf die Schwimmhaut zwischen Daumen und Zeigefinger des Behandelten: die **Reflexzone der Stimmbänder** *(links)*. Hier einige Sekunden lang sanft kreisen, wobei Sie den Daumen mit den Fingern Ihrer Arbeitshand stützen. Dies ist ein wichtiger Reflexpunkt für alle, die Probleme mit dem Kehlkopf haben. Bei anfälligen Menschen kann die Zone beim Massieren schmerzen oder sich körnig anfühlen. Dann weniger Druck ausüben oder so lange weiterarbeiten, bis alles glatt ist.

8 Nach Behandlung der Stimmbänder die Hand des Klienten so drehen, daß der Handrücken gestützt wird *(unten)*. Mit dem Daumen in Parallelen über die **Reflexe der Nasennebenhöhlen** gehen, die auf allen vier Fingern liegt.

9 Nun die Hände wechseln *(unten)*. Zur Behandlung der **Augenreflexzone** am äußeren Zeigefingeransatz beginnend mit dem Daumen der rechten Hand über die Zeige- und Mittelfingerbasis wandern.

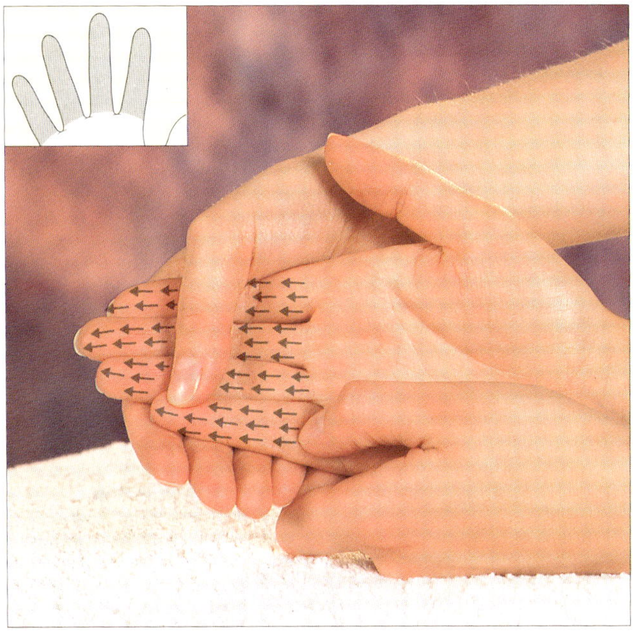

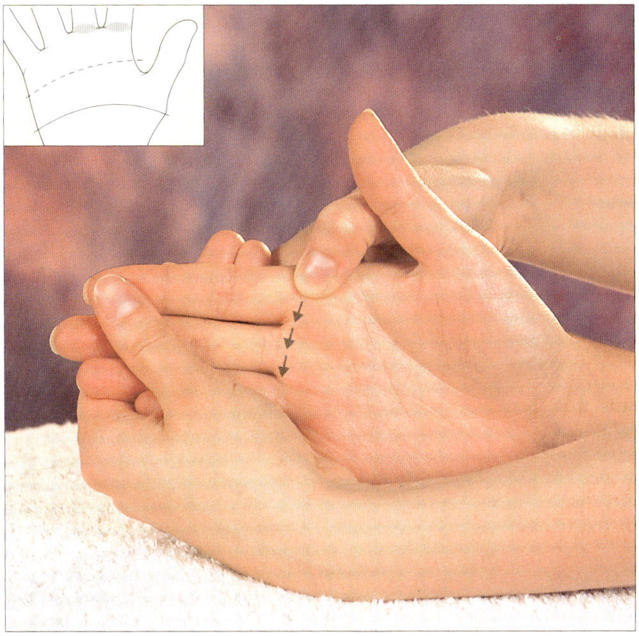

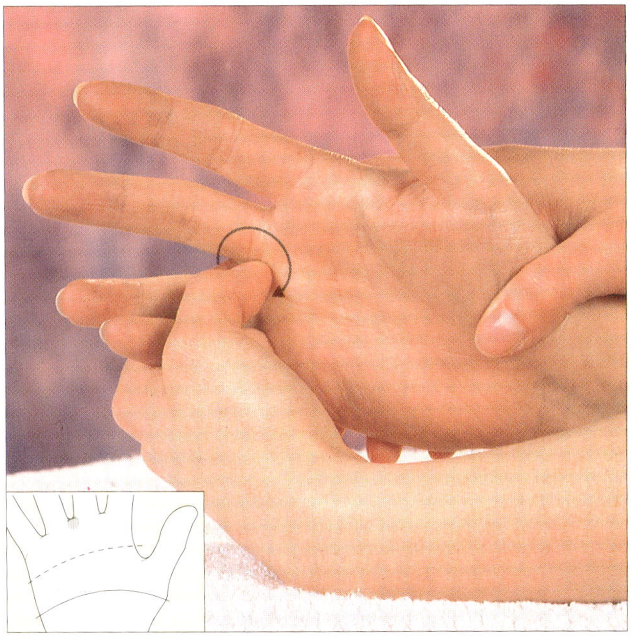

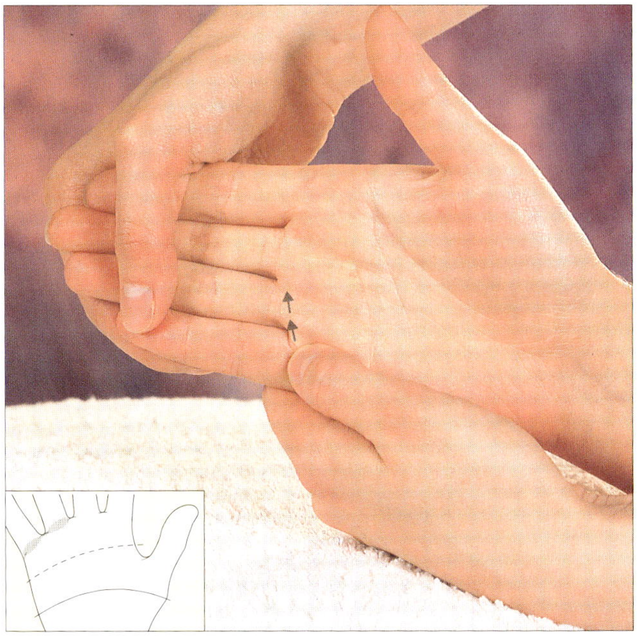

10 Erneuter Handwechsel. Um die **Reflexzone der Eustachischen Röhre** zu finden, mit der Stützhand Mittel- und Ringfinger des Patienten spreizen *(oben)*. Mit der Außenkante des Arbeitsdaumens auf der Schwimmhaut kreisen.

11 Zur Behandlung des **Ohrreflexes** die Finger des Klienten leicht zurückbiegen *(oben)* und mit dem Daumen vom außen gelegenen Ansatz des kleinen Fingers bis zum Mittelfingeransatz hinüberwandern.

12 Der **Schilddrüsenreflex** liegt auf dem unteren Glied des Daumens. Mit der Rechten den Daumen zurückbiegen *(unten)*. Die Finger Ihrer Linken liegen unter der Hand des Klienten, Ihr Daumen wandert von außen über die Zone.

13 Nun mit Ihrem linken Daumen langsam auf den **Reflexen der Nebenschilddrüsen** kreisen *(unten)*. Der obere Punkt liegt im oberen, der untere im unteren Teil der Reflexzone der Schilddrüse.

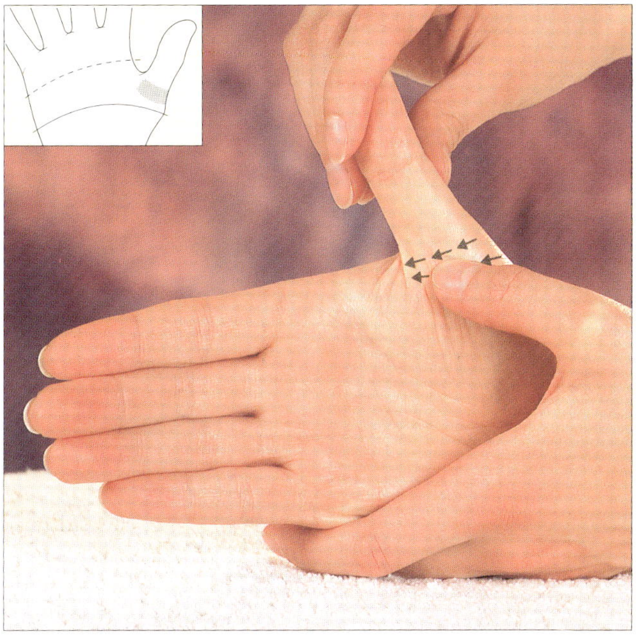

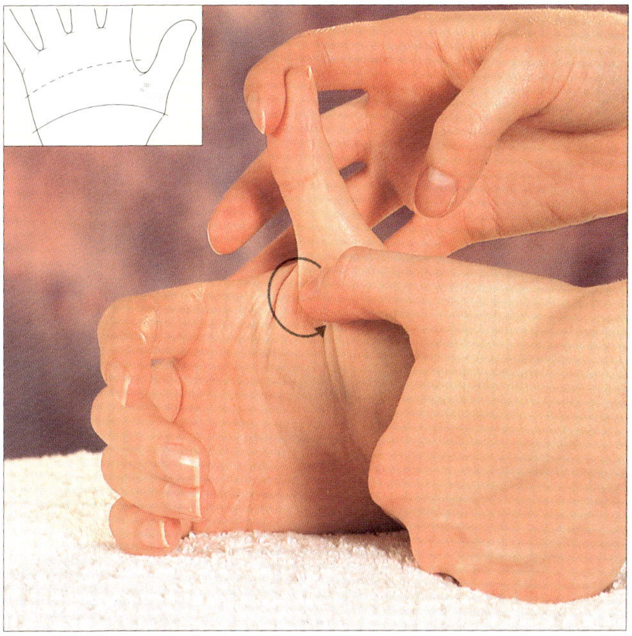

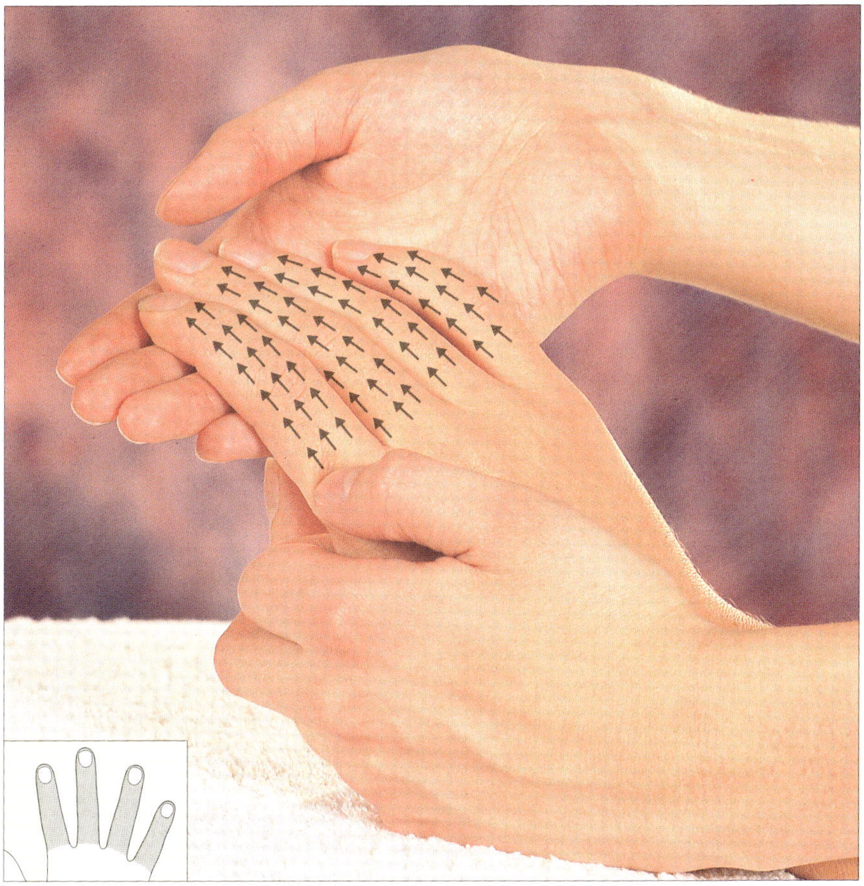

14 Die Hand des Klienten mit der Handfläche nach unten auf den Hocker legen, wobei Ihre Rechte unter seinen Fingern liegt *(links)*. Mit Ihrer Arbeitshand behandeln Sie die **Zahnreflexzonen**, indem Sie parallele Daumengänge auf dem Rücken aller vier Finger durchführen. Am Zeigefinger beginnen. Die Reflexzonen der Schneidezähne liegen auf dem Rücken von Daumen und Zeigefinger; den Daumen haben Sie aber schon bei der Massage der Gesichtsreflexzone bearbeitet. Die Reflexzone der Eckzähne liegt auf dem Rücken des Zeigefingers, die der Vorbackenzähne auf dem Mittelfingerrücken; die der ersten und zweiten Backenzähne auf dem Ringfingerrücken und die der Weisheitszähne auf dem Rücken des kleinen Fingers.

Schulter- und Brustreflexe

Die Reflexzonen von Schulter und Brust befinden sich an beiden Füßen und Händen. Sie liegen zwischen der ersten Quer- und der Zwerchfellinie. Beginnen Sie mit dem Schulterreflex. Darauf folgen die Reflexe von Arm und Ellbogen, Luftröhre, Bronchien bis zum Ansatz der Lungen, Thymusdrüse, Herz, Brustbein und Rippen. Beenden Sie den Behandlungsabschnitt mit dem Zwerchfell. Denken Sie daran, daß der Herzreflex sich nur am linken Fuß und der linken Hand befindet und deshalb bei der Behandlung der linken Körperhälfte bearbeitet wird. Achten Sie darauf, ob sich irgendwelche Reflexpunkte unnormal anfühlen. Diese sollten Sie sich, nachdem Sie beide Füße behandelt haben, noch einmal vornehmen. Auf schmerzhafte Reflexzonen nur leichten, aber steten Druck ausüben, um Ihren Klienten nicht übermäßig zu belasten. Wie Sie in Teil 3 erfahren werden, ist jeder Mensch von einem elektromagnetischen Feld, auch Aura genannt, umgeben. Falls eine Reflexzone Schmerzen bereitet, ist es oft ebenso wirkungsvoll, in der Aura zu arbeiten. Dabei wird die Haut nur gerade eben berührt. Auf diese Weise können Sie überall am Fuß arbeiten.

Schultergelenk

Das Schultergelenk ist ein Kugelgelenk, das weitgehend durch die Muskeln, die es bewegen, gehalten wird. Das Gelenk wird aus Oberarmknochen und Schulterblatt gebildet. Schmerzen in der Schulter werden oft von Beschwerden hervorgerufen, die nichts mit dem Gelenk selbst zu tun haben, wie beispielsweise Gelenkarthritis, Sehnenscheidenentzündung, Schleimbeutelentzündung, Supraspinatussyndrom und schmerzhafte Schultersteife.

Arm und Ellbogen

Der Arm besteht aus Oberarmknochen (verbindet Schultergelenk und Ellbogengelenk), Speiche und Elle (verbinden Ellbogen und Handgelenk) sowie der Hand, die durch das Handgelenk mit dem Unterarm verbunden ist. An diesem Reflex können Sie Beschwerden wie Tennisellbogen, Arthritis und anderes behandeln.

Luftröhre

Die Luftröhre ist eine etwa zwölf Zentimeter lange Röhre mit einem Durchmesser von zweieinhalb Zentimetern. Sie liegt vor der Speiseröhre und endet gegenüber dem vierten Brustwirbel, etwa in Höhe der oberen Herzregion. Hier teilt sie sich in zwei Hauptbronchien, die in die rechte bzw. linke Lunge führen. Die Luftröhre besteht aus einer Reihe von hufeisenförmigen Knorpelspangen, die deren Wand stützen und sie so ständig offenhalten. Über die oberen vier Luftröhrenspangen verläuft das schmale Mittelstück der Schilddrüse, welches die zwei Lappen der Schilddrüse verbindet. Beide Hauptbronchien teilen sich in kleinere Bronchialröhren, woraus der sogenannte Bronchialbaum gebildet wird.

Lunge

Die beiden Lungenflügel liegen nebeneinander in der Brusthöhle. Sie sind kegelförmig und sehen graurosa aus. Die linke Lunge ist etwas kleiner als die rechte und in zwei Lappen, die rechte Lunge in drei Lappen unterteilt. Beide sind vom Lungenfell (Pleura) bedeckt und im Pleurasack eingeschlossen. Die Bronchialröhre, die in beide Lungen führt, teilt sich in Bronchiolen auf, die in winzigen Luftsäckchen, den Alveolen, enden, so daß die Lunge wie ein Schwamm aussieht. Beim Einatmen weitet sich der Brustkorb, und die Lungen dehnen sich, um den entstandenen Raum auszufüllen. Beim Ausatmen nimmt der Brustkorb seinen alten Umfang wieder an, und die Luft entweicht aus den Lungen. Es ist wichtig, durch die Nase zu atmen, da sie winzige Härchen enthält, die als Luftfilter dienen. Die Lungenreflexzone ist für alle Atembeschwerden wichtig.

Thymusdrüse

Die Thymusdrüse liegt in der Brusthöhle, hinter dem Brustbein und vor dem Herzen, zwischen den Lungen. Sie besteht vorrangig aus lymphatischem Gewebe und spielt eine Rolle bei der Bildung der Lymphozyten, einer Unterart der weißen Blutkörperchen.

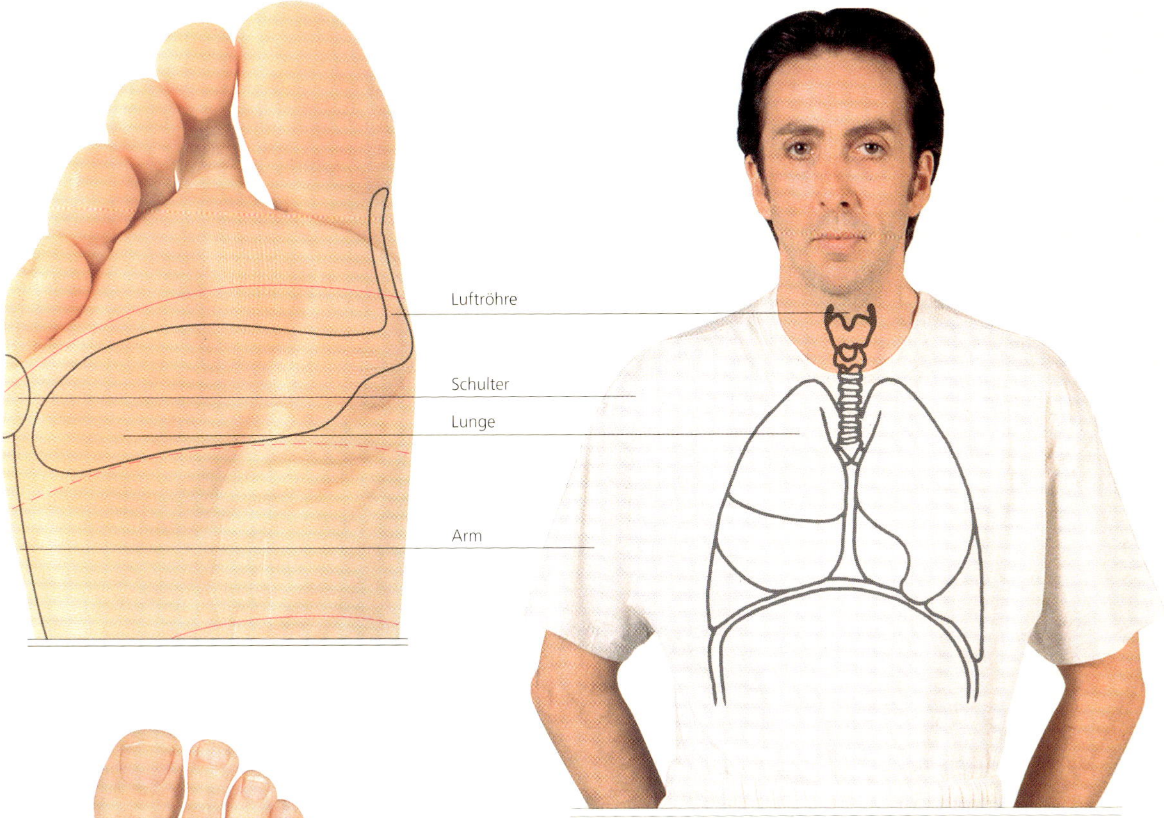

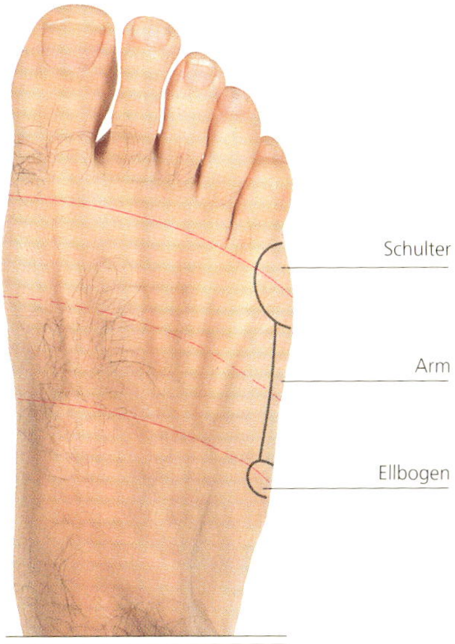

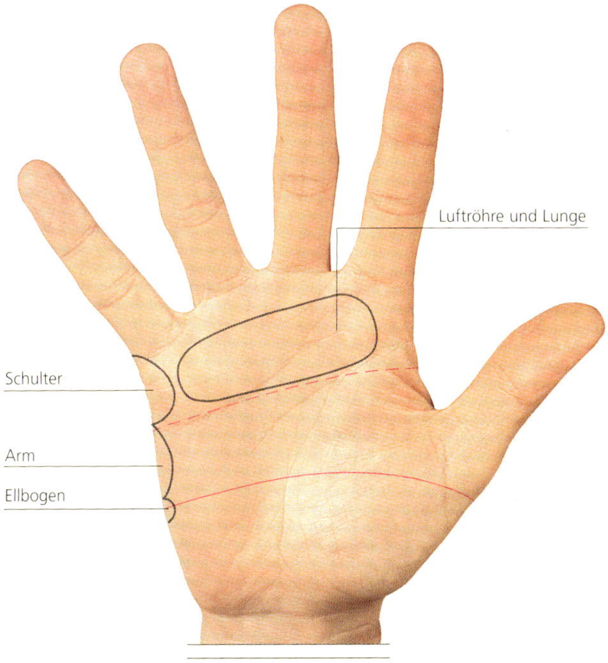

Die Reflexe an rechtem Fuß und rechter Hand entsprechen den Organen und Muskeln der rechten Körperhälfte, die an linkem Fuß und linker Hand der linken. So bezieht sich der hier gezeigte Lungenreflex auf den rechten Lungenflügel, der Armreflex auf den rechten Arm usw.

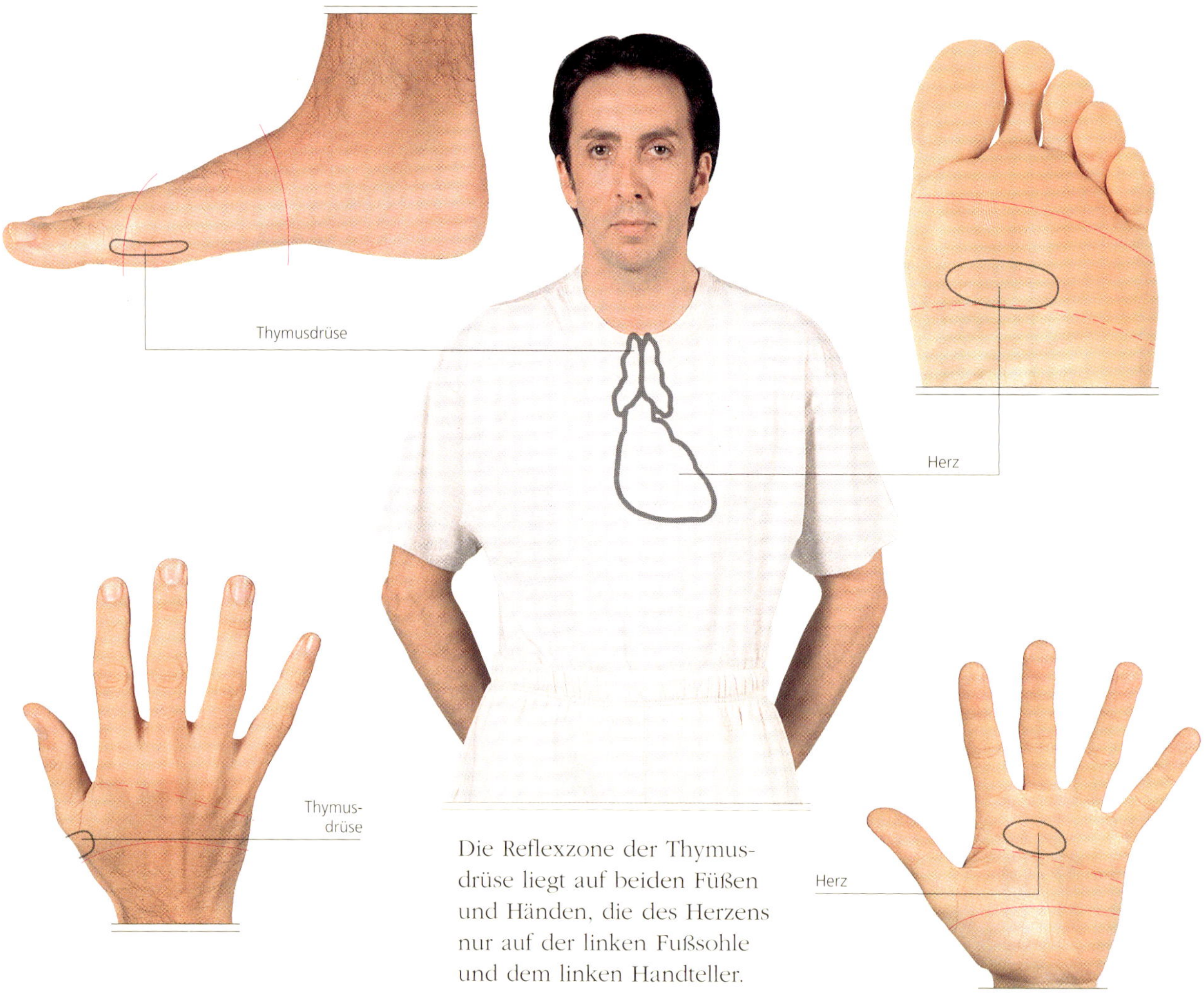

Die Reflexzone der Thymusdrüse liegt auf beiden Füßen und Händen, die des Herzens nur auf der linken Fußsohle und dem linken Handteller.

Bei Neugeborenen ist diese Drüse relativ groß und wächst noch bis zur Pubertät. Sie trägt zur Entwicklung des Immunsystems bei. Nach der Pubertät wird sie allmählich kleiner. Die im Säuglingsalter produzierten Lymphozyten können lebenslang körpereigenes Gewebe erkennen und schützen.

Der Thymusreflex ist wichtig, wenn das Immunsystem nicht richtig funktioniert, besonders bei vorpubertären Kindern.

Herz

Das Herz ist ein keilförmiges, fast ganz aus Muskeln bestehendes Organ und stellt das Zentrum des Kreislaufs dar. Es liegt etwa in der Mitte der Brust, zu zwei Drittel links vom Brustbein, zu einem Drittel rechts davon. Das Herz besteht aus zwei nebeneinanderliegenden Pumpen. Das Blut wird aus der rechten Herzkammer in die Lungen gepumpt, wo ihm Kohlendioxyd entzogen und es mit Sauerstoff angereichert wird. Das mit Sauerstoff gesättigte Blut kehrt zur linken Herzkammer zurück, aus der es in alle Organe und Gewebe gepumpt wird. Dazu ist einige Kraft nötig, weshalb die linke Herzseite größer und stärker als die rechte ausgebildet ist. Der Herzreflex ist wichtig bei Herz- und Kreislaufbeschwerden.

Rippen

Zwölf Rippenpaare bilden die Brusthöhle. Die oberen sieben Paare sind mit ihrem Knorpelende am Brustbein befestigt und werden als echte Rippen bezeichnet. Die nächsten drei

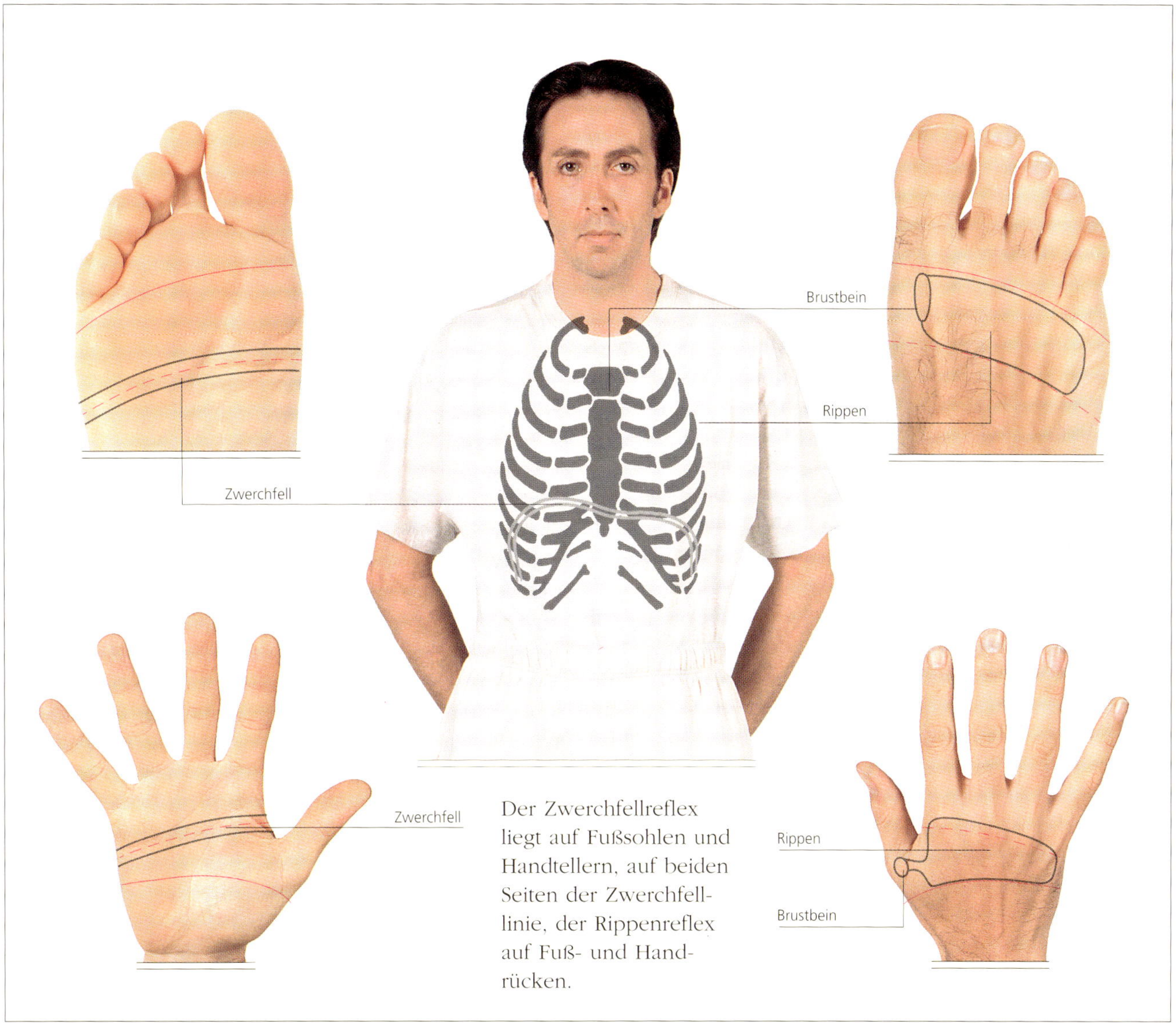

Der Zwerchfellreflex liegt auf Fußsohlen und Handtellern, auf beiden Seiten der Zwerchfelllinie, der Rippenreflex auf Fuß- und Handrücken.

Paare sind nur indirekt über einen gemeinsamen Knorpel mit dem Brustbein verbunden und werden falsche Rippen genannt. Auch das elfte und zwölfte Paar sind nicht mit dem Brustbein verbunden. Sie werden freie Rippen genannt. Alle Rippen sind mit der Wirbelsäule durch Gelenke verbunden.

Brustbein

Das Brustbein (Sternum) ist ein platter, schwertförmiger, etwa fünfzehn Zentimeter langer Brustkorbknochen. Es befindet sich in der Mittellinie der äußeren Brusthöhlenwand. An ihm sind die vorderen Rippenenden und Muskeln befestigt. Sowohl Rippen- als auch Brustbeinreflex sind wichtig, wenn in diesem Bereich Schädigungen vorliegen.

Zwerchfell

Das Zwerchfell ist eine große, kuppelförmige Trennwand, die die Brusthöhle von der Bauchhöhle trennt. Es ist am Atemvorgang beteiligt und besteht teils aus Muskeln, teils aus Bindegewebe und ist an der vorderen Brustwand (am unteren Ende des Brustbeins), an beiden Seiten an den unteren sechs Rippen und hinten an den ersten beiden Lendenwirbeln befestigt. Beim Einatmen zieht es sich flach zusammen. Beim Ausatmen entspannen sich die Zwerchfell- und Brustmuskeln. Diese Reflexzone ist wichtig bei Hiatushernie (Zwerchfellbruch) und Atembeschwerden.

Schulter- und Brustreflexe an den Füßen

Nachdem Sie die Reflexzonen von Kopf und Hals bearbeitet haben, fahren Sie mit den Schulter- und Brustreflexen fort. Diese befinden sich oberhalb des Zwerchfells. Um das Zwerchfell zu finden, stellen Sie sich eine Linie vor, die am unteren Ende des Großzehenballens beginnt und sich quer über die Fußsohle zieht. Möglicherweise fühlt sich die Lungenreflexzone körnig an. Als Ursache kommt die Luftverschmutzung in Frage oder starkes Rauchen des Patienten. Bei regelmäßiger Behandlung kann sich dies bessern.

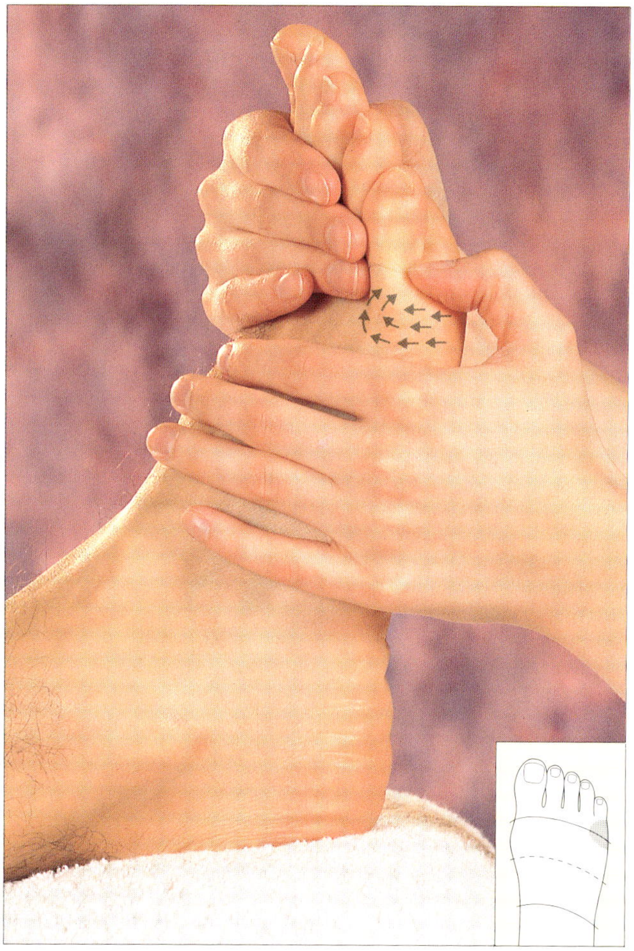

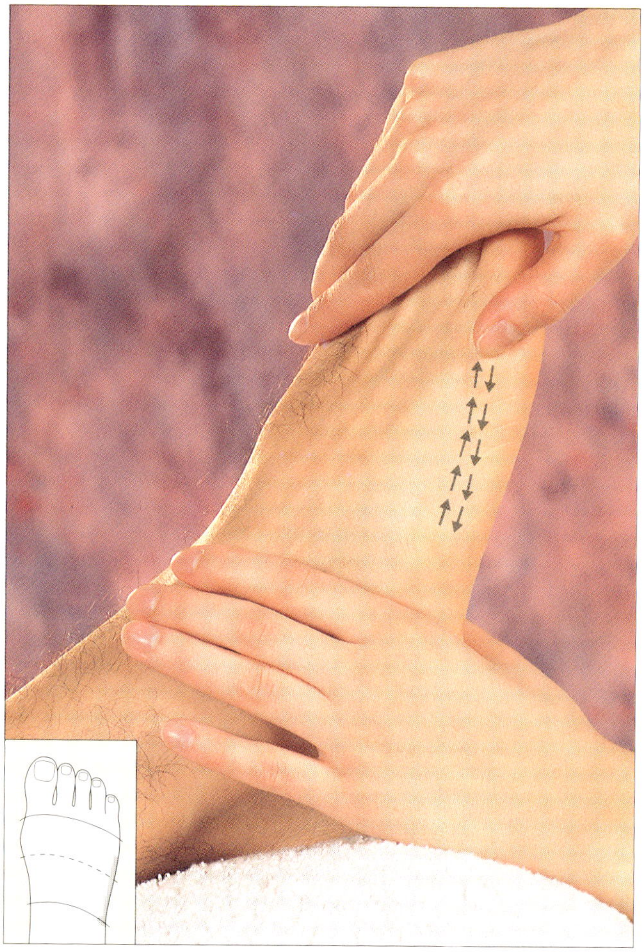

1 Beginnen Sie diesen Abschnitt der Behandlung mit dem **Reflex des Schultergelenks** *(oben)*. Er liegt an der Außenseite beim Ansatz des kleinen Zehs. Den Fuß mit der rechten Hand stützen, den Daumen der Arbeitshand an die innere Seite des Zehengrundgelenks führen und von dort mehrmals in Halbkreisen über die gesamte Reflexzone wandern.

2 Der **Arm- und Ellbogenreflex** liegt an der Außen- und Oberseite des Fußes am fünften Mittelfußknochen *(oben)*. Wechseln Sie die Hände, so daß Ihre Stützhand knapp über dem Fußgelenk liegt. Die Finger der rechten Hand legen Sie auf den Spann und beginnen den Daumengang an der Außenkante nach unten. Wieder Handwechsel: Ihr linker Daumen wandert nach oben zurück.

3 Die linke Hand stützt Fuß und Zehen *(unten)*, während der Daumen den **Luftröhrenreflex** bearbeitet, seitlich vom Grundgelenk zum Ballen des großen Zehs.

4 Der **Reflex der rechten Lunge** liegt auf allen fünf Zonen des rechten Fußes (linke Lunge auf linkem Fuß). Im Daumengang über den Reflex wandern *(unten)*.

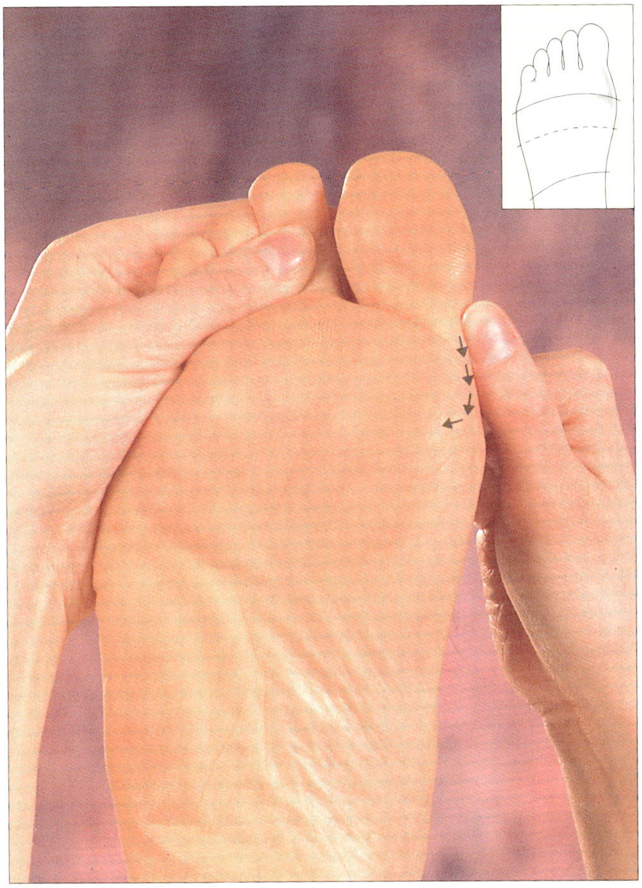

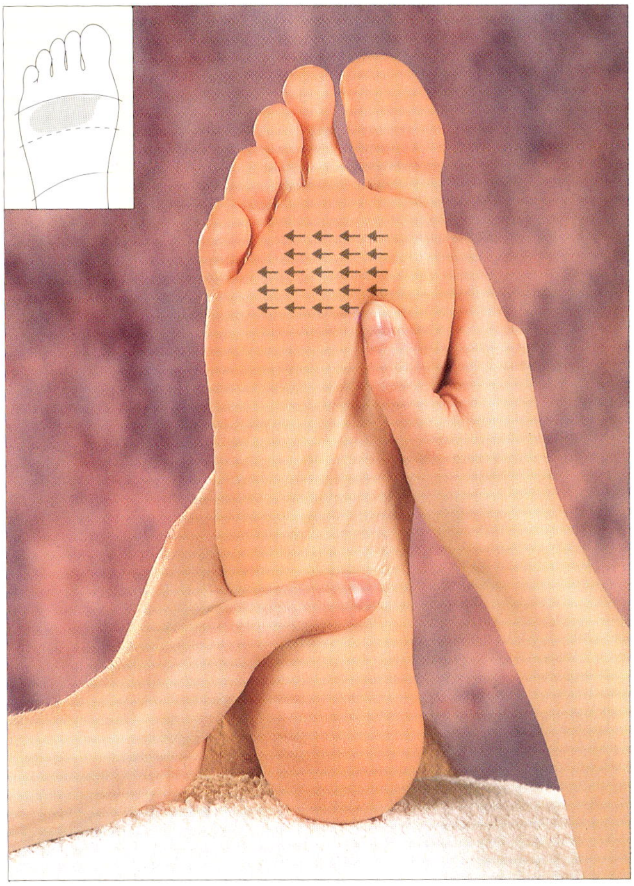

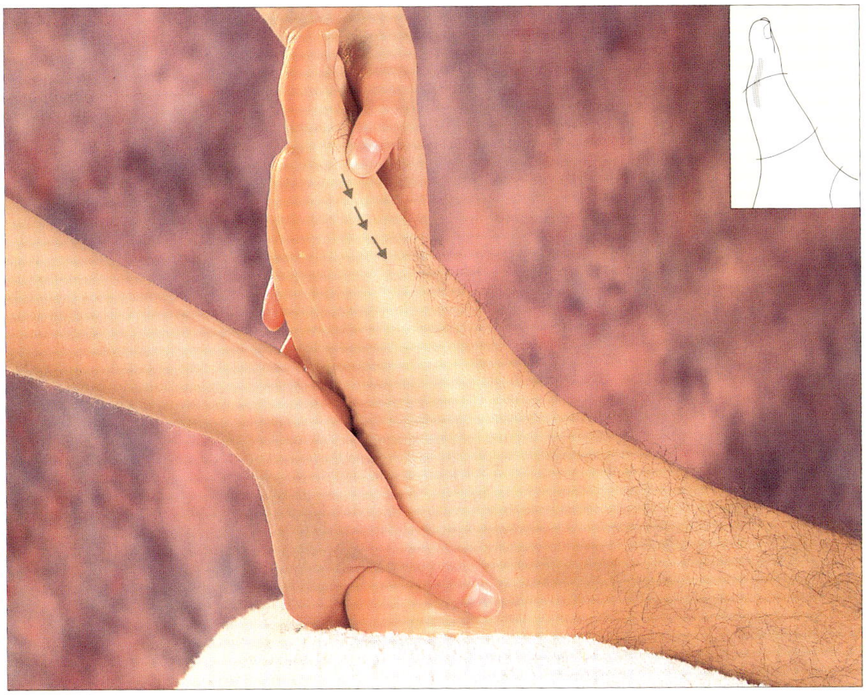

5 Zur Behandlung der **Thymusdrüse** Hände wechseln und die Stützhand um die Ferse legen, mit dem Daumen an der Innenseite des Fußes *(links)*. Mit der linken Hand den Fuß sanft zu sich hin biegen. Die Außenkante des linken Daumens auf die erste Zone auf der Oberseite legen. An der zum Fußinnern hin gelegenen Seite des Großzehengrundgelenks beginnend, mit dem Daumen auf der Oberseite bis zum Ende des dritten Endglieds nach unten wandern. Dieser Reflex gehört zum Immunsystem und spielt vor der Pubertät die größte Rolle.

6 Der **Herzreflex** findet sich nur auf dem linken Fuß *(unten)*. Die Rechte stützt den Fuß, der linke Daumen wandert vom Mittelfußknochen über Zone 2 und 3.

7 Ohne Handwechsel den **Rippenreflex** auf dem Fußrücken im Fingergang massieren *(unten)*. Am fünften Mittelfußknochen beginnen, der Daumen stützt die Fußsohle.

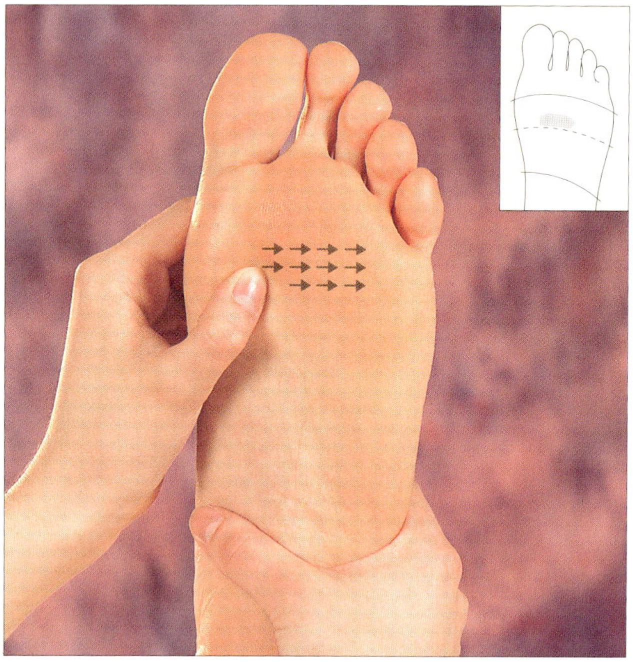

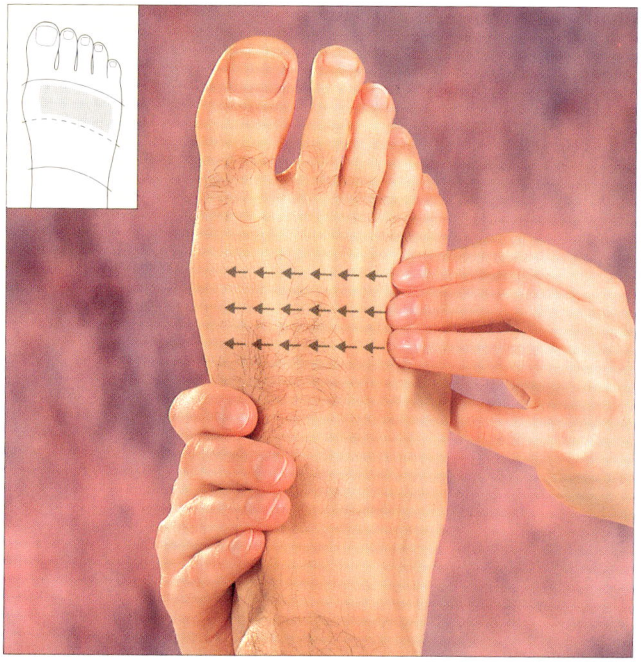

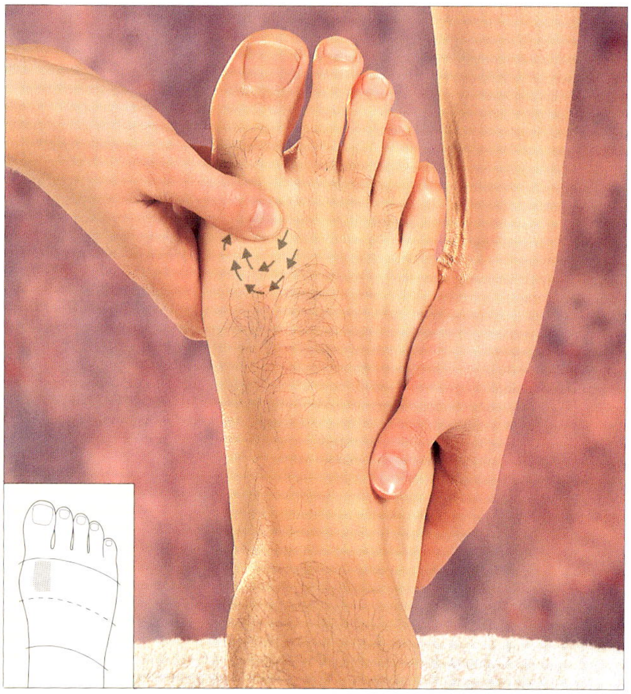

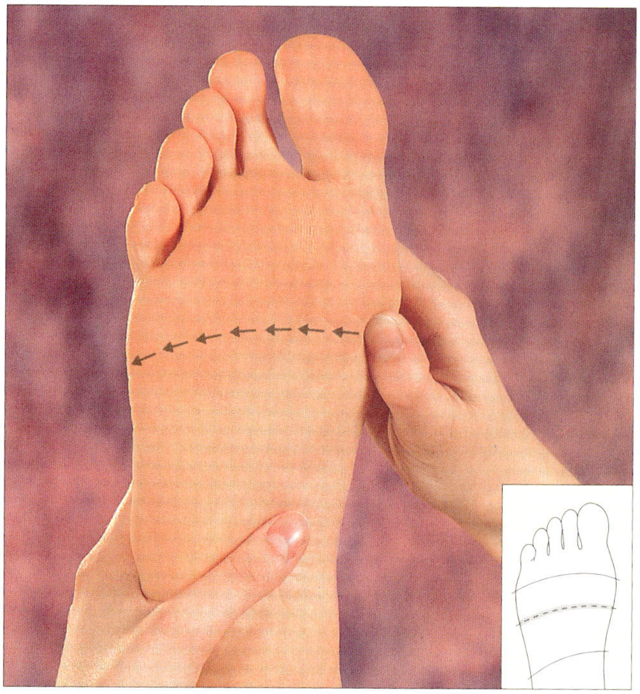

8 Nun den Fuß mit der Linken abstützen *(oben)*, den rechten Daumen unterhalb des Großzehgrundgelenks in Zone 1 legen. Den **Brustbeinreflex** vorsichtig im Daumengang bearbeiten.

9 Zum Abschluß mit dem Daumen über den **Zwerchfellreflex** gehen *(oben)*. Dieser liegt beidseitig einer quer verlaufenden Linie, die unterhalb des Großzehenballens beginnt.

Schulter- und Brustreflexe an den Händen

An den Händen befinden sich die Reflexzonen von Schulter und Brust im Gebiet zwischen dem Ansatz der Fingerglieder und einer Linie, die um ein Viertel der Handfläche tiefer liegt und das Zwerchfell darstellt. Da die Position des Daumens individuell sehr verschieden ist, wird das Zwerchfell normalerweise nicht in Abbildungen dargestellt; doch da die Handreflexzonen oft sehr viel kleiner als die der Füße sind, ist größere Präzision erforderlich, um sie exakt zu lokalisieren. Beim Herzreflex sollten Sie daran denken, daß er im linken Fuß bzw. Der linken Hand liegt. Seien Sie behutsam bei Menschen mit Herzleiden!

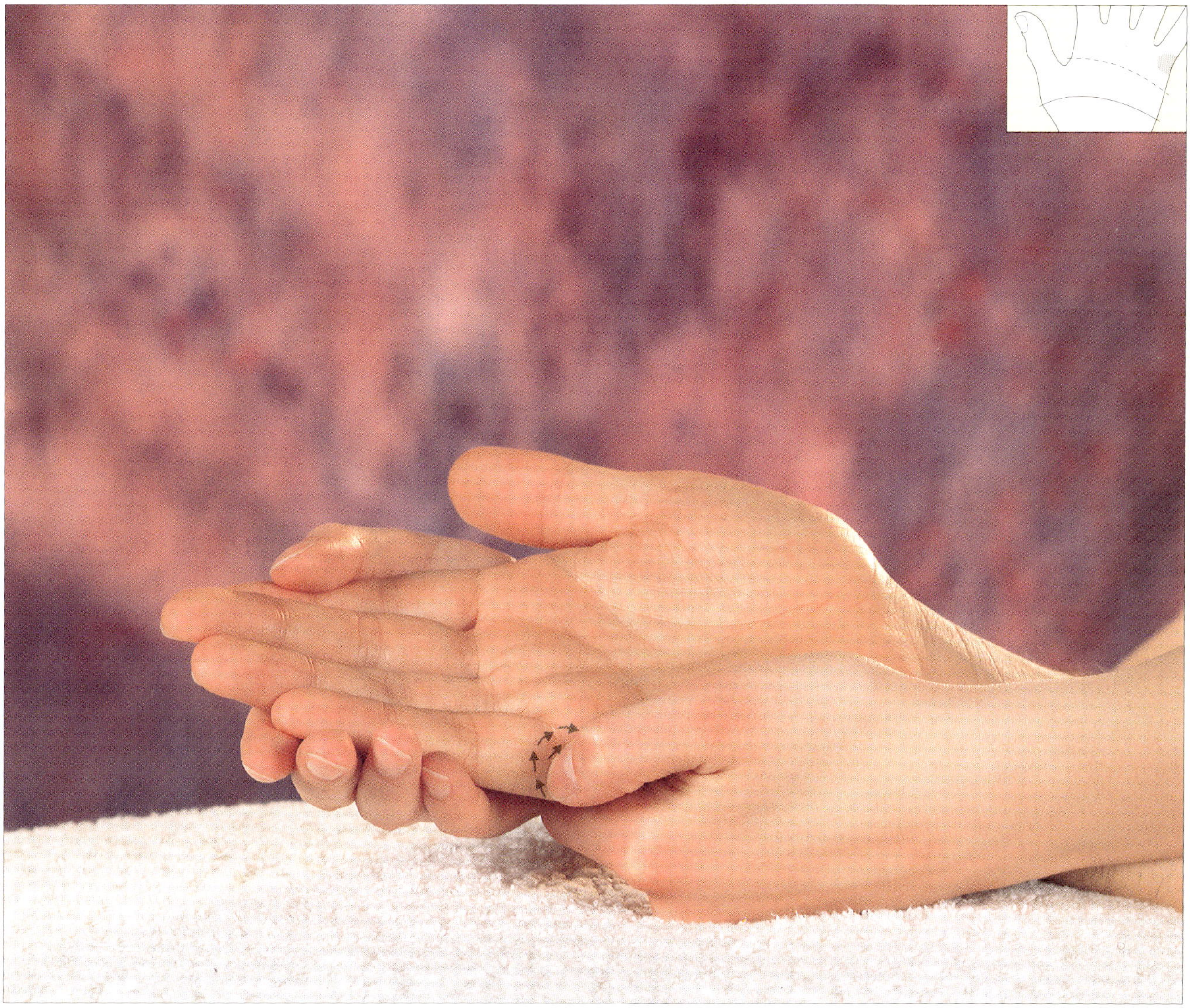

1 Sie beginnen mit dem **Reflexpunkt der Schulter** *(oben)*. Er zieht sich außen am Grundgelenk des kleinen Fingers zum Handrücken. Den Handrücken des Patienten mit Ihrer Rechten stützen, als Extrastütze die Finger der Arbeitshand darunterlegen. Mehrmals mit der Außenkante des Arbeitsdaumens um das Grundgelenk des kleinen Fingers wandern.

2 Nach der Massage des Schulterreflexes Hände wechseln *(rechts)* und mit Hilfe Ihrer Linken die Hand des Patienten kippen. Die Außenkante Ihres rechten Daumens auf den äußeren Rand des Schulterreflexes legen, wo der **Arm- und Ellbogenreflex** beginnt. Daumengang bis zur Taillenlinie. Wieder Hände wechseln *(rechts darunter)* und mit der Außenkante des linken Daumens nach oben zurückgleiten.

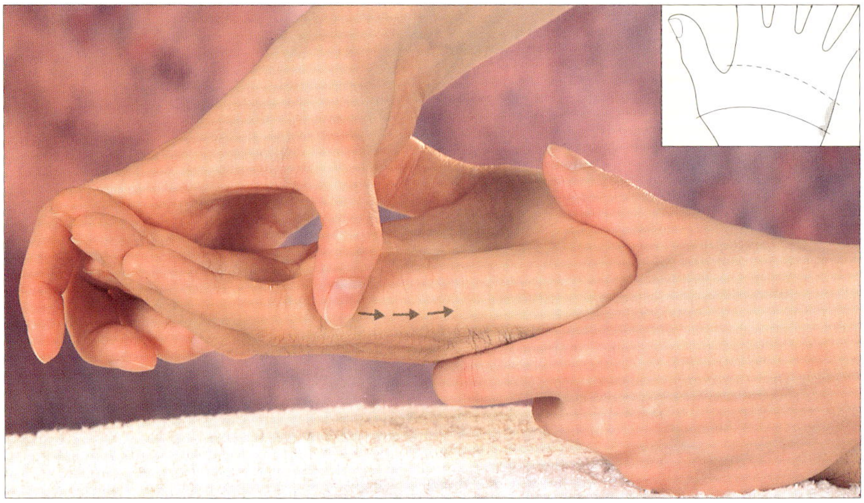

3 Abermals Hände wechseln *(unten)* und den Handrücken Ihres Patienten mit Ihrer Linken, seine Finger mit Ihrer Arbeitshand stützen. Legen Sie den Arbeitsdaumen außen an das Zeigefingergrundgelenk. Dort fängt die **Lungenreflexzone** an. Wandern Sie im Daumengang über Zone 2 bis 5, und zwar zwischen Fingergrundgelenken und Zwerchfellinie.

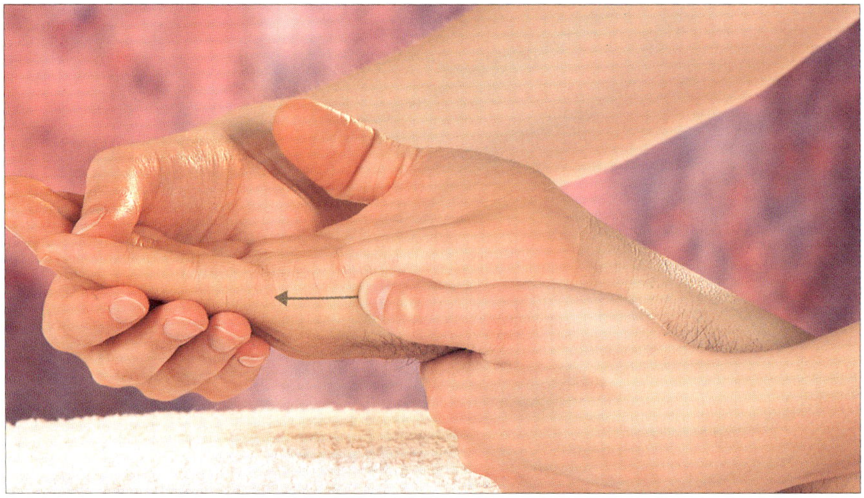

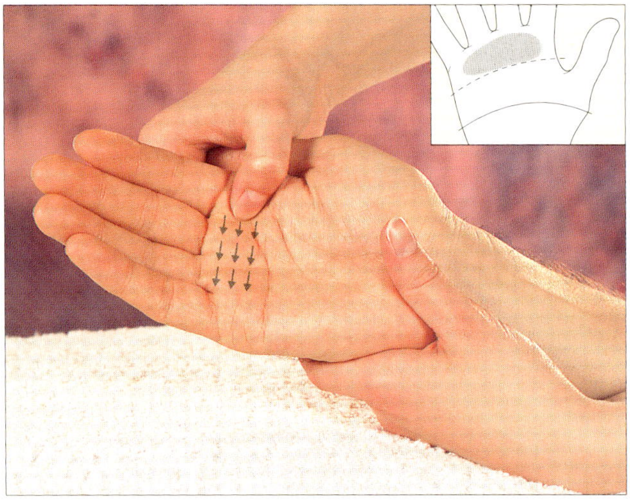

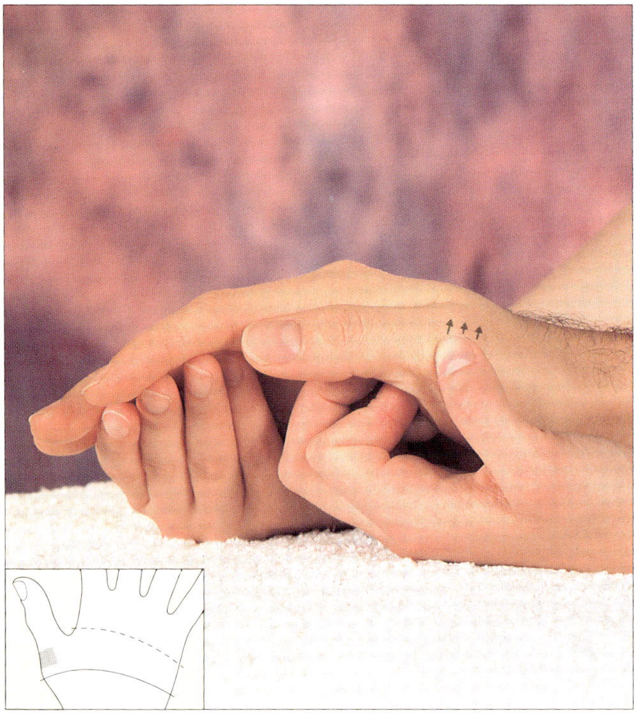

4 Zur Behandlung der **Thymusdrüse** die Hand des Patienten umdrehen *(rechts)*. Der Reflex befindet sich an der Außenseite des Daumenballens. Daumengang mit der linken Hand, die rechte stützt.

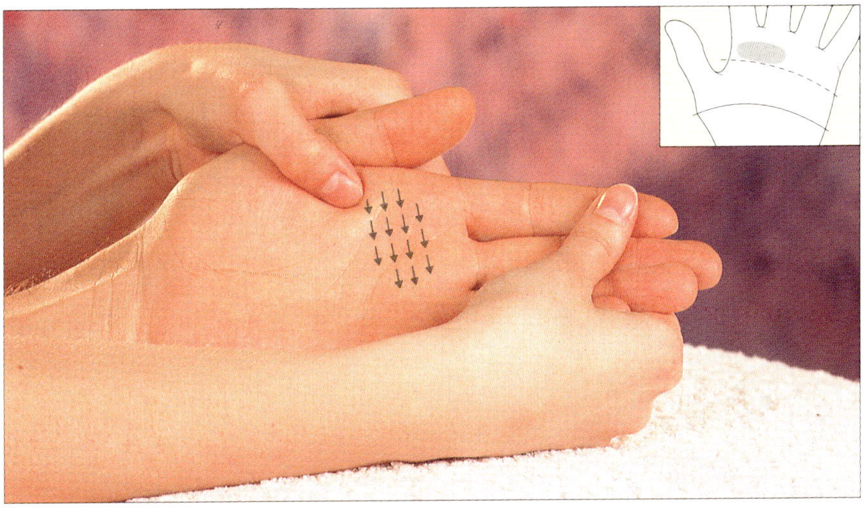

5 Nach der Thymusdrüse wird der **Herzreflex** bearbeitet. Er liegt auf dem Handteller der linken Hand in Zone 2 und 3, knapp über der Zwerchfellinie *(links)*. Die Hand des Patienten mit Ihrer Rechten stützen und mit der Arbeitshand im Daumengang über die Zone gehen. Nicht vergessen: Diesen Reflex gibt es nur links!

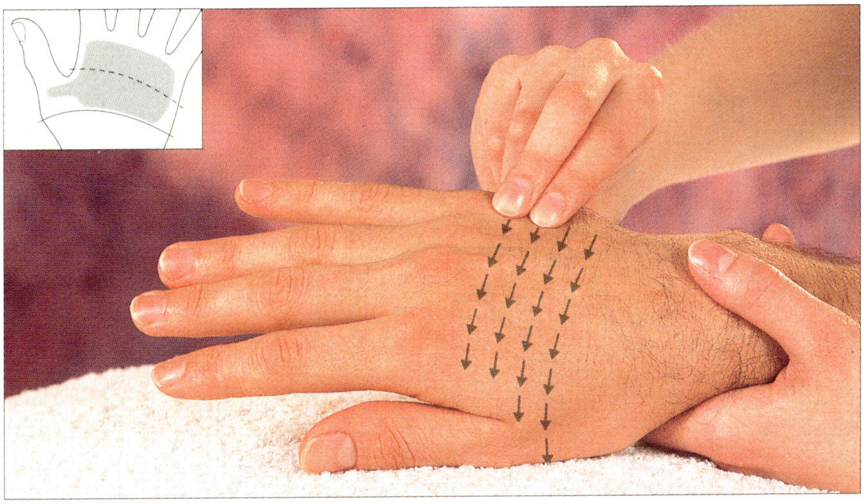

6 Es folgt der **Rippenreflex** *(links)*. Er liegt auf dem Handrücken zwischen Grundgelenken und Zwerchfell, auf allen fünf Zonen. Nun stützt die Linke, und rechter Zeige- und Mittelfinger wandern im Fingergang die Reflexzone hinab.

7 Zum Schluß den **Reflex des Brustbeins** behandeln *(unten)*. Er liegt in Zone 1, innen am oberen Ende des Mittelhandknochens. Bei gleicher Lage der Stützhand sanft mit dem rechten Daumen darauf kreisen.

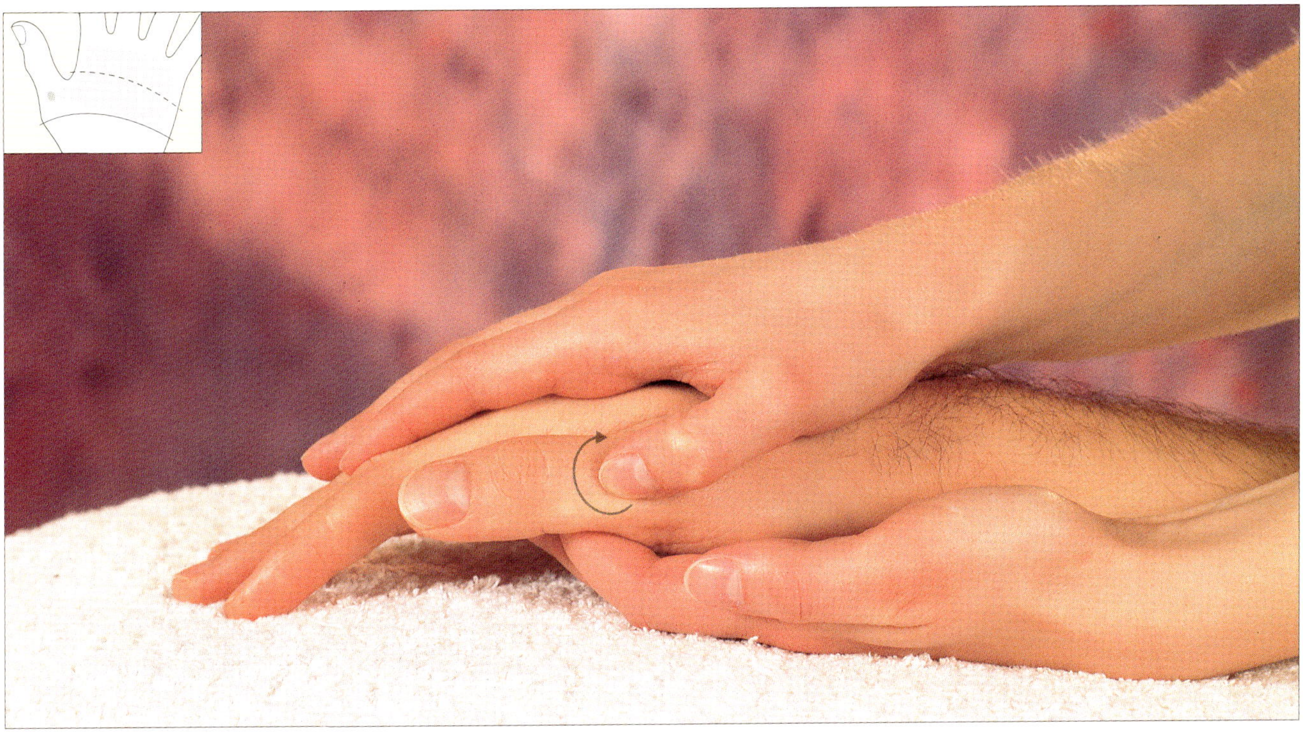

Bauchreflexe

Die Reflexzonen der Bauchregion liegen unterhalb des Zwerchfells in der zweiten und dritten Querzone. Am Fuß ist dies das Gebiet zwischen der unteren Hälfte der Mittelfußknochen und dem oberen Teil des Fersenbeins; an der Hand das zwischen der unteren Hälfte der Mittelhandknochen und den Handgelenken. Zu den Bauchreflexen zählen alle Organe, die zum Verdauungssystem gehören. Ihre Funktionen werden unten dargestellt. Sonstige im Bauch befindliche Organe finden Sie bei den Unterleibsreflexen *(siehe Seite 84)* beschrieben, da ihre Reflexzonen meist an den Seiten der Füße und Hände liegen, weshalb sie erst nach der Massage von Fußsohlen und Handflächen behandelt werden.

Sonnengeflecht (Solarplexus)

Die vorderen Äste der Rückenmarksnerven laufen (mit zwei Ausnahmen) nicht direkt zu den Körperteilen, die sie versorgen, sondern bilden zusammen mit benachbarten Nerven auf beiden Körperhälften Nervengeflechte. Solche Geflechte heißen Plexus. Der Solarplexus – der Sonnenstrahlen ähnelt – liegt hinter dem Magen. Dieser Reflex ist wichtig bei Anspannung und Streß.

Leber

Die Leber ist das größte Bauchorgan. Sie befindet sich größtenteils rechts unterhalb des Zwerchfells im Oberbauch. Sie ist in einen großen rechten und einen schmal zulaufenden linken Lappen unterteilt und hat viele chemische Funktionen. Sie neutralisiert giftige Substanzen aus dem Dünndarm, bereitet Galle für die Verdauung, speichert Vitamine und Glykogen, produziert Enzyme, Cholesterin, komplexe Proteine, Vitamin A und Blutgerinnungsfaktoren. Außerdem hat sie vielfältige Funktionen im Stoffwechsel. Der Reflex ist wichtig bei Leberentzündung, Gelbsucht und zur Entgiftung.

Gallenblase

Die Gallenblase ist etwa 7,5 Zentimeter lang und befindet sich an der Unterseite des rechten Leberlappens. Sie dient zur Speicherung und Konzentration der von der Leber zur Fettverdauung abgesonderten Galle. Diese wird durch Muskelkontraktion durch den Gallengang in den Dünndarm entleert. Der Gallenreflex ist wichtig bei Gallensteinen und Störungen der Fettverdauung.

Milz

Die Milz ist ein sehr großes lymphatisches Organ in der linken Seite des Oberbauchs. Sie produziert Lymphozyten – eine Unterart der weißen Blutkörperchen – und entzieht dem Blut alte und mißgebildete rote Blutkörperchen und baut sie ab. Der Milzreflex ist wichtig zur Stärkung der Abwehrkräfte gegen Infektionskrankheiten.

Speiseröhre

Die Speiseröhre ist ein Muskelrohr, das vom Schlund durch Hals und Brust in den Magen führt. Nach dem Schlucken gelangt die Nahrung mit Hilfe rhythmischer Kontraktionen der Speiseröhrenmuskeln durch dieses Rohr in den Magen. Am Ende der Speiseröhre bilden die Muskeln ein Ventil, das sich öffnet und schließt, um Speisen in den Magen einzulassen und zu verhüten, daß saure Bestandteile des Mageninhalts in die Speiseröhre zurückfließen, was Reizungen verursachen kann. Der Reflex ist wichtig bei Schluckbeschwerden.

Magen

Der Magen befindet sich hinter den unteren Rippen, größtenteils auf der linken Körperseite, und hat die Form eines J. Das untere Ende des J stellt den Magenpförtner dar, das obere Ende ist die Eintrittsstelle der Speiseröhre. Gelangt Speise in den Magen, beginnen starke Muskeln in der Magenwand sie zu zerkleinern und mit der hier hergestellten Salzsäure und den Verdauungsenzymen zu vermischen. Das Hauptenzym ist Pepsin, das eiweißhaltige Speisen wie etwa Fleisch aufspaltet. Pepsin wird nur aktiv, wenn Säure hinzukommt. Danach gelangt die halbverdaute Nahrung durch den Magenpförtner in den Zwölffingerdarm. Dieser Reflex ist wichtig bei Magengeschwüren, Magenkrebs, Sodbrennen und allgemeinen Verdauungsbeschwerden.

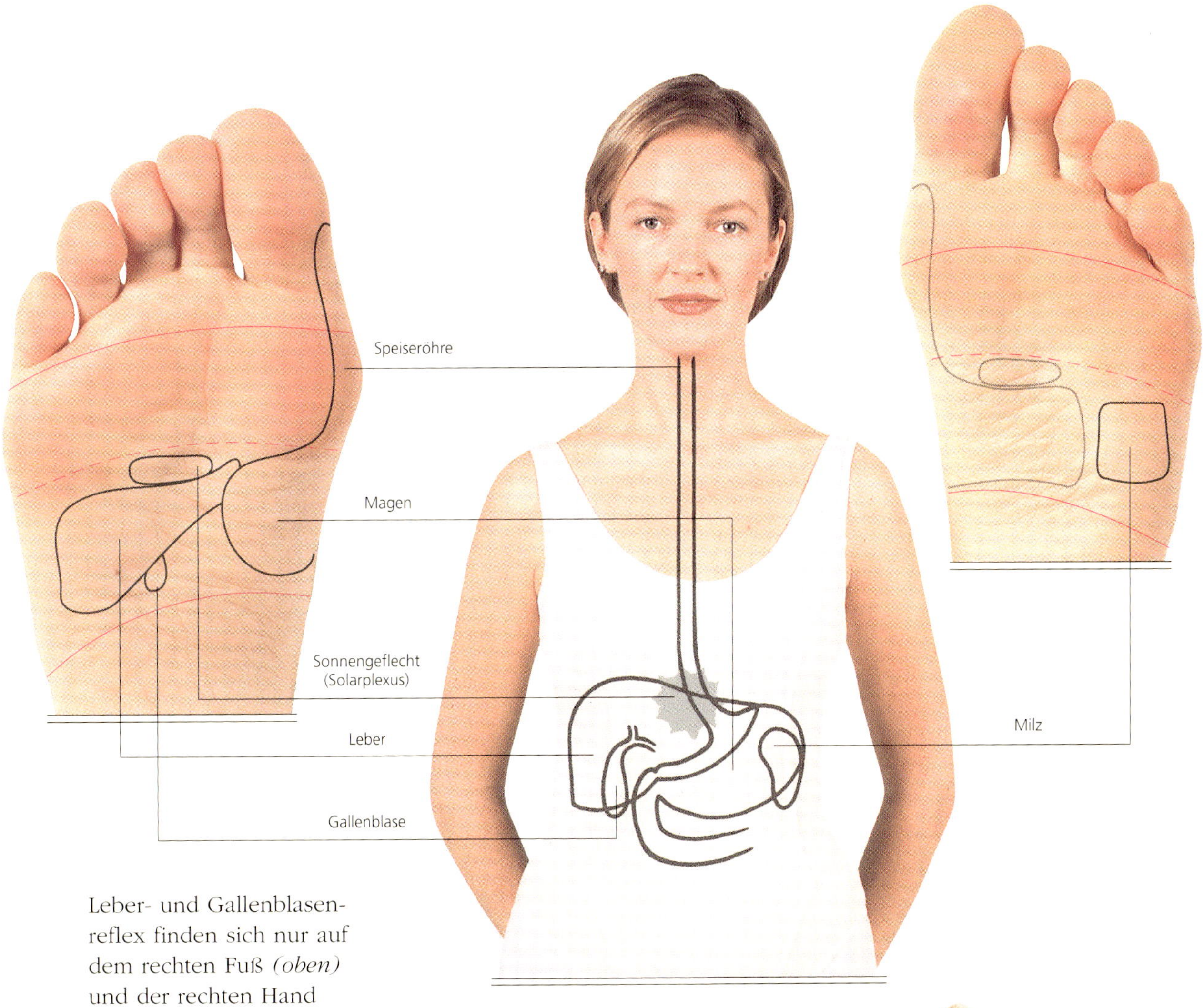

Leber- und Gallenblasenreflex finden sich nur auf dem rechten Fuß *(oben)* und der rechten Hand *(unten)*.

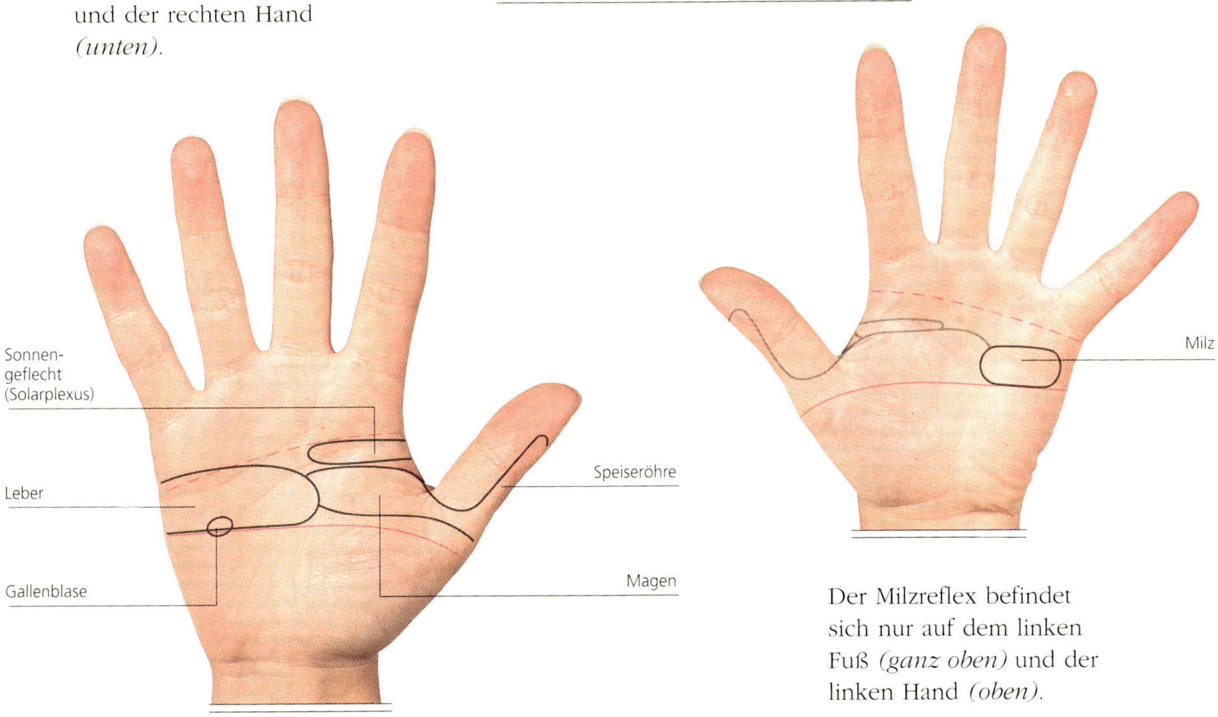

Der Milzreflex befindet sich nur auf dem linken Fuß *(ganz oben)* und der linken Hand *(oben)*.

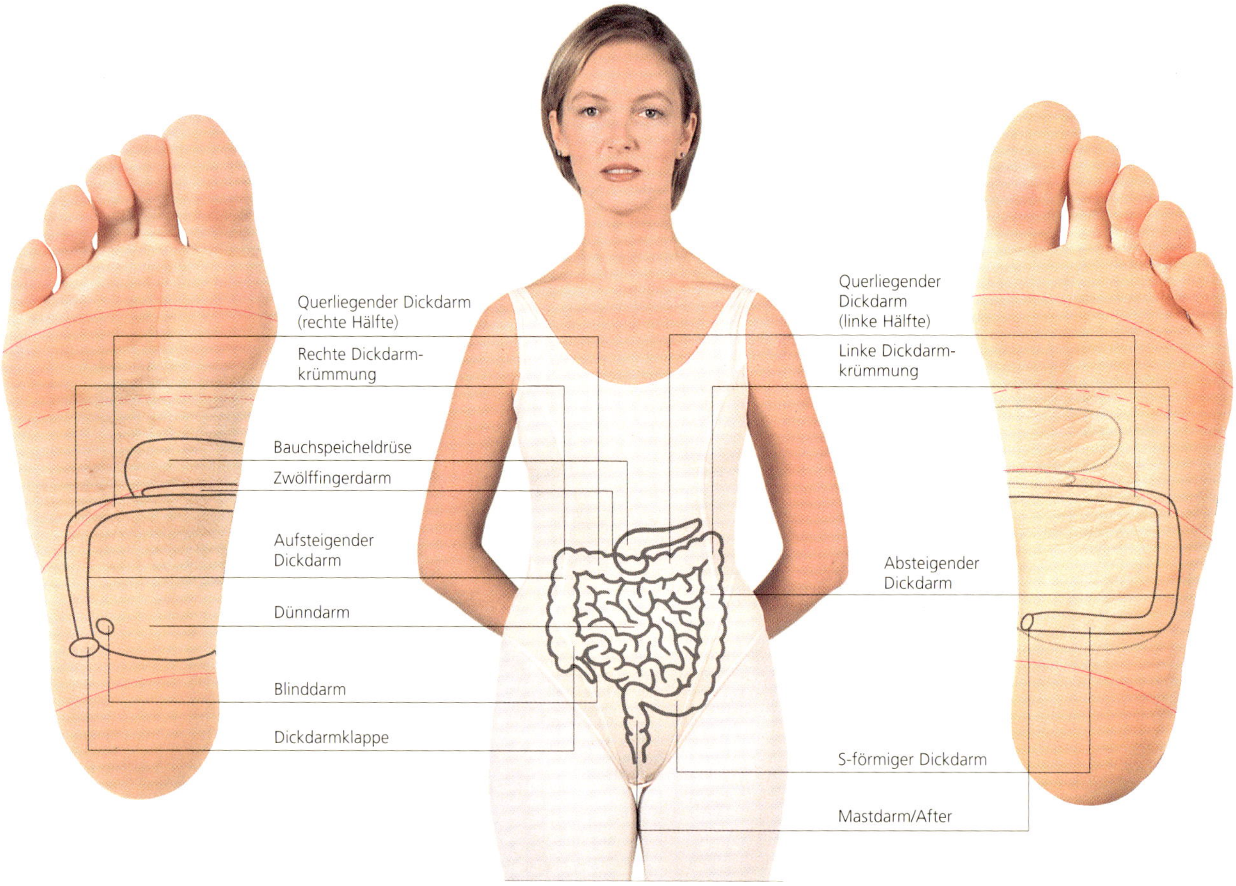

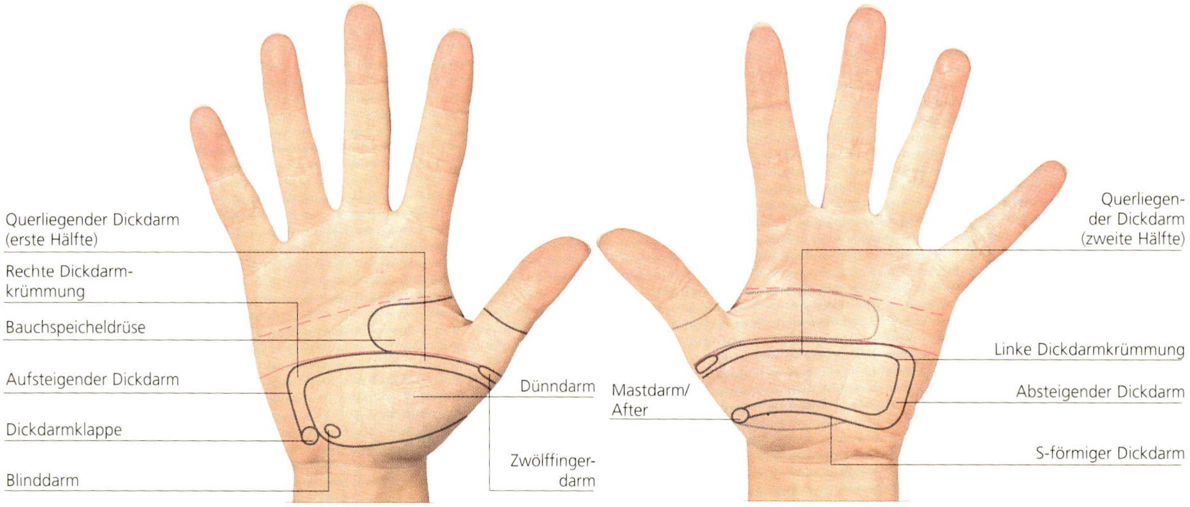

Nur rechts zu finden: die Reflexzonen des aufsteigenden Dickdarms, der ersten Hälfte des querliegenden Dickdarms, des Blinddarms und der Dickdarmklappe.

Nur links auf Fuß und Hand: die Reflexe des absteigenden Dickdarms, der zweiten Hälfte des querliegenden Dickdarms, des S-förmigen Dickdarms und von Mastdarm und After.

Bauchspeicheldrüse (Pankreas)

Die Bauchspeicheldrüse liegt hinter dem Magen. Sie gehört zum Drüsensystem und hat zwei Funktionen. Sie enthält Zellgruppen (die Langerhans-Inseln), die Insulin absondern, ein zur Zuckerverwertung nötiges Hormon. Fehlt dieses, kann es zu Diabetes kommen. In unserer Nahrung ist sehr viel Glukose enthalten, die Hauptenergiequelle unserer Zellen. Insulin regt diese an, die nötige Glukose aus dem Blut aufzunehmen, und aktiviert die Leber, den Überschuß zu speichern. Vor allem produziert diese Drüse aber den Bauchspeichel, den sie durch den Pankreasgang in den Zwölffingerdarm abgibt, wo er dazu beiträgt, Kohlenhydrate, Eiweiß und Fett zu verdauen. Dieser Reflex ist wichtig bei bestimmten Verdauungsstörungen, Hypo- und Hyperglykämie (Über- und Unterzuckerung) und Diabetes.

Dünndarm

Der Dünndarm ist ein Schlauch von fünf bis sechs Metern Länge, der in Zwölffingerdarm, Leerdarm und Krummdarm unterteilt ist. Hier wird der größte Teil der Nährstoffe vom Blut aufgenommen. Die halbverdauten Speisen gelangen aus dem Magen in den Zwölffingerdarm, wo sich die Verdauung mit Hilfe von Enzymen, Galle und Bauchspeichel fortsetzt. Die Speisen werden durch peristaltische Muskelkontraktionen der Dünndarmwände weitergeleitet. Sobald die Speisemoleküle klein genug sind, gelangen sie durch die mit Darmzotten besetzte Wand des Darmrohrs in die Venen und von dort in die Leber. Dieser Reflex ist wichtig bei allen Krankheiten des Verdauungstrakts, wie Morbus Crohn, Sprue und Verdauungsbeschwerden.

Blinddarm

Der Blinddarm, wie er volkstümlich genannt wird, womit aber eigentlich der Wurmfortsatz des Blinddarms *(Appendix vermiformis)* gemeint ist, ist etwa siebeneinhalb Zentimeter lang und liegt unterhalb der Einmündungsstelle des Dünndarms in den Dickdarm. Er ist reich an lymphatischem Gewebe. Bei Pflanzenfressern ist er relativ größer als beim Menschen und spielt dort eine wichtige Rolle bei der Verdauung. Beim Menschen wird er als evolutionäres Relikt betrachtet. Dieser Reflex ist wichtig, wenn Verdacht auf Blinddarmentzündung besteht.

Dickdarmklappe (Bauhin-Klappe/Ileozäkalklappe)

Diese Klappe ist eine Einstülpung an der Einmündung des Dünndarms in den Dickdarm. Sie ermöglicht den Eintritt des Dünndarminhalts in den Dickdarm und verhindert ventilartig, daß Dickdarminhalt in den Dünndarm zurückfließt. Ein wichtiger Reflex bei Verstopfung.

Dickdarm

Der Dickdarm ist etwa eineinhalb Meter lang und besteht aus zwei Hauptorganen, Grimmdarm und Mastdarm. Der Grimmdarm hat mehrere Abschnitte: Der »aufsteigende Dickdarm« steigt an der rechten Bauchseite bis zur Unterseite der Leber auf, biegt dort nach links (rechte Dickdarmkrümmung) und führt als »querliegender Dickdarm« über den Bauch zum unteren Ende der Milz. Nach erneuter Biegung (linke Dickdarmkrümmung) führt er als »absteigender Dickdarm« auf der linken Körperseite nach unten. Der letzte Abschnitt, der »S-förmige Dickdarm« (Sigma), endet am Mastdarm. Der Mastdarm ist ein kurzer (etwa 12,5 Zentimeter) Schlauch, der zum After führt. Durch die Schleimhautwand nehmen die Venen aus dem Dickdarminhalt Flüssigkeit und Mineralsalze auf. Der halbfeste Kot, der übrigbleibt, wandert in den Mastdarm, aus dem er schließlich als Stuhl ausgeschieden wird. Dieser Reflex ist wichtig bei Verstopfung, Reizdarm, Divertikulose, *Colitis ulcerosa* und Durchfall.

Blase

Die Harnblase ist ein Hohlorgan, das im kleinen Becken liegt. Sie speichert den Harn, der durch die Harnleiter aus den Nieren sickert. Beim Mann liegt die Blase direkt vor dem Mastdarm, bei der Frau vor der Scheide und unter der Gebärmutter. Die Harnblase hat dehnbare Wände, die sich beim Vollerwerden ausdehnen und beim Urinieren mittels des entspannten Schließmuskels wieder zusammenziehen. Wenn sich die Blase zusammenzieht, wird der Harn durch Röhren, die die Harnleiter mit der Blase verbinden, daran gehindert, in die Harnleiter zurückzufließen. Der Harn wird von der Blase durch die Harnröhre ausgeschieden. Die Harnröhre des Mannes ist länger als die der Frau und stößt auch den Samen aus. Dieser Reflex ist wichtig bei Harnwegsbeschwerden wie Zystitis.

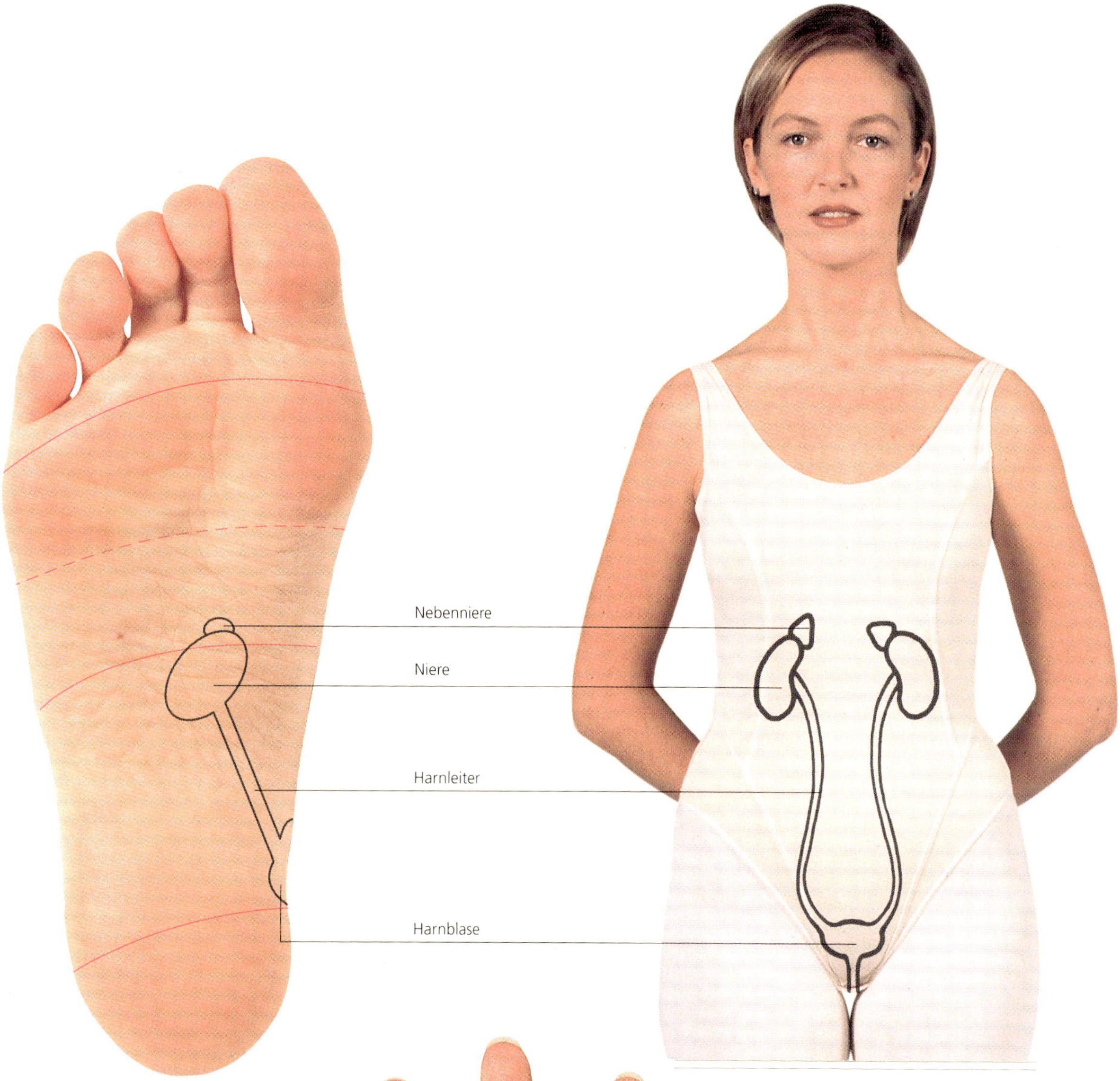

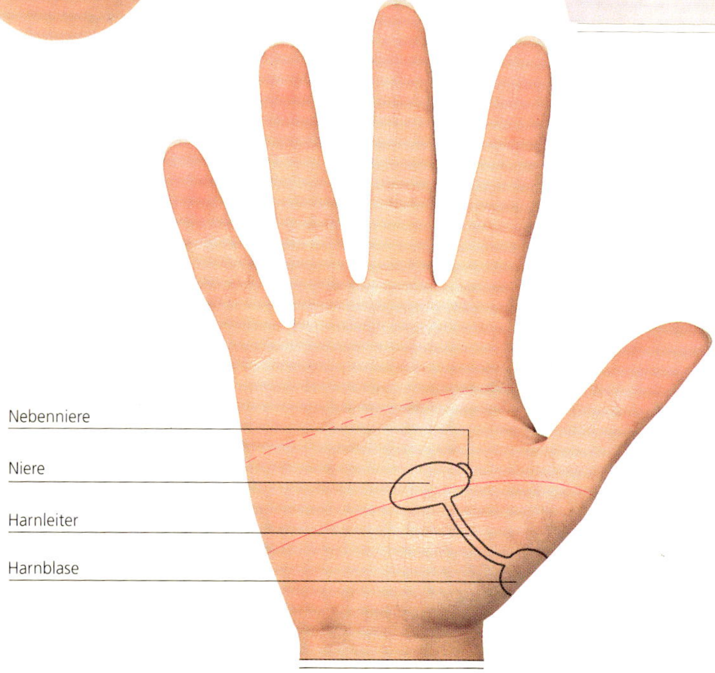

Bei den Bauchreflexen werden auch die abgebildeten Organe des Harnsystems behandelt. Die Nebennieren sind hier nur wegen ihrer Lage – oben auf den Nieren – dargestellt.

Harnleiter

Im Körper befinden sich zwei Harnleiter, die etwa 25 bis 30 Zentimeter lang sind. Sie haben die Funktion, den Harn aus den Nieren zur Blase zu befördern. Diese Reflexe sind wichtig bei Nierensteinen und allen Harnwegsinfektionen.

Nieren

Die Nieren sind bohnenförmig, rotbraun und wiegen etwa 150 Gramm. Sie sind etwa zehn Zentimeter lang und fünf Zentimeter dick und sitzen oberhalb der Taille beiderseits der Wirbelsäule, unterhalb der untersten Rippen. Die rechte Niere, die sich kurz unterhalb der Leber befindet, liegt normalerweise tiefer als die linke. Beide Nieren sind in Fettgewebe eingebettet, das sie schützt und hält. Die Nieren werden aus der renalen Arterie mit Blut versorgt. Diese teilt sich in immer kleinere Äste auf, die das Nierengewebe und die Filter durchziehen. Das Blut wird in einem komplizierten System kleiner Adern gesammelt, die sich zu größeren Blutgefäßen verbinden, die in die renale Vene fließen, wobei das Blut wieder dem Kreislauf zugeführt wird. Die Nierenzellen produzieren auch Substanzen, die den Blutdruck kontrollieren. Wenn weniger Blut in die Nieren fließt, werden diese Substanzen in größeren Mengen produziert und verursachen dadurch einen erhöhten Blutdruck. Jede Niere enthält über eine Million winziger Filter, Glomeruli genannt, die chemische Abfallstoffe und überschüssiges Wasser aus dem Blut beseitigen. Die gefilterte Flüssigkeit gelangt durch ein langes, dünnes Röhrchen, das von Blutgefäßen umgeben ist, aus den Glomeruli in das Nierenzentrum. Die Blutgefäße nehmen die Nährstoffe aus der Flüssigkeit wieder auf. Der restliche Harn fließt an dem Röhrchen in den Harnleiter ab und von dort in die Blase. Dies ist ein sehr wichtiger Reflex bei Infektionen und allen Harnwegsbeschwerden.

Nebennieren

Die Nebennieren sind zwei schmale halbmondförmige endokrine Drüsen, die den oberen Polen der beiden Nieren aufsitzen. Ihr Inneres besteht aus Mark, ihr Äußeres aus einer Rindenschicht aus Drüsenzellen. Das Nebennierenmark produziert Adrenalin und Noradrenalin, deren lebenswichtige Funktion es ist, den Körper bei plötzlich auftretenden Gefahren mit Energie zu versorgen; weiterhin spielen sie eine wichtige Rolle bei der Kontrolle von Puls und Blutdruck. Die Nebennierenrinde stößt steroide Hormone aus, die sehr ähnlich aufgebaut sind, doch eine andere Funktion haben. Diese Reflexe sind wichtig bei Hormonschwankungen, Streß, Arthritis, Asthma und Allergien.

Bauchreflexe an den Füßen

Die Bauchreflexzonen an den Fußsohlen liegen beiderseits der Taillenlinie. Studieren Sie die Bildtafeln, um sich die Lage der Bauchorgane einzuprägen. Anschließend massieren Sie in der unten angegebenen Reihenfolge eine Reflexzone nach der anderen. Nicht vergessen: Immer beide Füße behandeln: erst den rechten, dann den linken, und keinen Reflex auslassen! Und beachten Sie, daß manche Reflexe nur an einem Fuß liegen. So findet sich der Leberreflex nur am rechten Fuß, während der Milzreflex nur am linken Fuß zu finden ist. Gehen Sie an druckempfindlichen Stellen besonders behutsam vor!

1 Die Zehen mit der linken Hand festhalten *(rechts)*, mit dem Daumen der Arbeitshand den **Sonnengeflechtsreflex** drücken. Er liegt direkt unter der Zwerchfellinie, zwischen Zone 2 und 3. Sanft im Uhrzeigersinn kreisen.

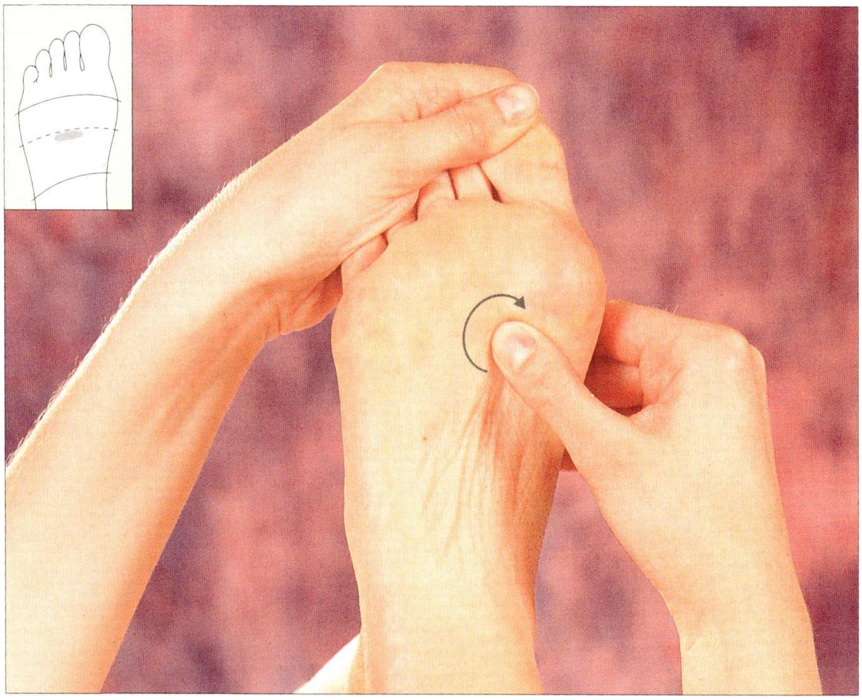

2 Den **Leberreflex** gibt es nur am rechten Fuß *(unten)*. Er sieht wie ein spitzwinkliges Dreieck aus. Seine längste Seite liegt direkt unter dem Zwerchfell und erstreckt sich über alle fünf Zonen, die kürzeste liegt zwischen Zwerchfell- und Taillenlinie. Die recht Hand biegt die Zehen leicht nach hinten. Dann wandern Sie mit der Außenkante des linken Daumens über den Reflex.

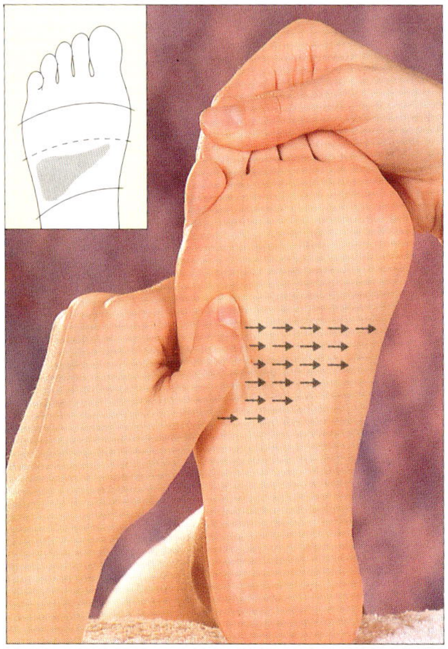

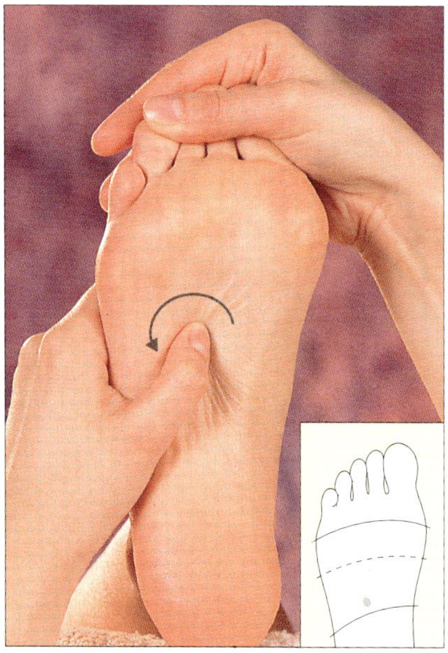

3 Ohne die Stützhand zu verändern, suchen Sie den **Gallenblasenreflex** *(links)*, der sich nur am rechten Fuß findet. Er liegt in Zone 3, knapp unter dem Leberreflex und etwa einen Fingerbreit über der Taillenlinie. Dieser wichtige Reflexpunkt ist sehr klein und manchmal schwer zu finden. Deshalb die Reflexzonentafel beachten. Dann mit dem Arbeitsdaumen gegen den Uhrzeigersinn kreisen.

4 Der **Milzreflex** findet sich nur am linken Fuß, in Zone 4 und 5, unterhalb des Zwerchfells und knapp über der Taillenlinie *(rechts)*. Hände wechseln, so daß Ihre Rechte die Arbeit übernimmt, während die Linke den Fuß hält und die Zehen zurückbiegt. In waagrechten Linien im Daumengang über die Reflexzone wandern.

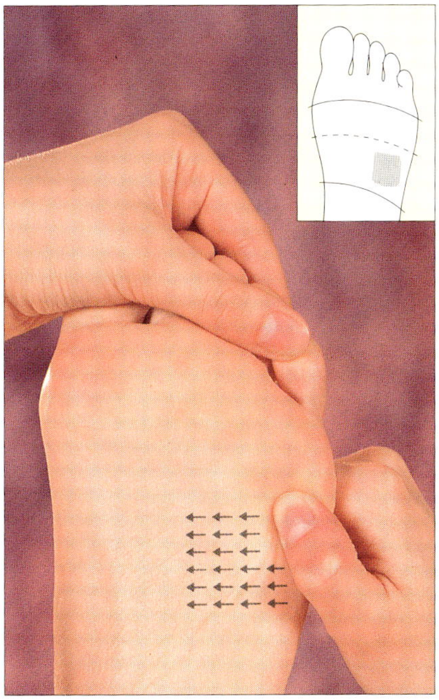

5 Vor dem Magenreflex wird der **Speiseröhrenreflex** massiert *(unten)*. Er liegt in Zone 1 und erstreckt sich seitlich vom großen Zeh bis knapp unter die Zwerchfellinie. Während Sie die Ferse mit der rechten Hand stützen, die Zone im Daumengang bearbeiten.

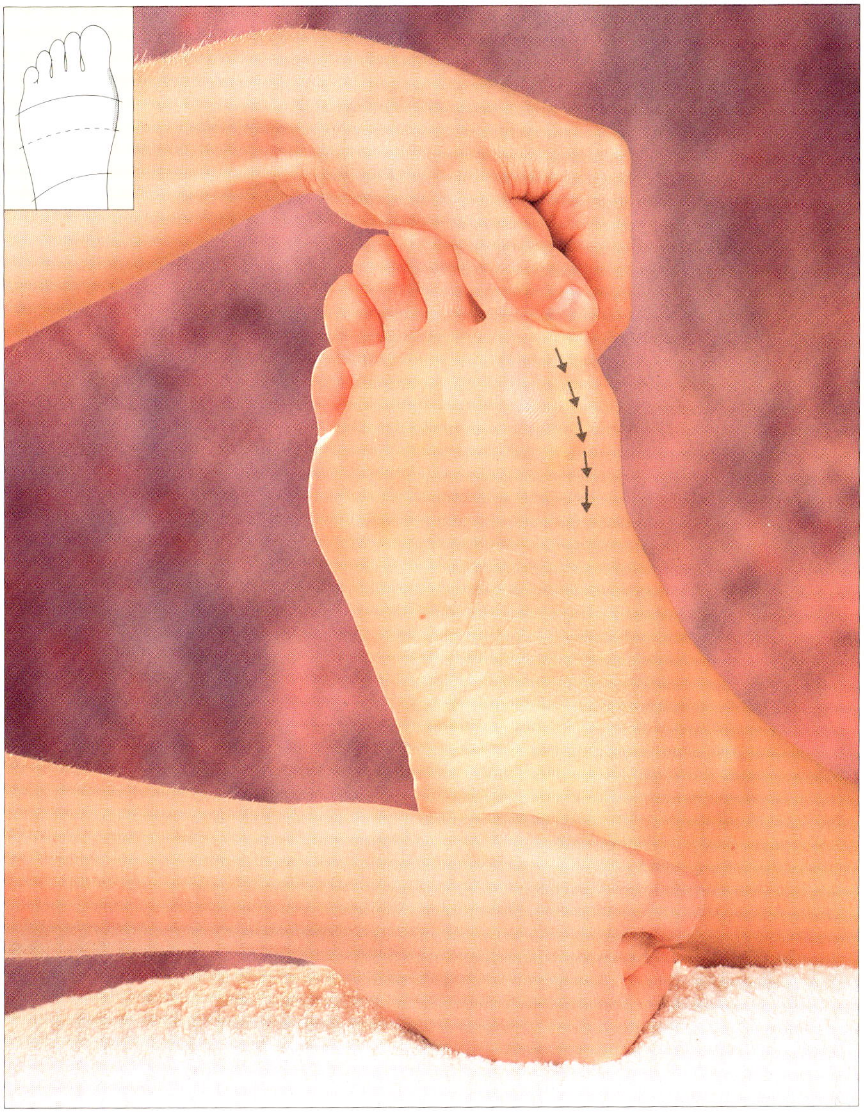

6 Nach der Speiseröhre massieren Sie den **Magenreflex** *(unten)*. Er findet sich zwischen Zwerchfell- und Taillenlinie an beiden Füßen. Am rechten Fuß liegt das Gebiet in Zone 1, am linken auf Zone 1, 2 und 3. Zehen mit der Stützhand zurückbiegen, mit dem Arbeitsdaumen waagrecht über den Reflex gehen.

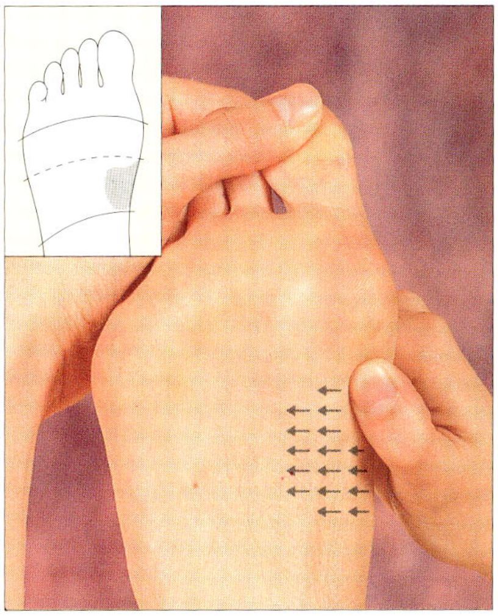

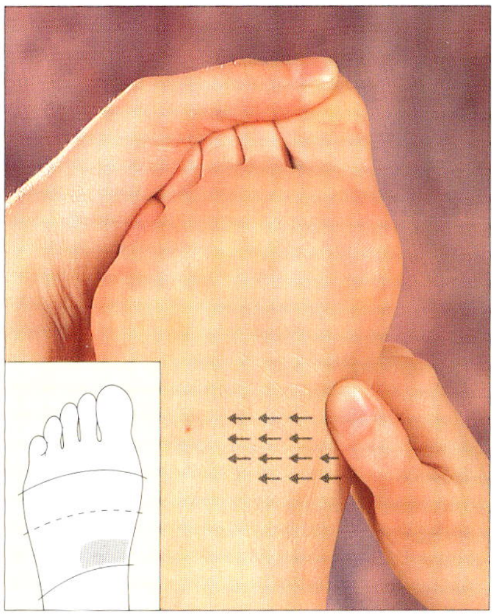

7 Die Stützhand bleibt unverändert *(oben)*, die Arbeitshand befindet sich nun eine Daumenbreite unterhalb des Großzehballens. Von dort im Daumengang den **Reflex der Bauchspeicheldrüse** bearbeiten. Beim linken Fuß liegt er auf Zone 1 bis 3, beim rechten auf Zone 1 und 2.

8 Mit der Stützhand Zehen zurückbiegen, um die Sehne auf der Fußsohle zu finden *(rechts)*. Den Daumen in Zone 1 auf die mediale Seite der Sehne legen, wo sie die Taillenline kreuzt. Hier liegt der **Reflex des Zwölffingerdarms**. Sanft im Uhrzeigersinn kreisen.

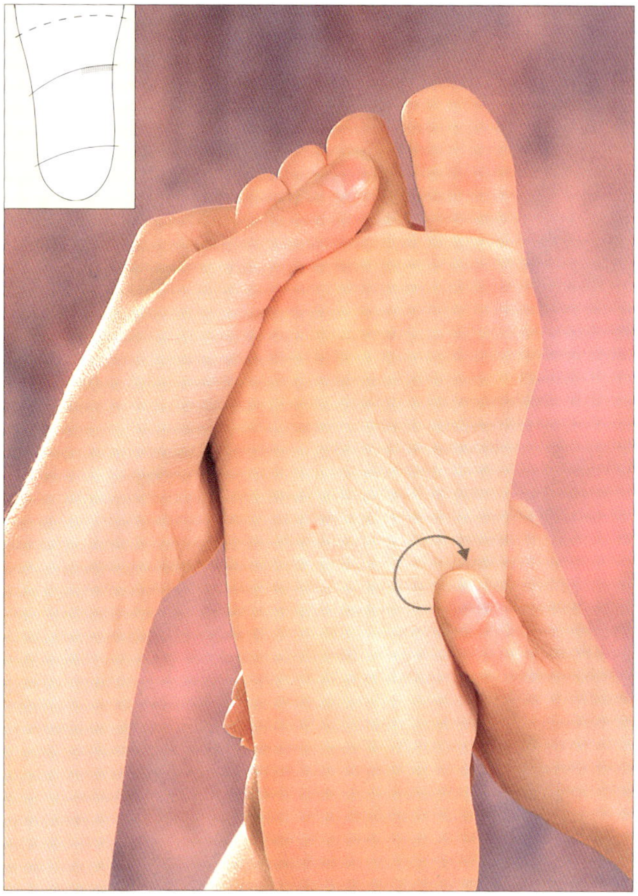

9 Die **Reflexzone des Dünndarms** *(unten)* liegt auf der Innenseite, unterhalb der Taillenlinie, am Anfang der Fußwurzelknochen und erstreckt sich über Zone 1 bis 4. Mit dem rechten Daumen die obere Hälfte des Reflexes massieren. Dann Handwechsel und mit dem linken Daumen zurückwandern.

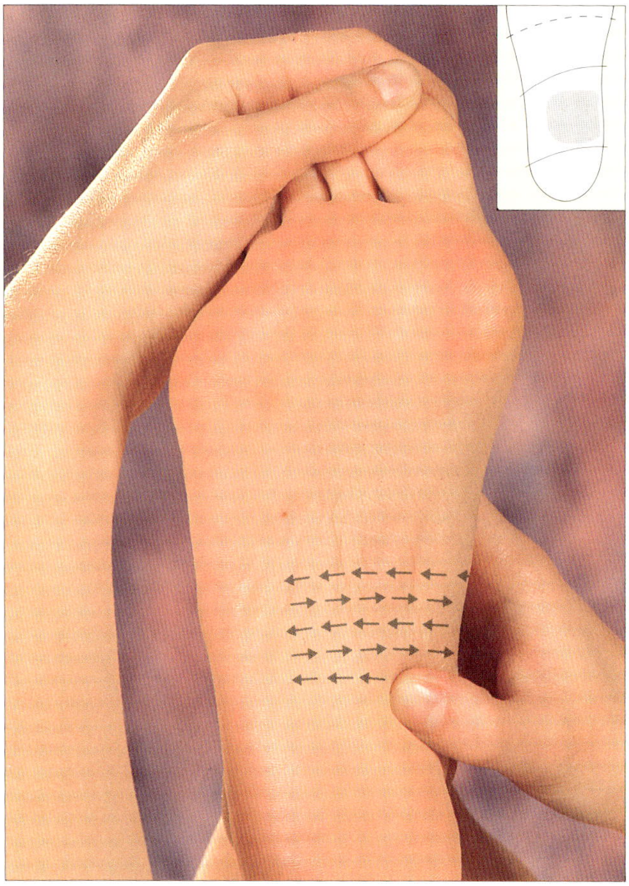

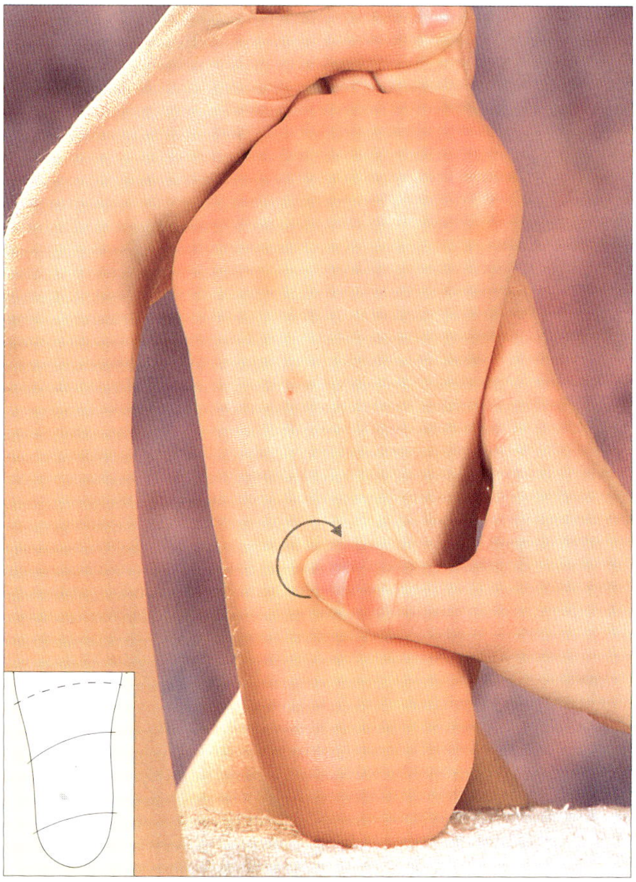

10 Nun den **Blinddarmreflex** suchen *(rechts)*. Er liegt auf der Fußwurzel, knapp über dem Beckenboden, aber nur auf dem rechten Fuß! Der rechte Daumen kreist langsam im Uhrzeigersinn auf dem Punkt.

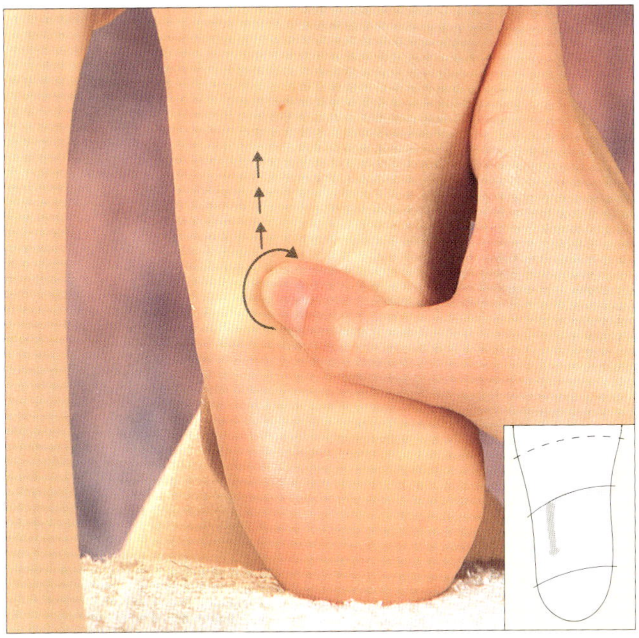

11 Gleich beim Blinddarmreflex, in Zone 4 und 5, finden Sie den **Reflex der Dickdarmklappe** *(links)*. Ohne die Position der Hände zu verändern, kreisen Sie mit dem Arbeitsdaumen sanft auf diesem Punkt. Danach gehen Sie im Daumengang auf Zone 4 und 5 zur Taillenlinie und massieren so den **Reflex des aufsteigenden Dickdarms**. Achtung: Diese beiden Reflexzonen finden sich nur auf dem rechten Fuß! In Taillenhöhe angelangt, drücken Sie drei- bis viermal auf den dort befindlichen **Reflexpunkt der rechten Dickdarmkrümmung**.

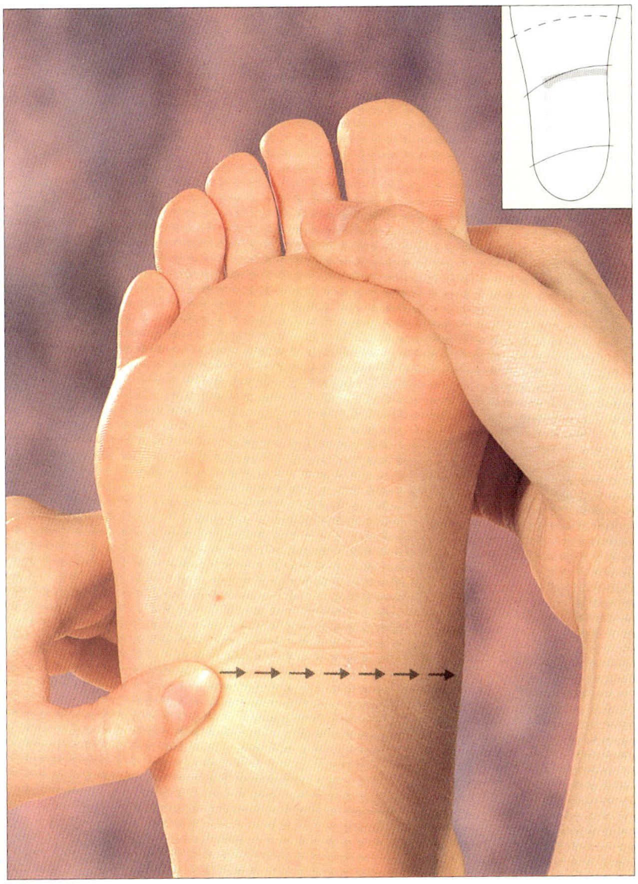

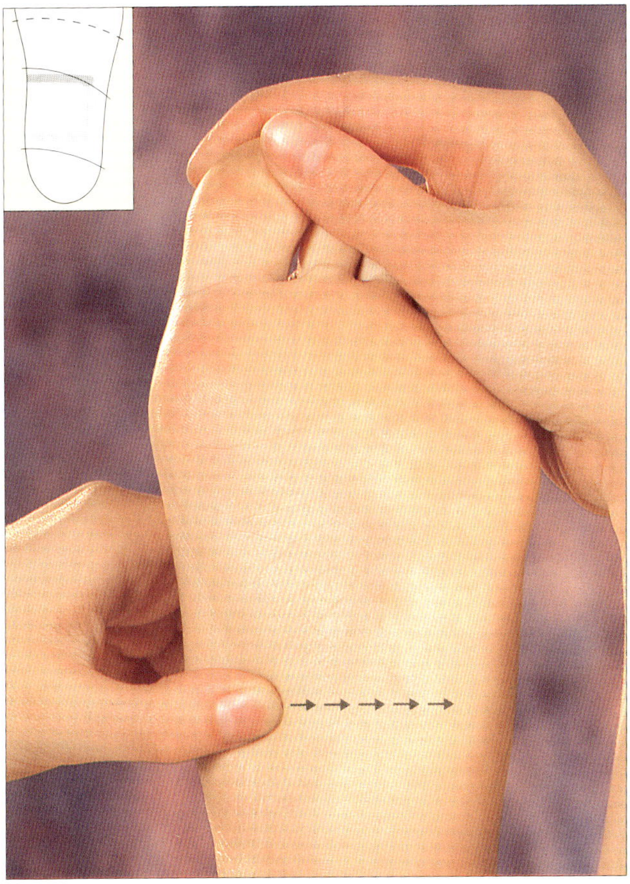

12 Hände wechseln und im Daumengang auf der Taillenlinie über alle fünf Zonen wandern *(oben)*. Beim **querliegenden Dickdarm** wird zuerst nur die Hälfte behandelt, die sich auf der rechten Körperseite befindet.

13 Der **Reflex der zweiten Hälfte des querliegenden Dickdarms** liegt auf dem linken Fuß *(oben)* und ist später an der Reihe. Im Daumengang an den Anfang der Zone 5 gehen und den Punkt der **linken Dickdarmkrümmung** mehrmals drücken.

14 Zur Behandlung der **Reflexzone des absteigenden Dickdarms** stützen Sie den Fuß mit der linken Hand *(unten)*. Daumengang auf Zone 4 und 5 bis zum Fersenbeinansatz und mehrmals auf den **Reflex der Sigmakrümmung** drücken.

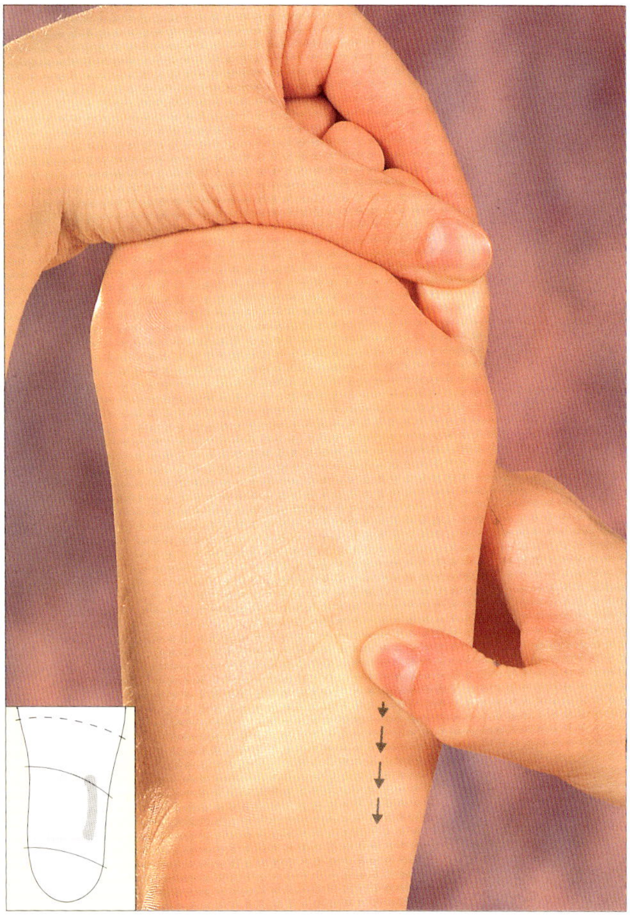

15 Ohne die Hände zu wechseln *(unten)*, quer über den Fuß im Daumengang auf dem S-förmigen Dickdarmreflex zur Innenseite von Zone 1 wandern. Leidet der Behandelte an Verstopfung, kann sich der Reflex knotig anfühlen.

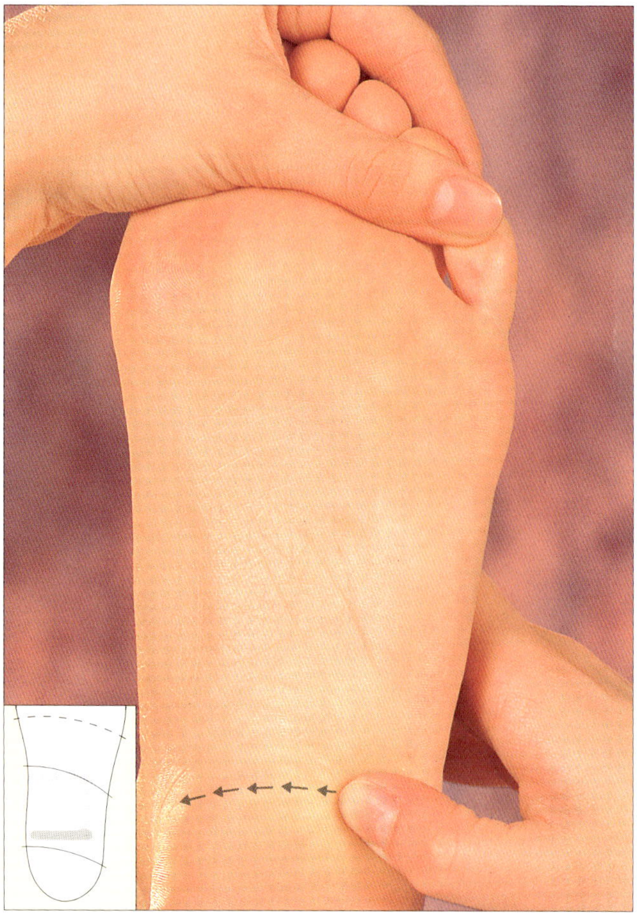

16 Wenn der Daumen die Innenseite von Zone 1 erreicht hat *(rechts)*, langsam auf dem Punkt gegen den Uhrzeigersinn kreisen. Hier liegt der **Reflex von Mastdarm und After**. Sie sind durch den Analkanal verbunden. Der After ist die Öffnung am Ende des Mastdarms, durch die unverdauliche Reste ausgeschieden werden. Dieser Reflexpunkt findet sich nur auf dem linken Fuß.

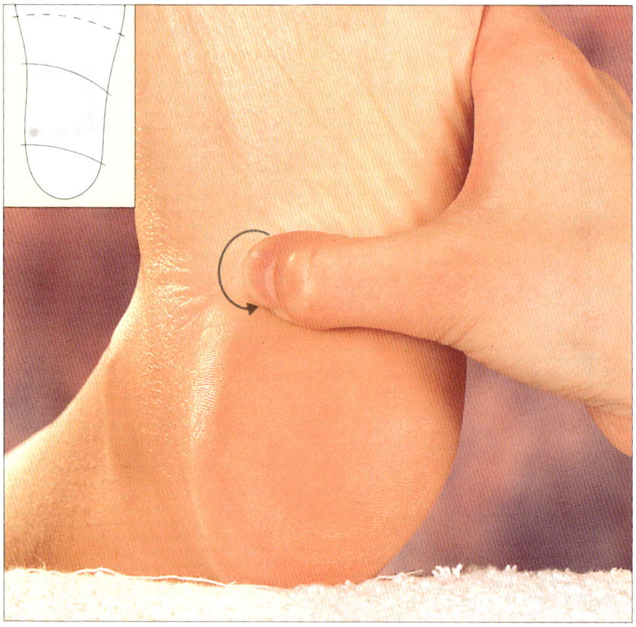

17 Während Sie mit der Arbeitshand die Ferse stützen *(unten)*, wandert Ihr Arbeitsdaumen über den **Blasenreflex**, die leicht geschwollene Stelle an der Innenseite des Fußes.

18 Von hier aus wandern Sie mit dem Daumen auf dem **Harnleiterreflex** über Zone 2 und 3 *(unten)* nach oben zur Taillenlinie. Dazu bei zurückgebogenem Fuß dem Verlauf der Sehne folgen.

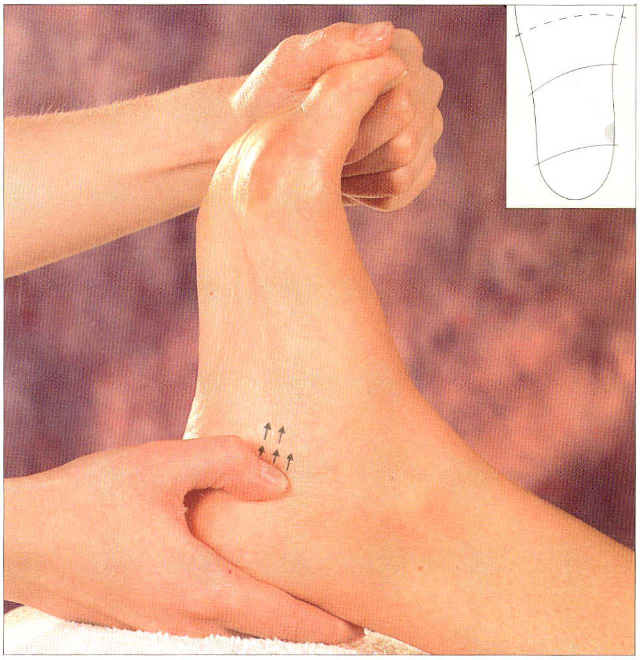

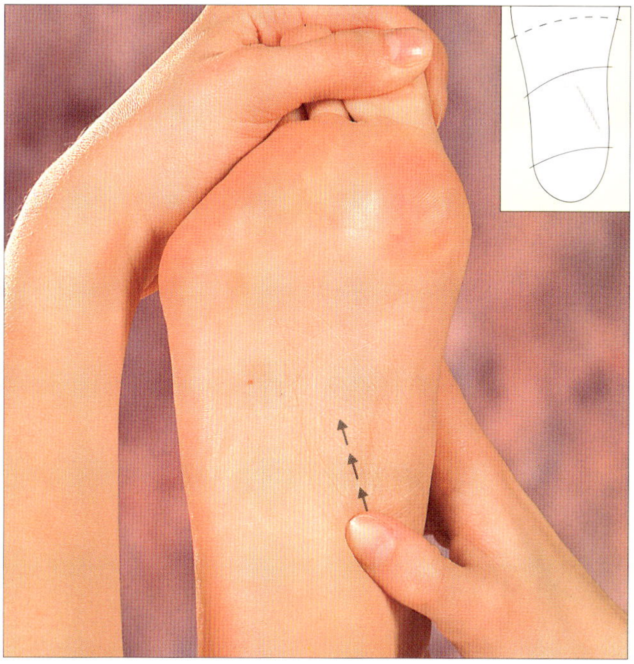

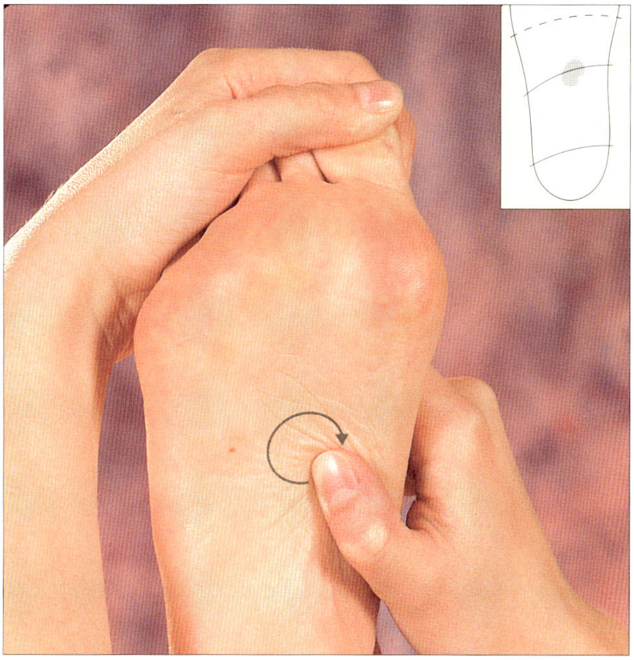

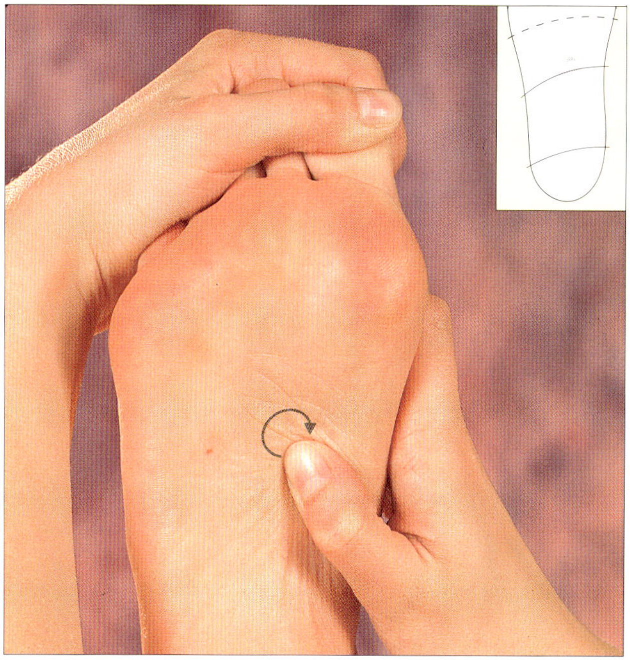

19 Am Ende des Harnleiterreflexes finden Sie in Zone 2 und 3 an der Taillenlinie die **Reflexzone der rechten Niere** *(oben)*. Kreisen Sie mit dem Arbeitsdaumen langsam im Uhrzeigersinn auf diesem Punkt.

20 Dicht beim Nierenreflex, in Zone 2, etwas oberhalb der Taillenlinie, liegt der **Reflex der rechten Nebenniere** *(oben)*. Mit dem Arbeitsdaumen vorrücken und den Punkt kreisförmig massieren.

Bauchreflexe an den Händen

Machen Sie sich als erstes klar, wo Zwerchfell- und Taillenlinie an der Hand verlaufen. Um die Taillenlinie zu finden, suchen Sie einen Punkt in der Mitte zwischen dem Ende des kleinen Fingers und dem Handgelenk. Von dort läuft sie über die Hand zur Längszone zwei und abwärts über den Daumen. Die Zwerchfellinie beginnt eine viertel Handfläche unter dem Grundgelenk des kleinen Fingers und verläuft in gerader Linie quer über die Hand.

1 Sie beginnen mit dem **Reflex des Solarplexus**. Er liegt in Höhe der Zwerchfellinie auf Zone 2 und 3 *(rechts)*. Die linke Hand zum Abstützen nehmen, die Finger der rechten unter den Handrücken des Patienten legen. Mit der Außenkante des Arbeitsdaumens im Uhrzeigersinn auf der Reflexzone kreisen.

2 Der **Leberreflex** liegt nur auf der rechten Hand *(unten links)* und dem rechten Fuß, zwischen Zwerchfell und Taille in Zone 3 bis 5 auf der unteren Hälfte der Mittelhandknochen. Mit dem linken Daumen waagrecht massieren. In Zone 5 unter dem Zwerchfell beginnen.

3 Dann kreisen Sie mit dem Daumen *(unten rechts)* auf dem **Reflex der Gallenblase**. Er liegt knapp über der Taillenlinie in Zone 3. Dieser Reflexpunkt findet sich nur auf der rechten Hand.

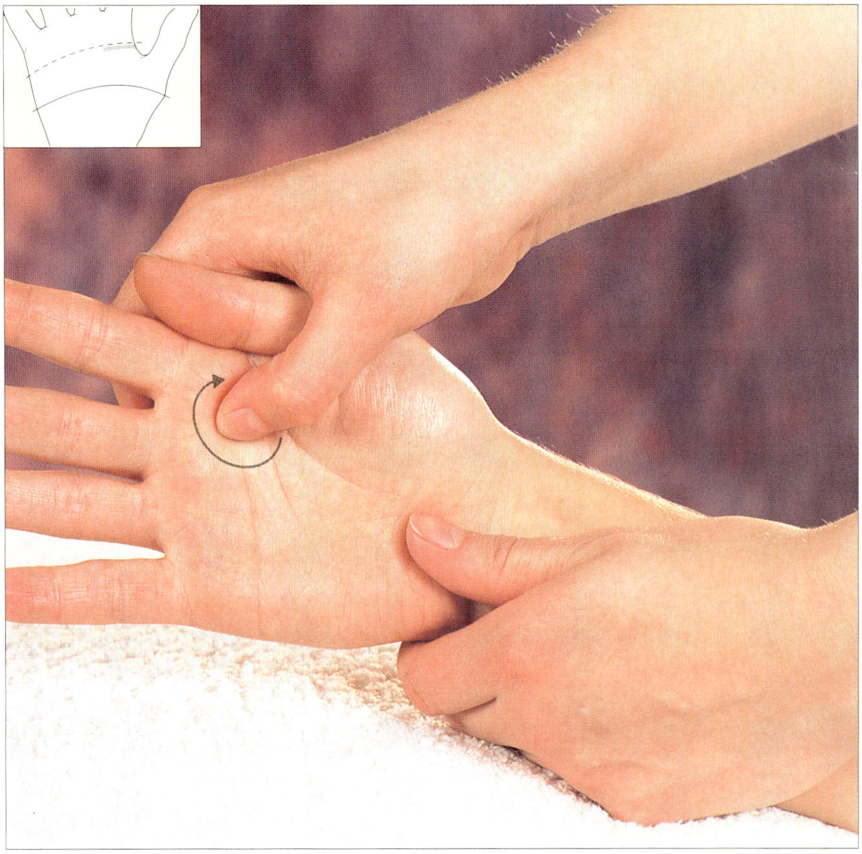

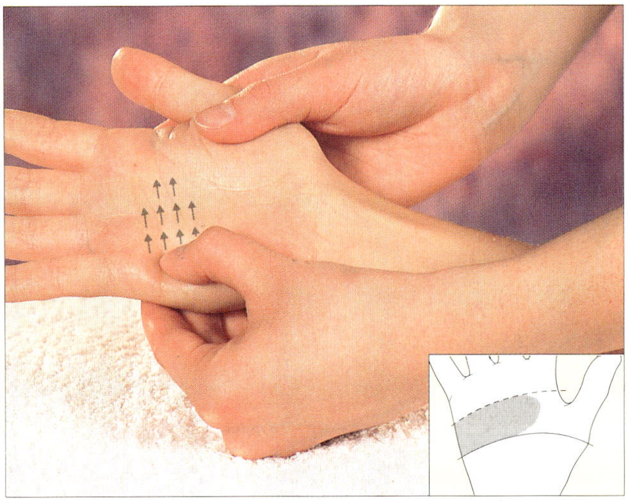

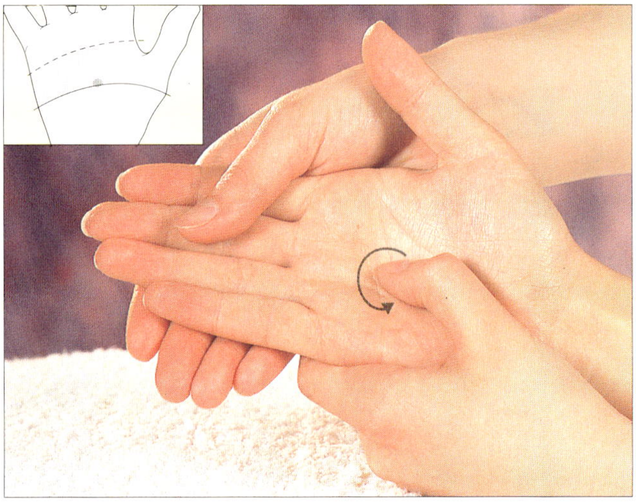

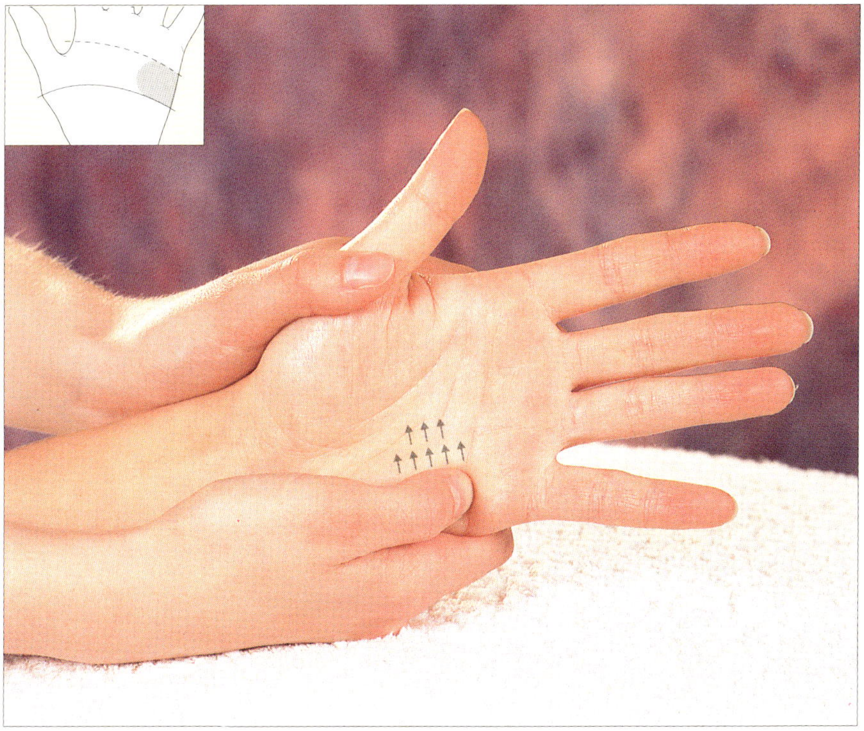

4 Stützen Sie den Handrücken Ihres Patienten mit der linken Hand *(links)*, und wandern Sie mit dem rechten Daumen horizontal über die **Milzreflexzone**. Sie liegt zwischen Zwerchfell- und Taillenlinie auf Zone 4 und 5 (nur auf linker Hand und linkem Fuß!). Daumengang am äußeren Rand von Zone 5 beginnen, knapp unterhalb der Zwerchfellinie.

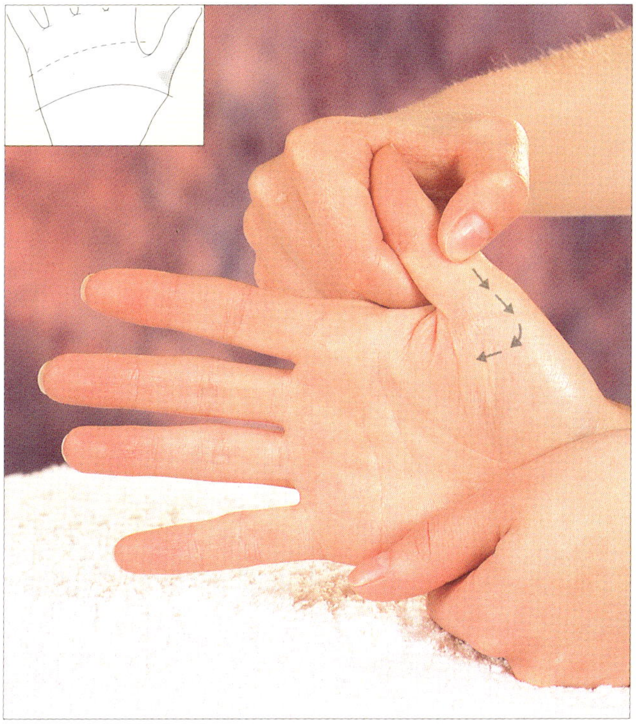

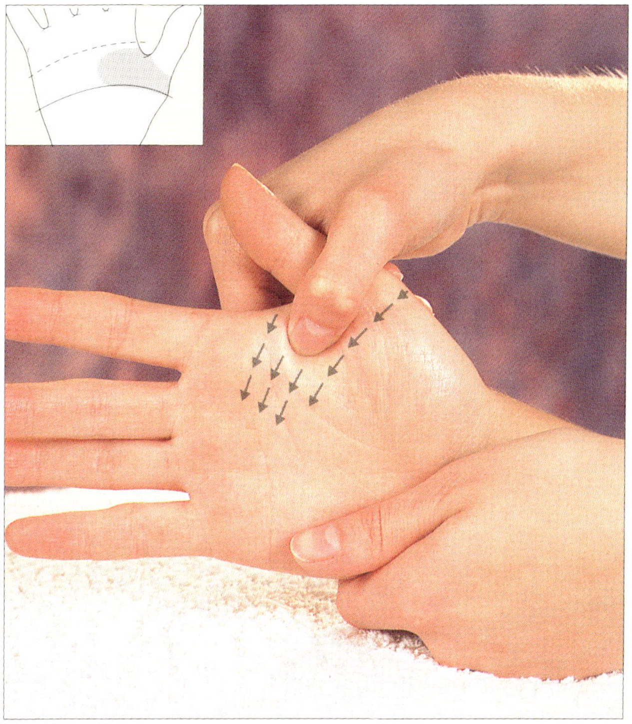

5 Der **Speiseröhrenreflex** befindet sich an der Außenseite beider Daumen *(oben)*. Er beginnt am oberen Daumengelenk und läuft in gerader Linie außen am Daumen entlang zum Anfang des Mittelhandknochens. Mit der linken Hand stützen, während der rechte Daumen abwärts wandert.

6 Der Daumen wandert weiter zur **Magenreflexzone** *(oben)*, die im Anschluß an die Speiseröhrenzone zwischen Zwerchfell- und Taillenlinie liegt. Auf der rechten Hand befindet sich die Reflexzone des Magens nur auf Längszone 1, auf der linken Hand auf Zone 1, 2 und 3.

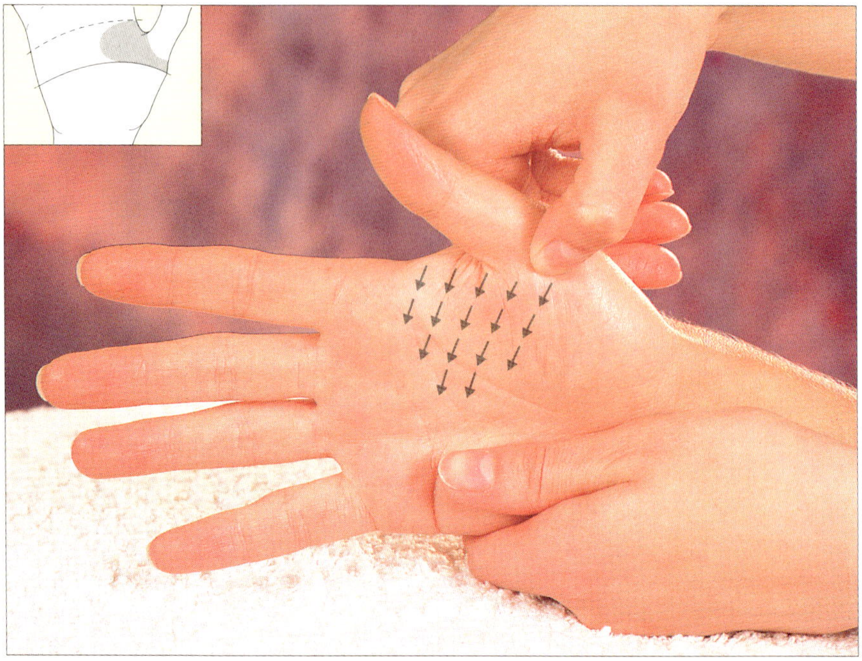

7 Der **Bauchspeicheldrüsenreflex** liegt auf der rechten Hand nur auf Zone 1 und 2 *(rechts)*, auf der linken aber auf Zone 1 bis 3. Während Ihre linke Hand stützt, legen Sie Ihren Arbeitsdaumen an die mediale Seite des Patientendaumens, eine Fingerbreite über der Taillenlinie. Waagrecht bis zur Taillenlinie massieren.

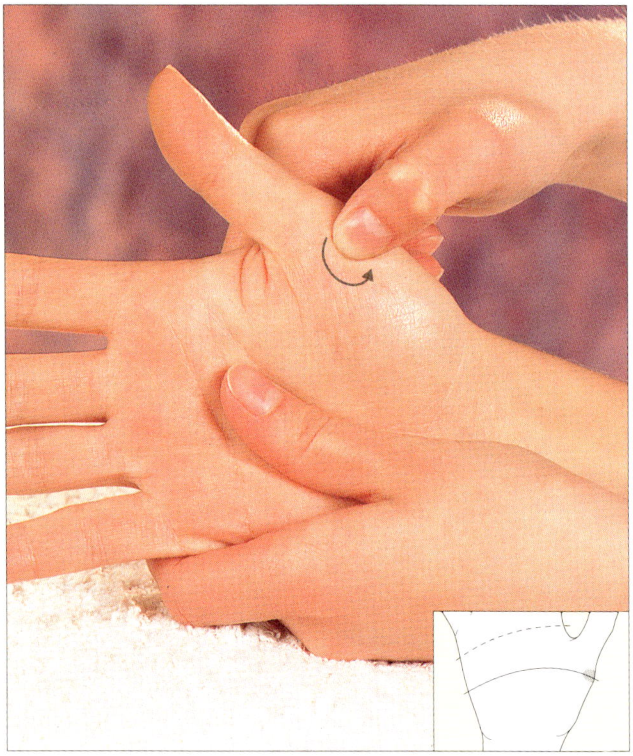

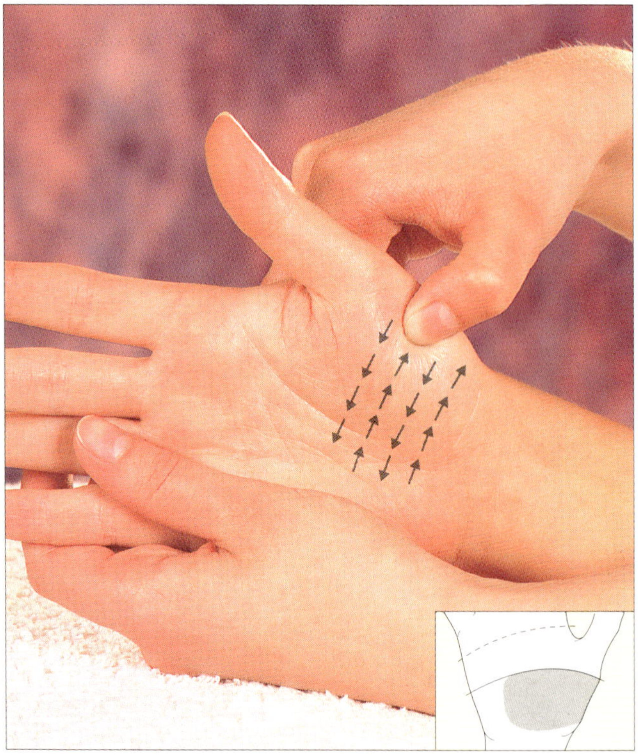

8 Den **Zwölffingerdarmreflex** finden Sie seitlich am Daumen in Zone 1 auf der Taillenlinie *(rechts)*. Der Zwölffingerdarm ist der erste Dünndarmabschnitt. Während Sie mit der linken Hand die Hand des Patienten stützen, mit der Außenkante des rechten Daumens sanft kreisen.

9 Der **Dünndarmreflex** erstreckt sich über Zone 1 bis 4 auf den Mittelhandknochen, und zwar unterhalb der Taillenlinie. An der Daumenkante beginnend, im Daumengang bis zum Ende von Zone 4 über die Handfläche gehen. Nach Handwechsel mit dem anderen Daumen zurückwandern.

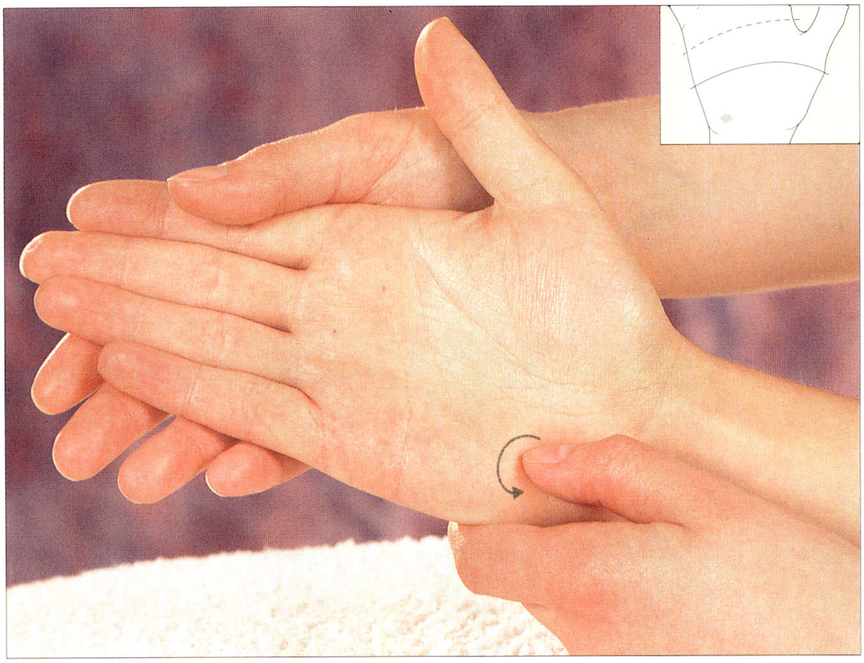

10 Der **Blinddarmreflex** findet sich nur auf der rechten Hand *(links)* und dem rechten Fuß. Also diesen Schritt bei der Massage der linken Hand auslassen! Ihre rechte Hand dient als Stützhand. Den linken Daumen am äußeren Rand von Zone 4 auf die Handwurzelknochen legen und kreisen, die Finger ruhen auf dem Handrücken.

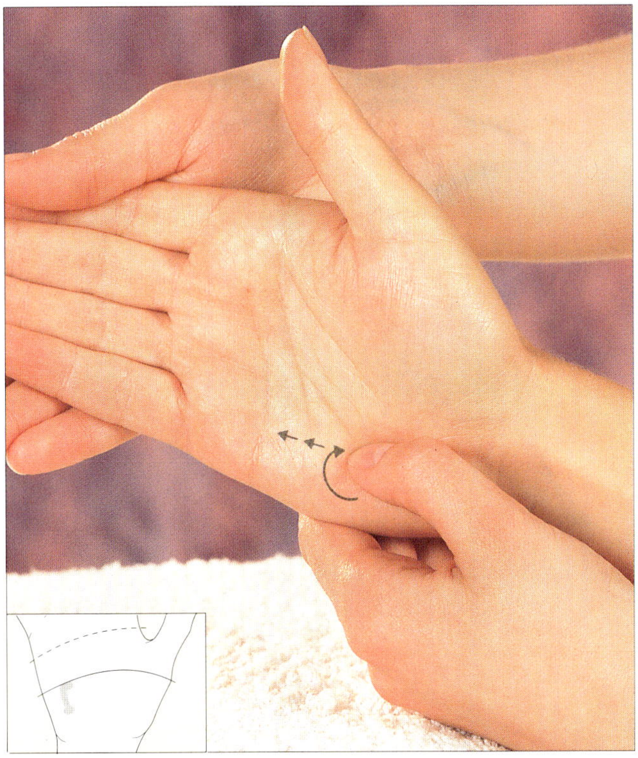

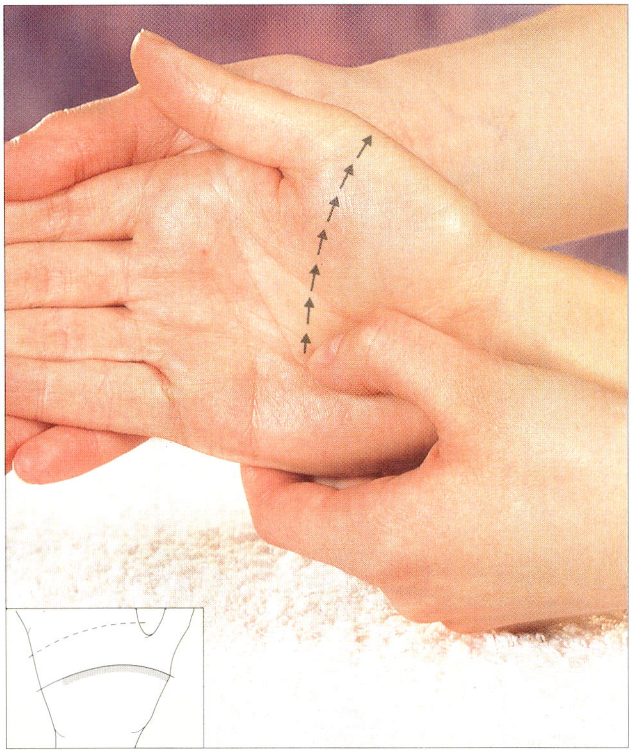

11 Den Arbeitsdaumen leicht nach oben zum **Reflex der Dickdarmklappe** verschieben *(oben)* und sanft kreisen. Dann in gerader Linie nach oben zum **Reflex des aufsteigenden Dickdarms** wandern. Er liegt in Zone 4 und 5 und führt zur **rechten Dickdarmkrümmung**. Dort drei- bis viermal drücken.

12 Die Haltung des Daumens verändern, so daß er auf den rechten Daumen des Patienten zeigt *(oben)*. Von dort die Taillenlinie entlang über die Handfläche zur Außenseite des Daumens in Zone 1 wandern. Damit haben Sie den ersten Teil des **querliegenden Dickdarmreflexes** bearbeitet.

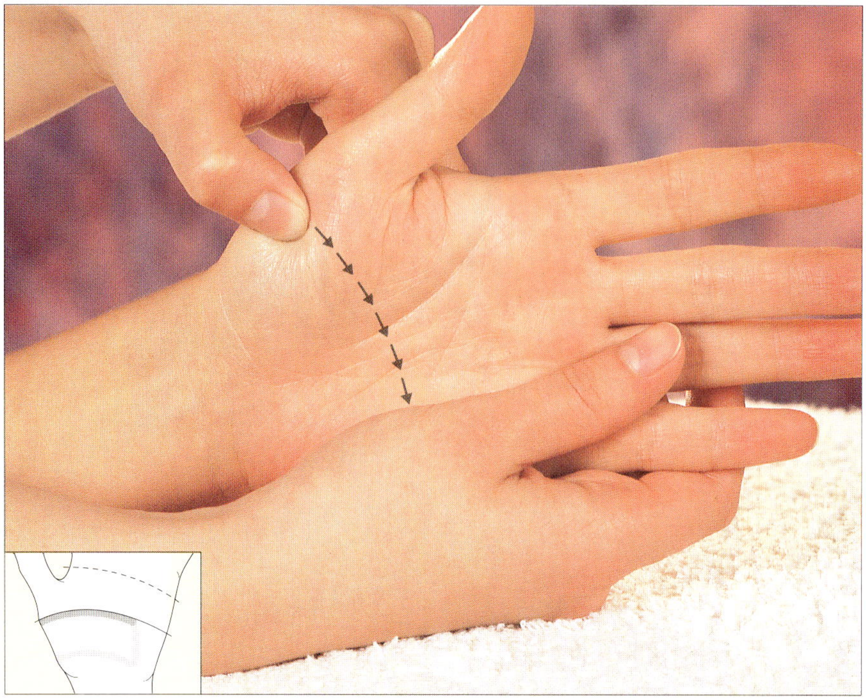

13 Der **restliche Reflex des querliegenden Dickdarms** liegt auf der linken Hand *(rechts)*. Diese mit Ihrer Rechten stützen, den Arbeitsdaumen knapp unter die Taillenlinie in Zone 1 legen. Im Daumengang auf der Taille zur **linken Dickdarmkrümmung** in Zone 5 wandern.

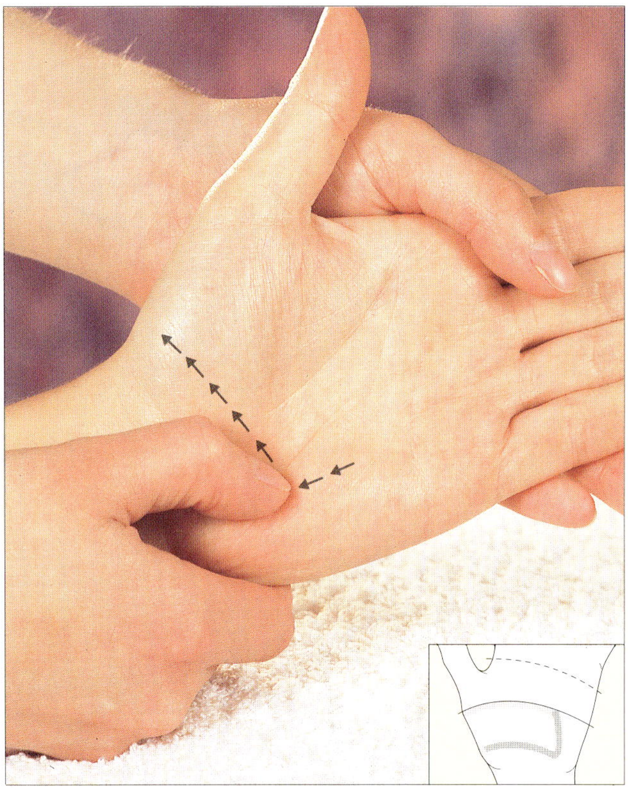

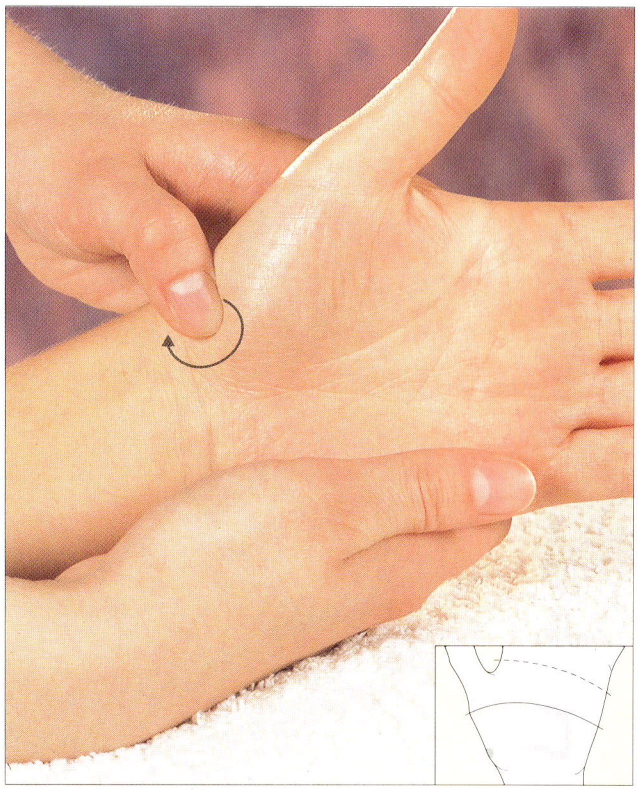

14 Die Hände wechseln *(oben)* und sanft mit dem rechten Daumen die **linke Dickdarmkrümmung** drücken. Dann den **absteigenden Dickdarm** in Zone 4 und 5 bis zur **Sigmakrümmung** massieren. Dort leicht drücken und auf dem **S-förmigen Dickdarm** weiterwandern.

15 Wenn Sie in gerader Linie über alle fünf Zonen gewandert sind, gelangen Sie zum **Reflexpunkt von Mastdarm und After** in Zone 1 *(oben)*. Erneuter Handwechsel: Nun stützt Ihre rechte Hand, und der linke Daumen kreist sanft auf dem Reflex.

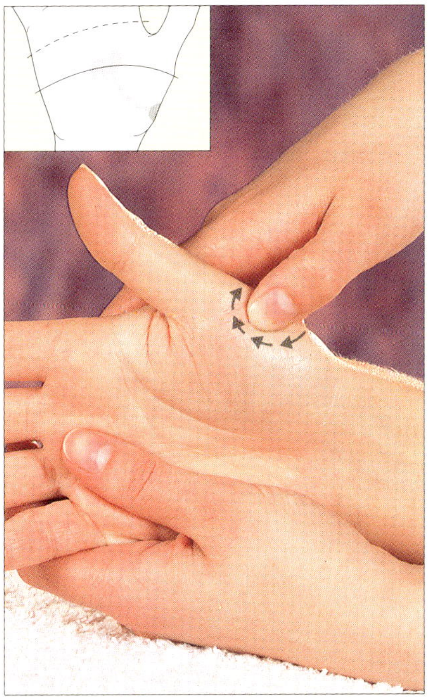

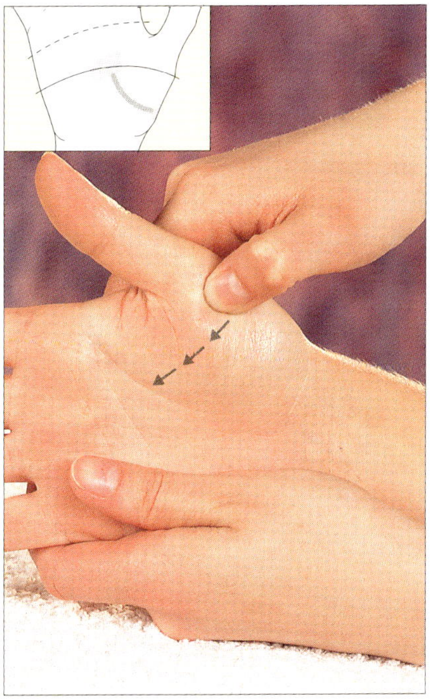

16 Die **Reflexzone der Blase** liegt am äußeren Daumenrand, in der Mitte zwischen dem oberen Ende des Mittelhandknochens und dem Handgelenk *(links)*. Der Reflex ist etwa daumennagelgroß und verläuft von der Innenseite der Hand zum Handrücken. Mit der Außenkante des rechten Daumens massieren.

17 Die Massage der **Harnleiterreflexzone** beginnt am innen gelegenen Rand des Blasenreflexes *(links)*. Der Harnleiterreflex verläuft aufwärts von Zone 1 über Zone 2 und endet kurz vor der Taillenlinie in Zone 3, wo er an den rechten Nierenreflex stößt. Wandern Sie im Daumengang schräg nach oben bis zu diesem Punkt.

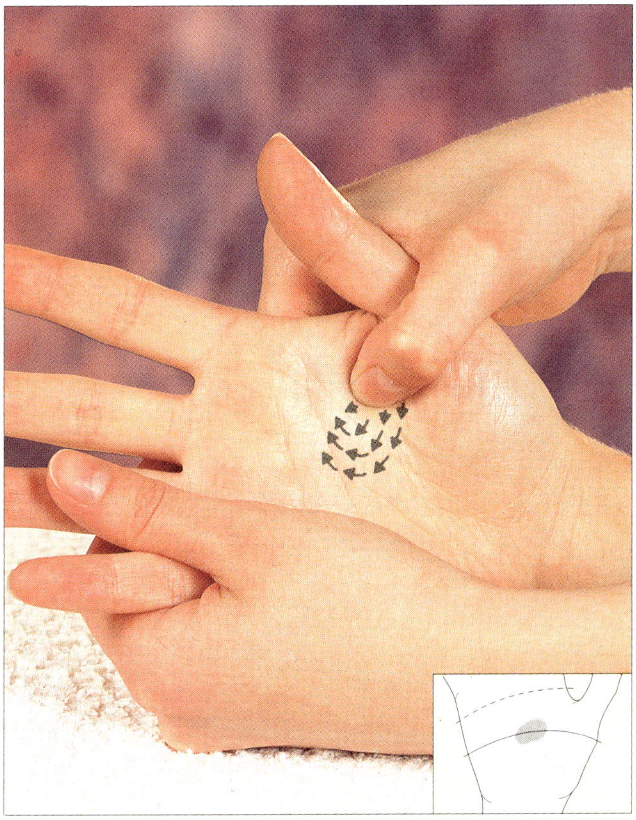

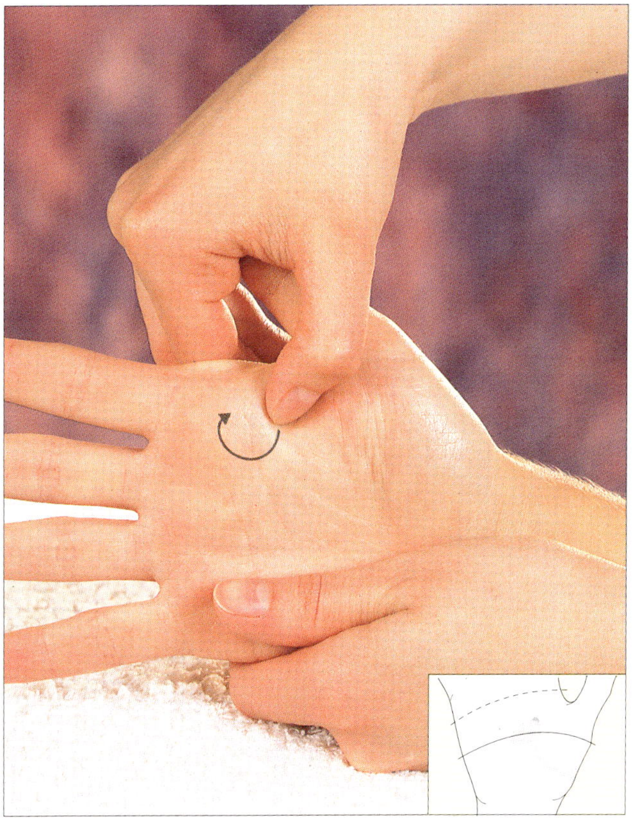

18 Die **Reflexzonen der Nieren** sehen nierenförmig aus und liegen in Zone 2 und 3 beider Hände. Vom Ende des Harnleiterreflexes *(oben)* im Daumengang zur Taillenlinie gehen. In diesem Bereich im Uhrzeigersinn kreisen.

19 Die **Reflexzone der rechten Nebenniere** liegt knapp über der Taillenlinie in Zone 2 *(oben)*, dicht am Nierenreflex. Kreisen Sie im Uhrzeigersinn auf diesem Punkt. Der Reflex der linken Nebenniere findet sich in der linken Hand.

Unterleibsreflexe

Die Reflexzonen des Unterleibs werden häufig bei den Bauchreflexen mitaufgeführt, da sie sich auf in der Bauchhöhle liegende Organe beziehen. Da sie jedoch nichts mit der Verdauung zu tun haben und außerdem alle – mit Ausnahme des Ischiasnervs – an den Innen- und Außenseiten der Füße und Hände liegen, erfolgt die Behandlung dieser Reflexzonen nach Abschluß der Massage der an den Fußsohlen oder Handtellern gelegenen Zonen. Zu den Unterleibsreflexen gehören Ischiasnerv, Iliosakralgelenk, Beckenmuskeln, Knie, Hüfte und die männlichen und weiblichen Geschlechtsorgane. Die Behandlung ist wichtig bei chronischen Leiden in diesen Bereichen. An den Reflexzonen der Geschlechtsorgane sehr sanft massieren, da sie schmerzempfindlich sein können. Vorsicht vor allem auch in den ersten sechzehn Schwangerschaftswochen! Sind bereits Fehlgeburten aufgetreten, dürfen sie gar nicht behandelt werden.

Ischiasnerv

Der Ischiasnerv, der größte Nerv des Körpers, versorgt die gesamte Bein- und Fußmuskulatur. Er entspringt dem *Plexus sacralis* im Rückenmark und verläuft von der Wirbelsäule über das Gesäß zur Hinterseite der Beine. Kurz vor dem Knie teilt er sich in zwei Äste, die den Unterschenkel versorgen. Druck auf den Ischiasnerv – häufig wegen Bandscheibenvorfall – ruft Ischias hervor, einen stechenden Schmerz, der in das Gesäß und die Hinterseite der Oberschenkel ausstrahlt. Eine Massage der Ischiasreflexzone kann Kreuzschmerzen lindern.

Kreuzbeingelenk (Iliosakralgelenk)

Dieses Gelenk zwischen Kreuzbein und Becken hat große Bedeutung für die Verteilung des Körpergewichts durch die Wirbelsäule über das Becken zu den unteren Extremitäten. Es liegt zwischen Kreuz- und Hüftbein und ist von sehr geringer Beweglichkeit. Nur gegen Schwangerschaftsende ist es aufgelockert. Es wird häufig von rheumatischen Erkrankungen befallen. Dieser Reflex ist wichtig bei Ischias und Beschwerden in der Lenden- und Hüftregion.

Die Reflexzone des Ischiasnervs läuft quer über die Fußsohle und an der Rückseite des Beins nach oben. An der Hand verläuft sie quer über das Gelenk.

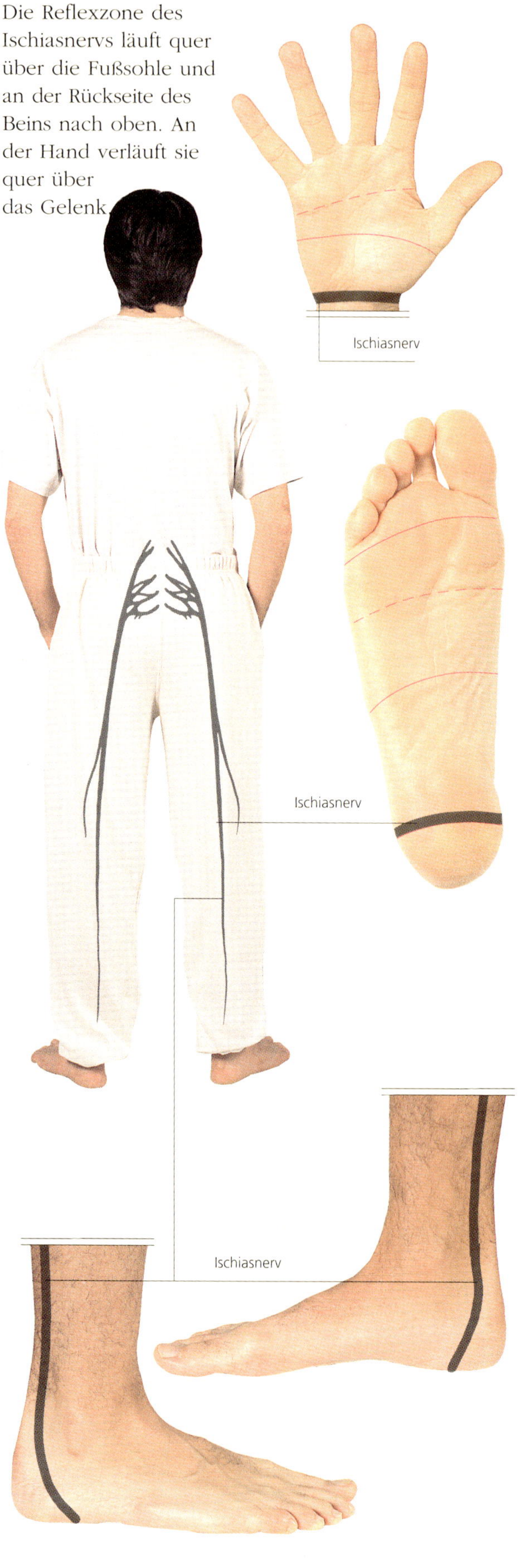

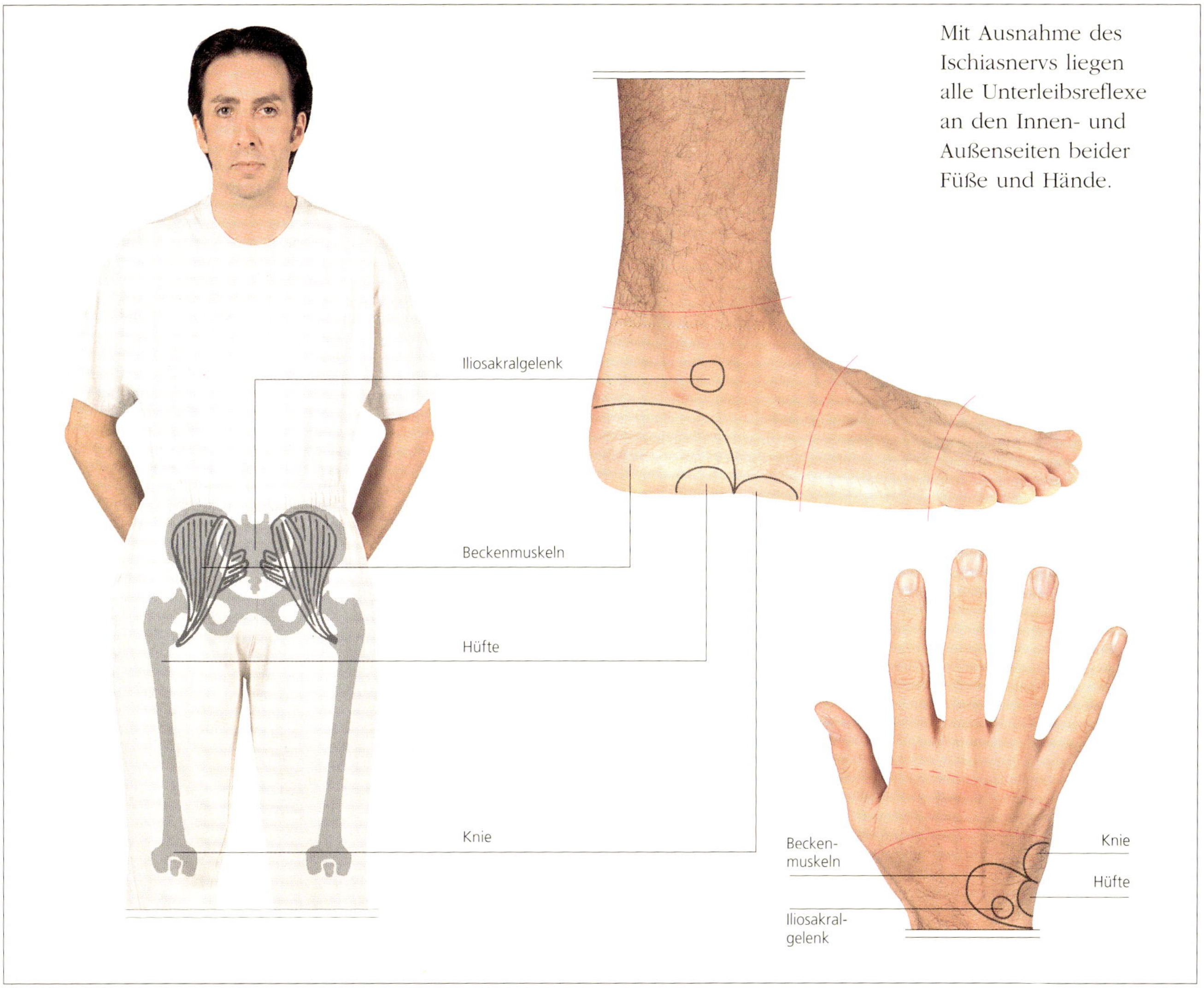

Beckenmuskeln

Das Becken umschließt den Beckenraum. Es ist ein breiter trichterförmiger Knochengürtel, der aus beiden Hüftbeinen, Kreuzbein und Steißbein besteht. Das Becken verbindet die Beine so mit der Wirbelsäule, daß eine aufrechte Haltung garantiert wird. Das weibliche Becken schützt die darin gelegenen Geschlechtsorgane. Im kleinen Becken liegen die Eierstöcke. Ein Kind muß bei der Geburt das Becken passieren. Deshalb unterscheidet sich das Becken der Frau in seiner Form wesentlich von dem des Mannes. Bei Männern ist es klein und flach, bei Frauen rund und kindskopfgroß. Die hier befindlichen Muskeln und das Bindegewebe bilden den Beckenboden und stützen den Knochenaufbau. Der wichtigste Muskel ist der *Levator ani.* Dieser Reflex ist wichtig bei Rückenschmerzen im Kreuzbereich und bei Becken- und Hüftbeschwerden.

Hüfte

Das Hüftgelenk ist ein bedeutendes tragendes Gelenk zwischen Becken und Oberschenkelknochen (Femur). Es ist ein beschränktes Kugelgelenk, das sich aus der Gelenkpfanne des Hüftbeins und dem Kopf des Oberschenkelknochens zusammensetzt und durch starke Bänder einen festen Halt besitzt. Dieser Reflex ist wichtig bei Rückenschmerzen und Hüftleiden wie Arthritis.

Knie

Das Knie ist das größte Gelenk und für die meisten der üblichen Gelenkkrankheiten anfällig. Die Stabilität des Gelenks hängt von der Stärke und dem Tonus des vierköpfigen Oberschenkelmuskels ab, der das Gelenk hält. Der Kniereflex ist wichtig bei verschiedenen Formen der Arthritis, wie etwa Schleimbeutelentzündung, rheumatischer Arthritis und Osteoarthritis des Knies sowie sonstigen am Knie auftretenden Beschwerden.

Die Reflexe der männlichen und weiblichen Geschlechtsorgane ziehen sich quer über Fuß- und Handrücken. Die Gebärmutter- bzw. Vorsteherdrüsenreflexe liegen auf der nach innen gelegenen Seite, Eierstock- bzw. Hodenreflex auf der Außenseite.

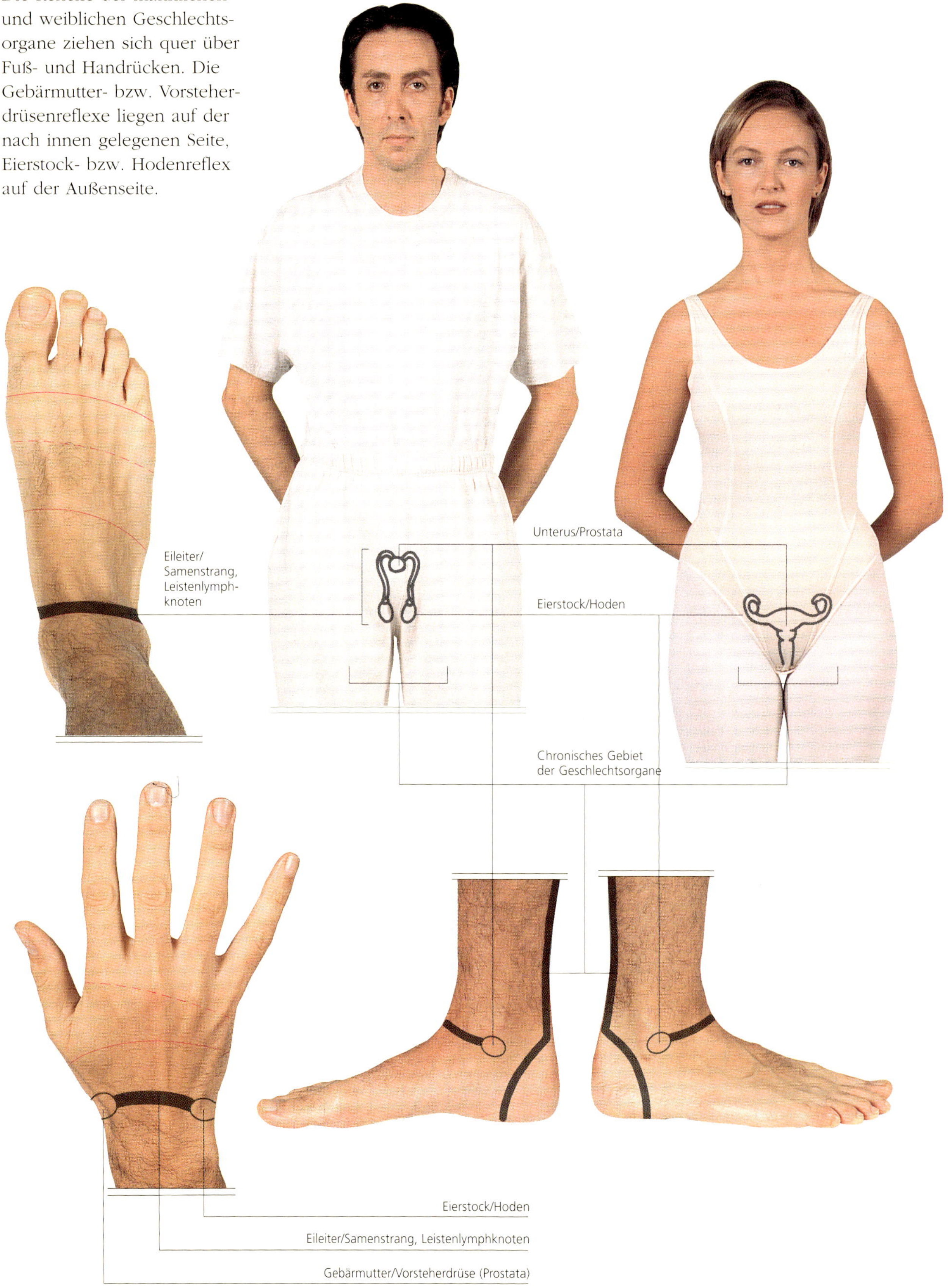

Hoden und Samenleiter

Die männlichen Keimdrüsen, die Hoden, befinden sich unterhalb des Bauchs im Hodensack. Diese ungeschützte Lage ist nötig, da die Spermabildung eine niedrigere Temperatur erfordert. Die Hoden sind am Körper mit Samensträngen befestigt, die aus dem Samenleiter sowie Nerven und Blutgefäßen bestehen. Der drüsige Teil der Hoden besteht aus Zellnestern, die das männliche Keimdrüsenhormon Testosteron bilden. Sie produzieren auch kleine Mengen des weiblichen Hormons Östrogen. Die Hoden werden vom Hypothalamus und der vorderen Hirnanhangsdrüse gesteuert und entwickeln sich erst in der Pubertät.

Das in den Hoden gebildete Sperma verbleibt etwa drei Monate in den Nebenhoden. Danach gelangt der nun reife Samen in Samenleiter und Samenbläschen, wo er gespeichert wird. Er schwimmt dort in der Samenflüssigkeit, deren Menge von der Testosteronmenge abhängt. Wird der Samen nicht mit der Samenflüssigkeit ausgestoßen, zersetzt er sich und wird vom Körper resorbiert.

Vorsteherdrüse (Prostata)

Die Vorsteherdrüse besteht aus drei Hauptlappen, die die Harnröhre am Ausgang der Harnblase ringförmig umgeben. Sie ist eng mit den unteren Harnwegen verbunden. Vergrößert sich die Prostata im Alter, kann sie die Harnröhre zusammendrücken, bis die Harnentleerung nicht mehr möglich ist. Dann wird ein chirurgischer Eingriff nötig. Die in den Prostatalappen enthaltenen Muskeln drücken deren Sekrete in die Harnröhre, insbesondere beim Geschlechtsverkehr. Zu den Krankheitserscheinungen an der Vorsteherdrüse gehören Vergrößerung, Infektionen und Wucherungen. Hier kann eine Behandlung der Reflexzone hilfreich sein.

Eierstöcke, Gebärmutter und Eileiter

Die beiden Eierstöcke und die Gebärmutter, die im unteren Bauchraum liegen, sind die hauptsächlichen weiblichen Geschlechtsorgane. Die Eierstöcke – die weiblichen Keimdrüsen – liegen an beiden Seiten der Gebärmutter und sind mit dieser durch die Eileiter verbunden. Wie die Hoden haben sie zwei Funktionen: Sie sind Träger der Eizellen, und sie bringen Hormone hervor, die die Ausbildung der sekundären Geschlechtsmerkmale bewirken und die Gebärmutter auf die Schwangerschaft vorbereiten. Die Eierstöcke werden in der Pubertät durch in der Hirnanhangsdrüse produzierte Hormone, die Gonadotropine, aktiviert. Die sich bildenden Eierstockfollikel wiederum sondern Östrogen ab, das für die Vergrößerung der Brüste und die Entwicklung von Gebärmutter, Scheide und sonstigen Genitalien sorgt. In der Mitte des Menstruationszyklus wird, angeregt durch den erhöhten Östrogenspiegel, von der Hirnanhangsdrüse ein weiteres Hormon gebildet. Unter seinem Einfluß gibt der Eierstock das sich entwickelnde Ei frei, und dieses frei gewordene Follikelbläschen sondert Progesteron ab – ein Hormon, das die Gebärmutterschleimhaut anregt, sich auf die Aufnahme eines befruchteten Eis vorzubereiten.

Die Gebärmutter, in die sich das befruchtete Ei einnistet, ist ein hohles, birnenförmiges Organ von etwa zehn Zentimetern Länge, das zwischen Harnblase und Mastdarm liegt. Am unteren Ende befindet sich der Gebärmutterhals, der in der Scheide mündet. Kommt es zu keiner Schwangerschaft, wird die vorbereitete Gebärmutterschleimhaut bei der Menstruation abgestoßen.

Die Reflexzonen der Geschlechtsorgane sind wichtig bei allen dort auftretenden Beschwerden und bei männlich und weiblich bedingter Unfruchtbarkeit.

Unterleibsreflexe an den Füßen

Die restlichen Bauch- oder Unterleibsreflexzonen liegen nicht an den Sohlen, sondern an beiden Seiten der Füße. Die einzige Ausnahme ist der Reflex des Ischiasnervs, der sich über die Fußsohle zieht und beiderseits der Achillessehne an der Hinterseite des Beins nach oben führt. Die Reflexzonen der männlichen und weiblichen Geschlechtsorgane – Gebärmutter und Vorsteherdrüse – liegen auch an dieser Sehne. Diese Reflexe sind wichtig bei der Behandlung chronischer Leiden, die mit diesen Drüsen zu tun haben.

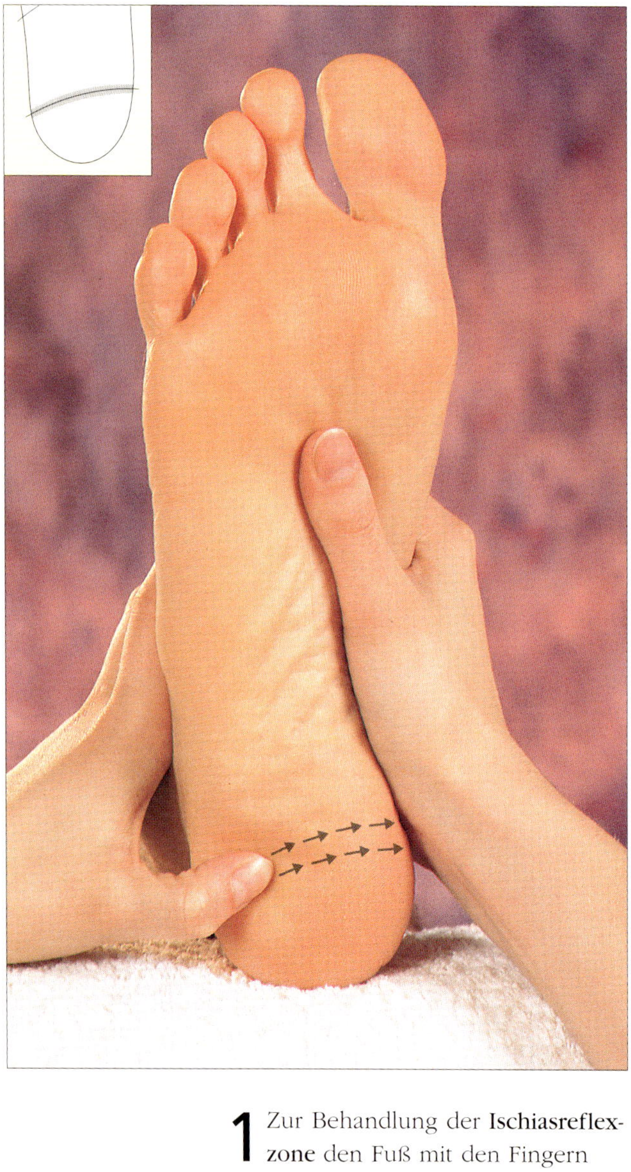

1 Zur Behandlung der **Ischiasreflexzone** den Fuß mit den Fingern der rechten Hand umfassen *(oben)* und mit den Fingern der Arbeitshand abstützen. Außen am zweiten Drittel des Fersenballens beginnen. Im Daumengang zwei Parallellinien abwandern.

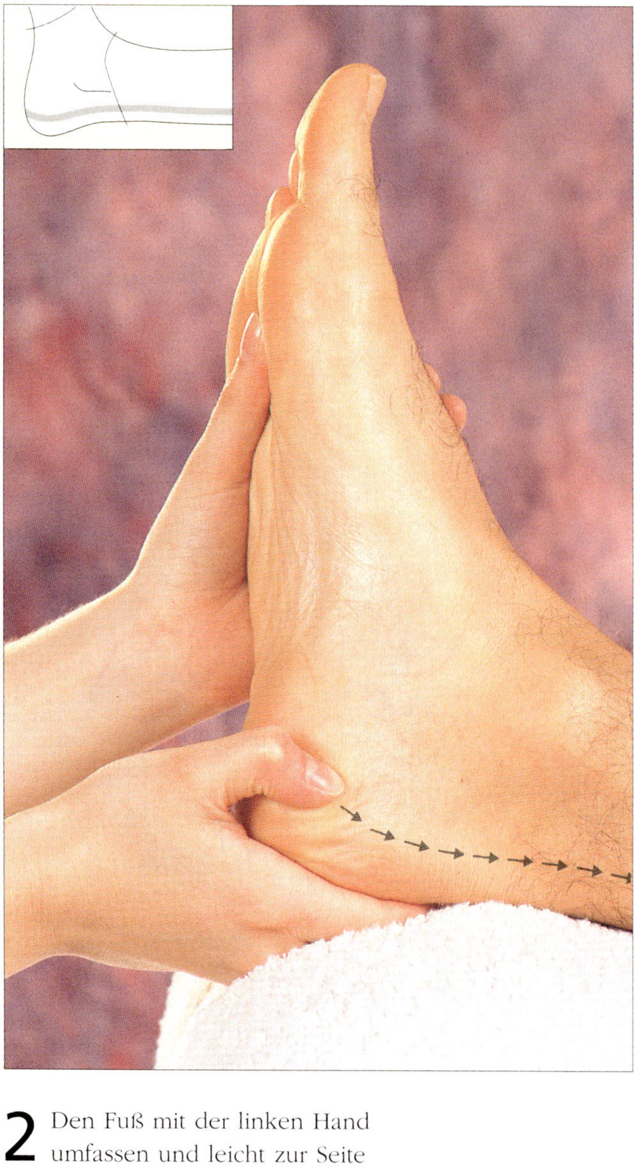

2 Den Fuß mit der linken Hand umfassen und leicht zur Seite kippen *(oben)*. Den rechten Daumen an die **mediale Seite des Ischiasreflexes** legen und an der Achillessehne entlang nach oben gehen. Mit der Arbeitshand erst die Ferse, dann das Bein abstützen.

3 Handwechsel: Die rechte Hand umfaßt den Fuß *(unten links)*. Vom Ischiasreflex mit dem Daumen die Achillessehne an der Außenseite des Beins abgehen. Am Ende *(unten rechts)* die Finger auf die **innen gelegene Seite des Ischiasreflexes** legen. Zurück zur Ferse, dabei das Bein an der Hinterseite sanft quetschen.

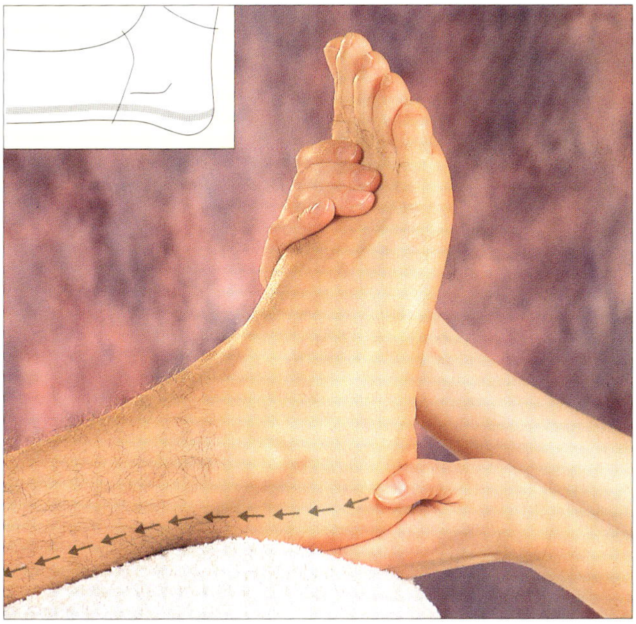

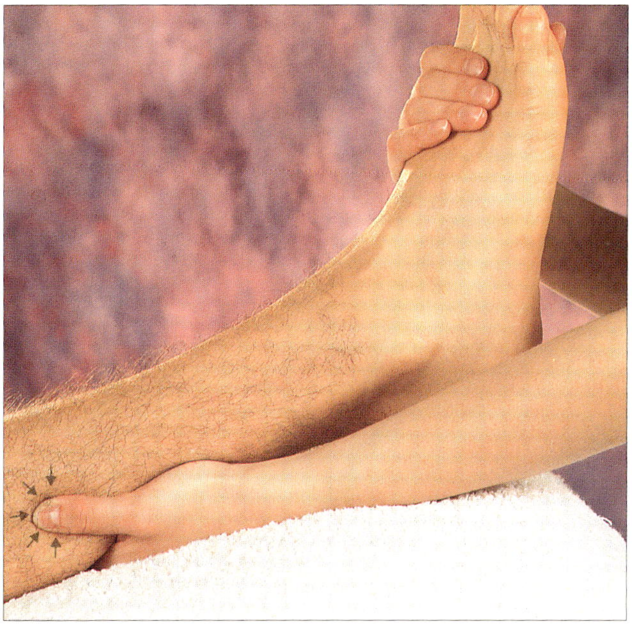

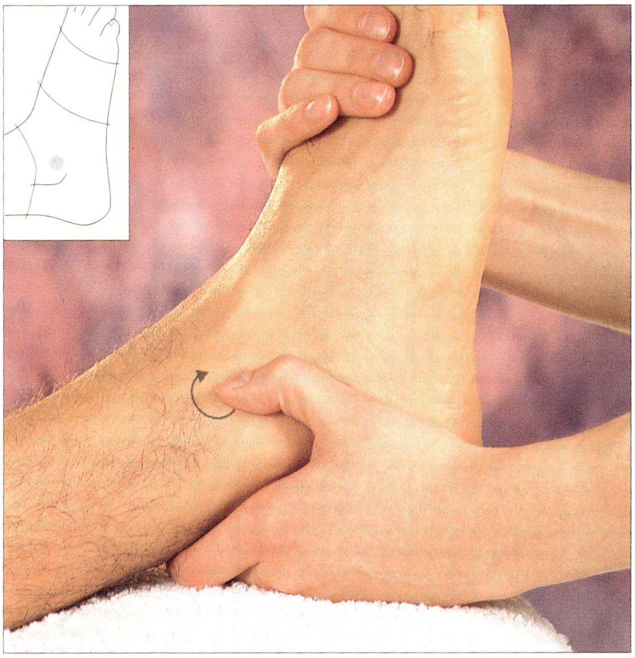

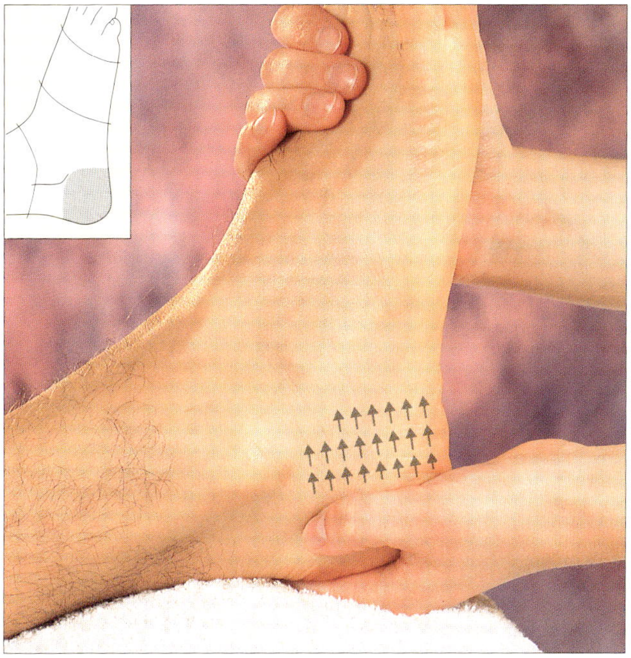

4 Die Lage der rechten Hand nicht verändern *(oben)* und mit dem linken Daumen sanft auf dem **Reflex des Iliosakralgelenks** kreisen. Dieser liegt in der Höhlung direkt vor dem Fußknöchel, in einer Linie mit dem vierten Zeh.

5 Die **Reflexzone der Beckenmuskeln** liegt an der Außenseite des Fußes, unter dem Knöchel. Die rechte Hand ist unverändert, die linke stützt die Ferse *(oben)*. Vom Knöchel aus mit dem linken Daumen die Zone vertikal abwandern.

6 Bei unveränderter Handposition zu den halbmondförmigen Reflexzonen von Hüfte und Knie übergehen. Sie liegen an der Außenseite des Fußes und reichen vom Ende der Mittelfußknochen über das erste Drittel des Fersenbeins. Der Halbmond beim Fersenbein ist der **Hüftreflex** *(rechts)*. Mit der Außenkante des linken Daumens über das Fersenbein wandern.

7 Der Halbmond neben dem Hüftreflex ist die **Reflexzone des Knies** *(ganz rechts)*. Dort weiter im Daumengang massieren.

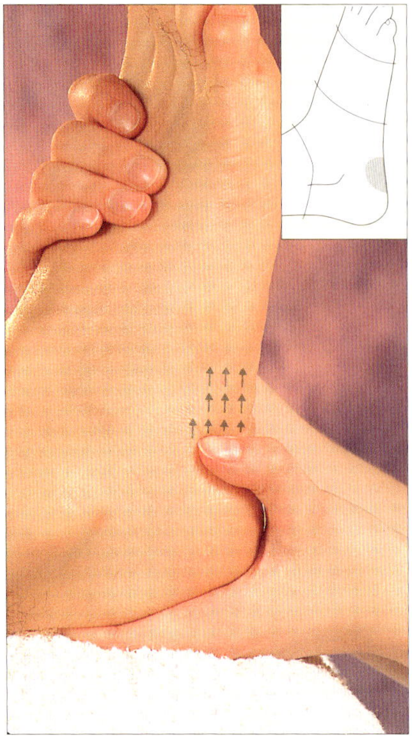

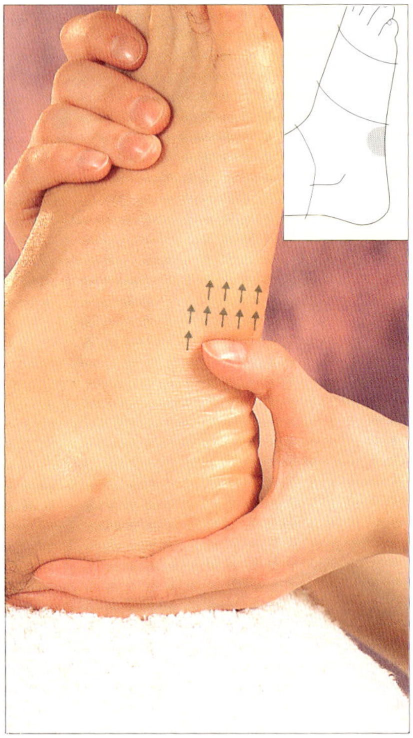

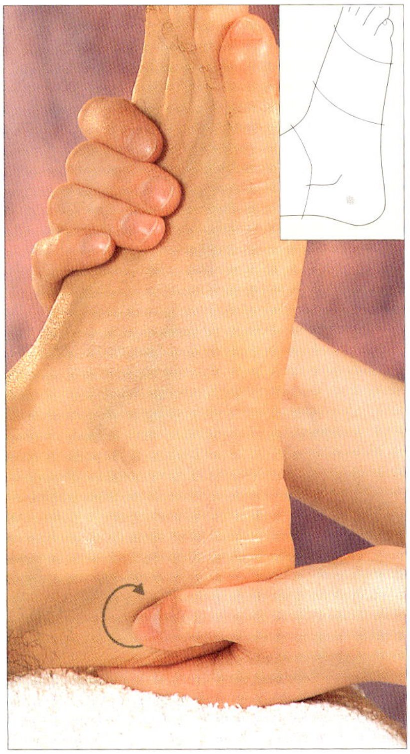

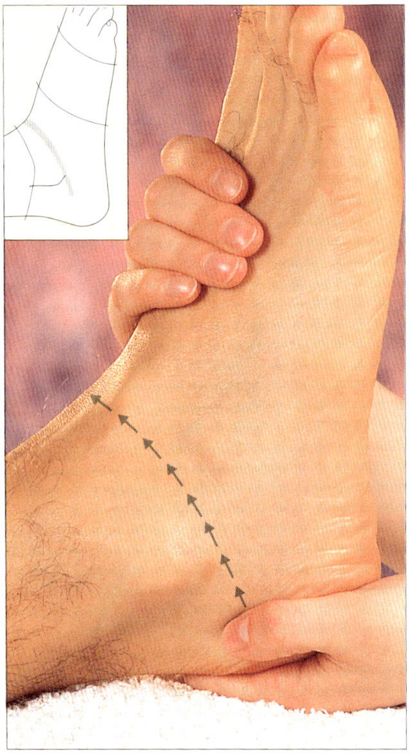

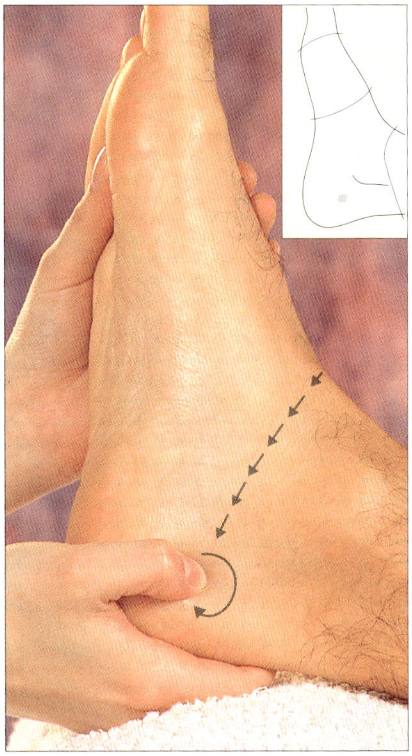

8 Bei unveränderter Lage der Hände mit der rechten Hand den Fuß etwas nach rechts kippen *(oben)*. Der **Reflex des rechten Eierstocks** bzw. **Hodens** liegt in der Mitte zwischen Knöchel und Ferse. Dort sanft mit dem Daumen kreisen.

9 Im Daumengang oben über den Fuß wandern *(oben)*, bis zur Mitte zwischen innerem Knöchel und Ferse. Dies ist die **Reflexzone des rechten Eileiters** bzw. **Samenstrangs**. Die entsprechenden linken Reflexe liegen auf dem linken Fuß.

10 Zur Massage des **Gebärmutter-** bzw. **Vorsteherdrüsenreflexes** müssen Sie die Hände wechseln *(oben)*. Den rechten Daumen auf den Punkt legen und langsam darauf kreisen. Achtung, die Stelle kann schmerzempfindlich sein!

Unterleibsreflexe an den Händen

An den Händen befinden sich die Reflexzonen des Unterleibs auf Vorder- und Rückseite der Handgelenke und an deren beiden Seiten. Wenn Sie die Zone der Eierstöcke bzw. Hoden oder der Gebärmutter bzw. Vorsteherdrüse (Prostata) massieren, achten Sie stets darauf, nur einen leichten Druck auszuüben. Bei Unbehagen des Patienten besonders sanft vorgehen. An den Händen liegt die Ischiasreflexzone nur innen am Gelenk.

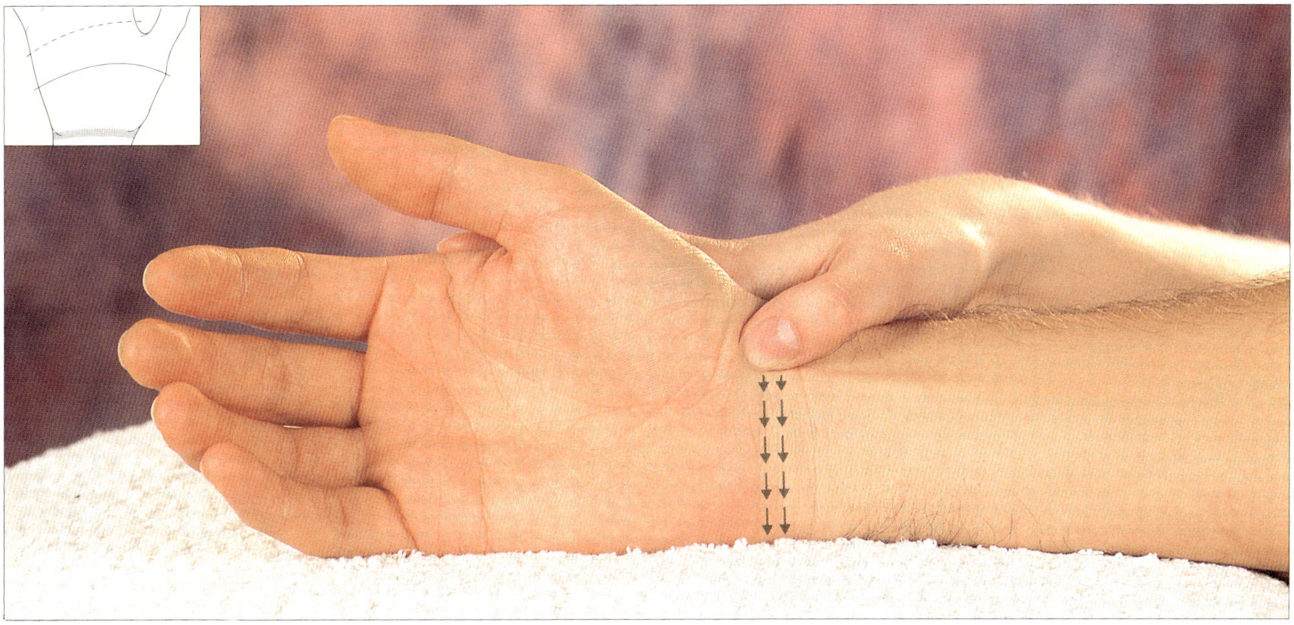

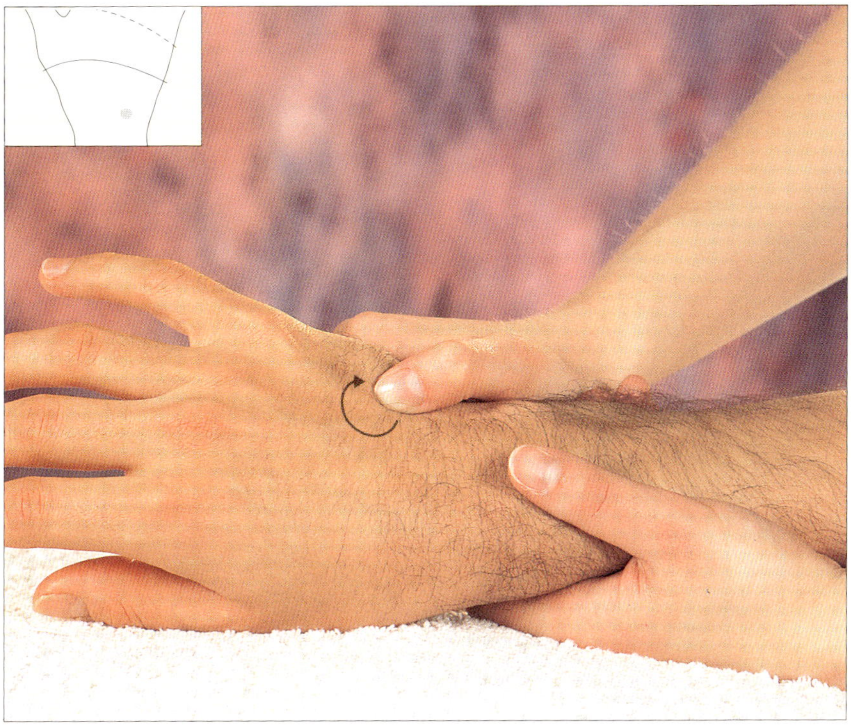

1 Die **Reflexzone des Ischiasnervs** zieht sich quer über die Innenseite des Handgelenks *(oben)*. Umfassen Sie mit der rechten Hand die Hand Ihres Patienten, und wandern Sie mit der Kante des rechten Daumens von innen nach außen über das Gelenk. Der Reflexpunkt kann empfindlich sein. Eventuell die Hand mit Ihrer anderen Hand stützen.

2 Die Hand des Patienten umdrehen, auf den Hocker legen *(links)* und mit beiden Händen umfassen. Die Außenkante Ihres rechten Daumens knapp über das Handgelenk legen, in Längszone 4 und 5. Massieren Sie die **Reflexzone des Iliosakralgelenks** in sanften Kreisen mit dem Daumen.

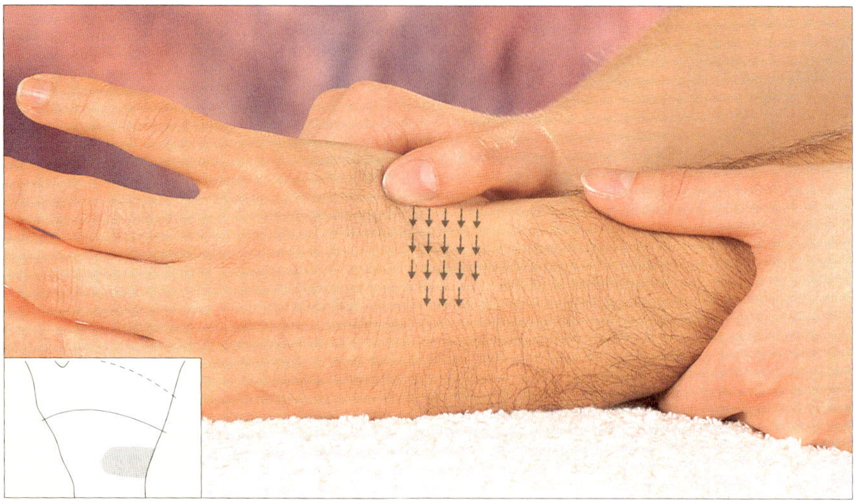

3 Ohne die Haltung Ihrer linken Hand zu verändern, die Außenkante des rechten Daumens auf den fünften Mittelhandknochen legen, oben an die Außenkante der Hand des Patienten *(rechts)*. Hier befindet sich die **Reflexzone der Beckenmuskeln**, aber nur die der rechten Körperhälfte. Mehrmals im Daumengang über das ganze Gebiet wandern.

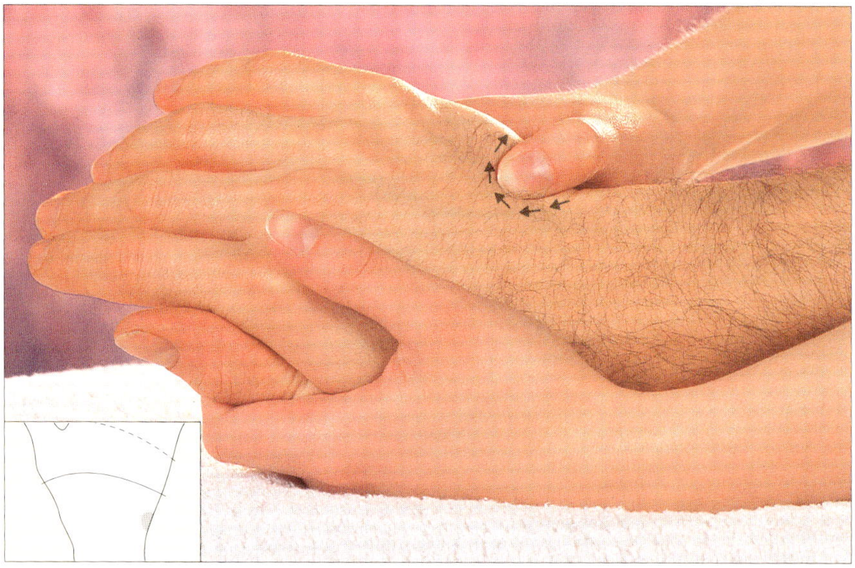

4 Es geht weiter mit den Reflexzonen der rechten Hüfte und des rechten Knies. Beide sind halbmondförmig und liegen an der Außenkante des Handrückens der rechten Hand, zwischen Handgelenk und Taillenlinie. Der **Hüftreflex** *(rechts)* liegt in der Mitte zwischen Gelenk und Taillenlinie. Ihre linke Hand dient als Stütze, während Sie mit dem Daumen den Halbmond abwandern.

5 Der **Kniereflex** *(unten)* liegt im Anschluß an den Hüftreflex und endet knapp unter der Taillenlinie. Die halbmondförmige Zone im Daumengang massieren.

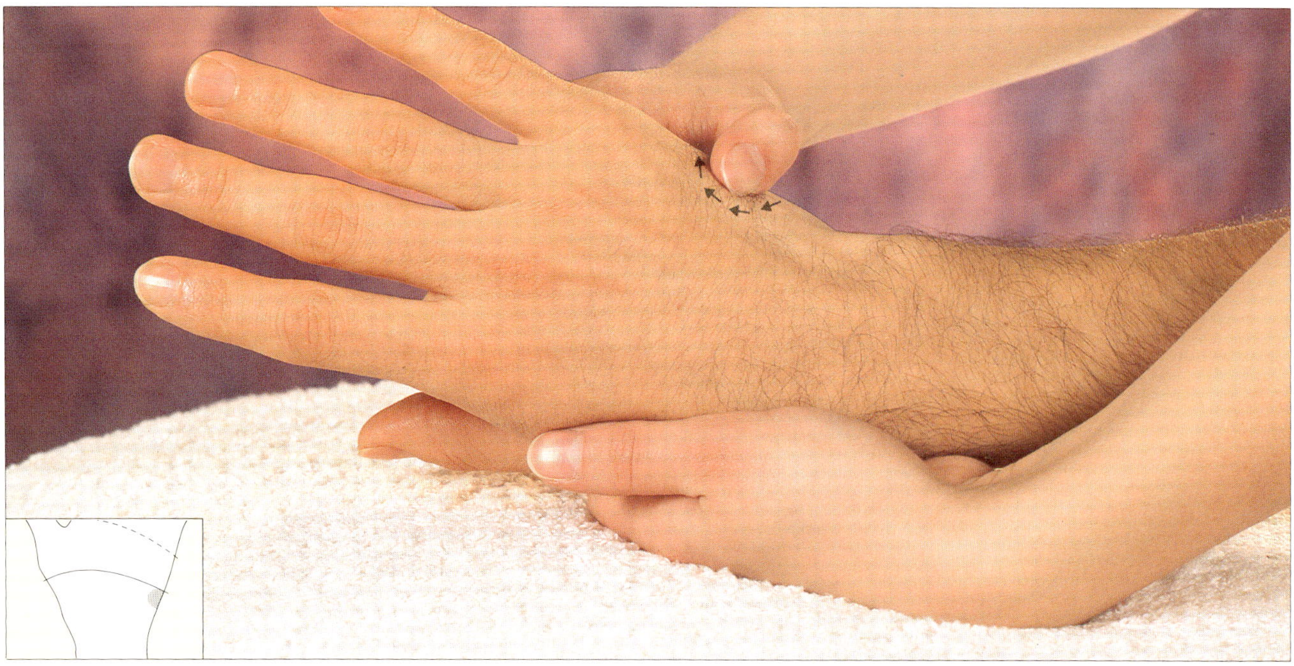

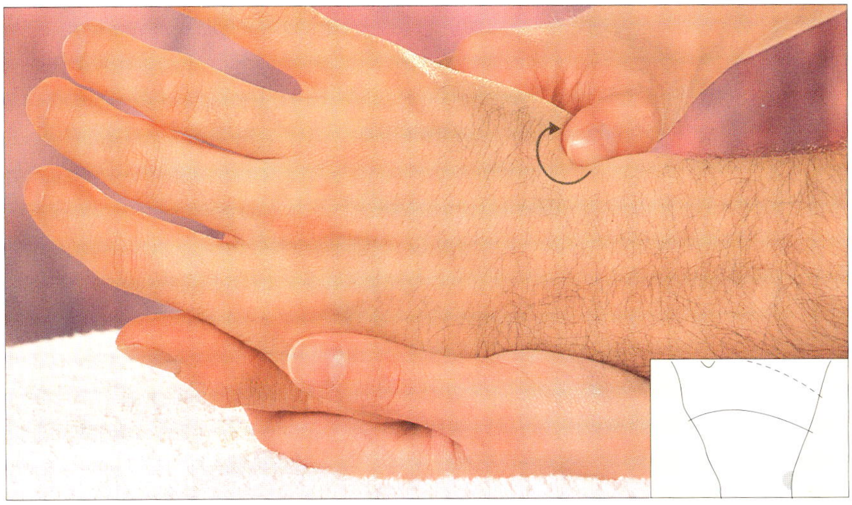

6 Den Daumen vom Kniereflex nehmen und auf das Handgelenk legen *(links)*, unterhalb des Punktes, an dem Sie die Massage des Hüftreflexes begonnen haben. Hier ist der **Reflex des rechten Eierstocks** bzw. **Hodens**. Wenige Sekunden ganz leicht kreisen.

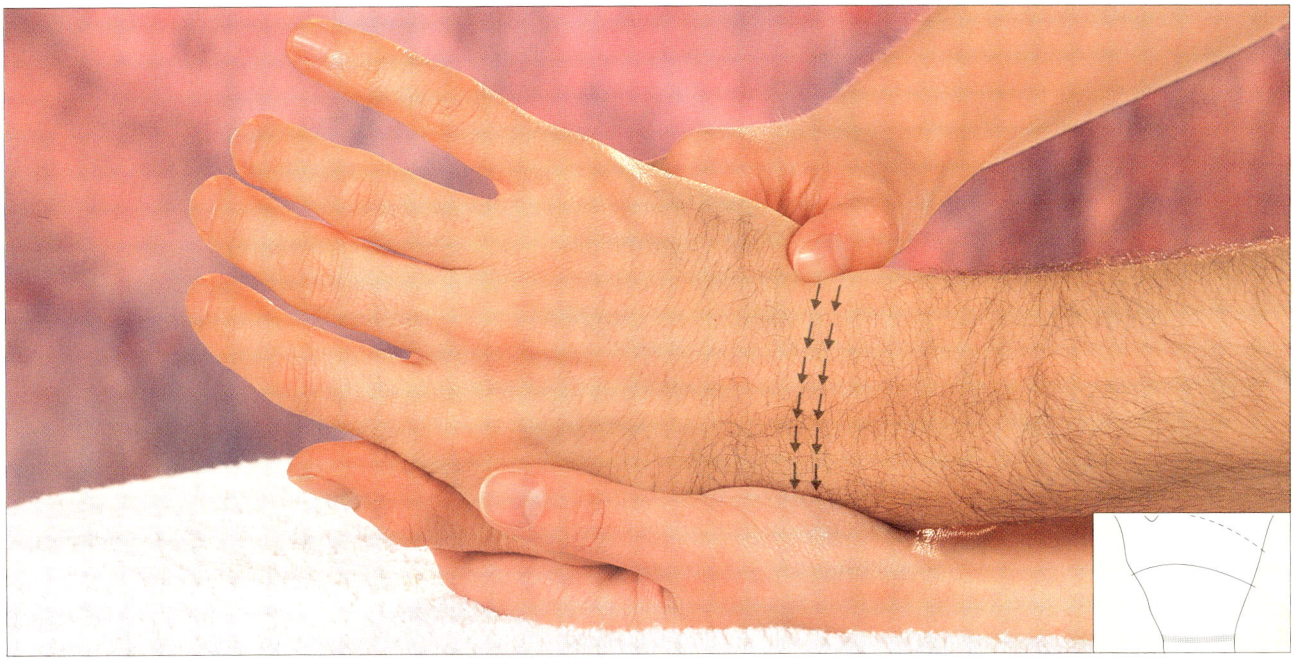

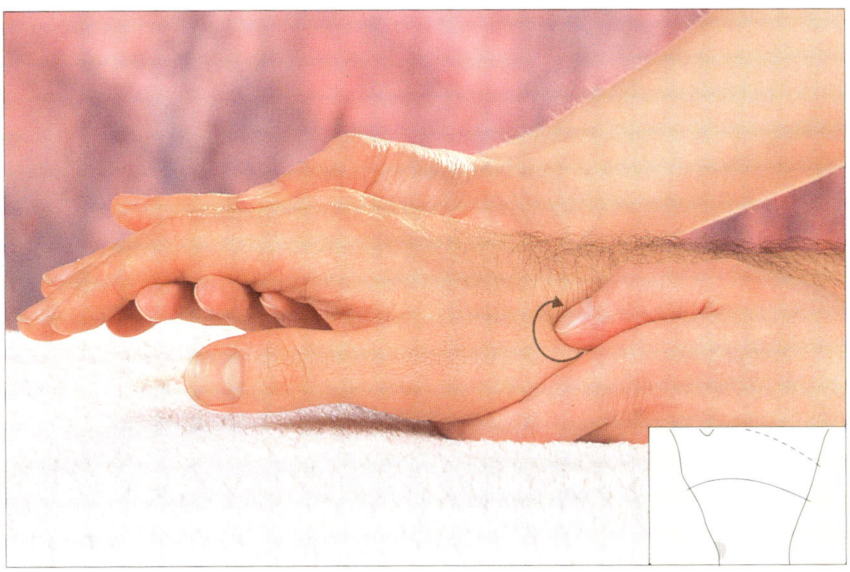

7 Von hier wandern Sie mit dem Daumen über das Handgelenk *(oben)* zur inneren Handkante. Dies ist bei Frauen der **rechte Eileiterreflex**-, bei Männern der **Samenstrangreflexpunkt**.

8 An der Handkante *(links)* finden Sie knapp oberhalb des Handgelenkrückens eine kleine Mulde, die mit der Schwimmhaut von Daumen und Zeigefinger auf einer Linie liegt – den **Reflex von Gebärmutter** bzw. **Prostata**. Nach Handwechsel rechte Hand um die Patientenhand legen, mit dem Arbeitsdaumen darauf kreisen.

Reflexe auf den Fuß- und Handrücken

Zum Abschluß der Reflexzonenmassage werden die restlichen an den Fuß- oder Handrücken gelegenen Reflexe behandelt. Dazu gehören die Brust, die Rückenmitte und das lymphatische System inklusive Lymphdrainage. Bei der Massage der Brustreflexzone kann man eventuell vorhandene Zysten oder Knoten entdecken. Schwellungen im Gebiet der Lymphreflexe können auf geschwollene Lymphknoten hinweisen, die eine Infektion anzeigen. Nach Beendigung der Behandlung dieser Reflexzonen schließen Sie die Behandlung mit der in Teil 1 beschriebenen einfachen Entspannungsmassage für Füße und Hände ab.

Brust

Die eigentliche Funktion der Brust ist die Produktion und Bereitstellung von Milch. Die Milchsekretion unterliegt dem Einfluß von Hormonen, insbesondere des Prolaktins. Die Brustdrüse besteht aus etwa 15 bis 20 einzelnen Drüsenläppchen, die von Fett und Bindegewebe umgeben sind. Sie geben der Brust ihre charakteristische Form. Aus jedem Drüsenläppchen führt ein Milchgang zur Brustwarze. Diese ist von einem dunklen Feld, dem Warzenhof, umgeben. Die Brust kann sich bei Hormonschwankungen vor der Menstruation und während der Schwangerschaft vergrößern. Dieser Reflex ist wichtig bei Brusterkrankungen wie gut- oder bösartigen Knoten und Mastitis.

Rückenmitte

Die Rückenmitte ist das Gebiet zwischen dem zehnten Brust- und dem drittem Lendenwirbel. Eine Reflexmassage ist hilfreich bei allen Rükkenbeschwerden wie Bandscheibenprobleme, Muskelschmerzen, Zerrungen und verschiedene Formen der Arthritis. Dabei ist es angeraten, außer der Reflexzone der Rückenmitte auch die der Wirbelsäule zu massieren.

Lymphatisches System

Das lymphatische System durchzieht weite Teile des Körpers. Es besteht aus den Lymphknoten, die hauptsächlich am Hals, in den Achselhöhlen und in der Leistengegend liegen, und den mit ihnen verbundenen Lymphgefäßen. Diese enthalten eine Gewebsflüssigkeit, die Lymphe. Die Lymphknoten sondern große Mengen von Lymphozyten ab, einer Unterart der weißen Blutkörperchen, die Antikörper gegen Infektionen produzieren. Die Lymphknoten wirken als Barriere gegen die Ausbreitung von Infektionen durch die Lymphgefäße. Die Lymphe bringt Nahrung und Sauerstoff aus dem Blut zu allen Zellen und fließt durch das lymphatische System in den Blutkreislauf zurück. Bei einer Blockade des Lymphflusses kommt es zu Schwellungen (Ödemen). Die Reflexzonen für alle Lymphknoten der oberen Region und die in Achsel, Brust, Bauch, Becken und Lenden befinden sich an den Fußoberseiten und auf den Handrücken. Diese Reflexe sind wichtig bei Infektionen. Die Massage hilft auch, das lymphatische System gesund zu erhalten und damit die Infektionsabwehr zu stärken.

Lymphabfluß

Nach Abschluß der Massage des lymphatischen Systems schließen Sie diesen Teil der Behandlung mit einer Massage des Lymphabflußreflexes ab. Dieser liegt zwischen Großzeh und zweitem Zeh und zwischen Daumen und Zeigefinger.

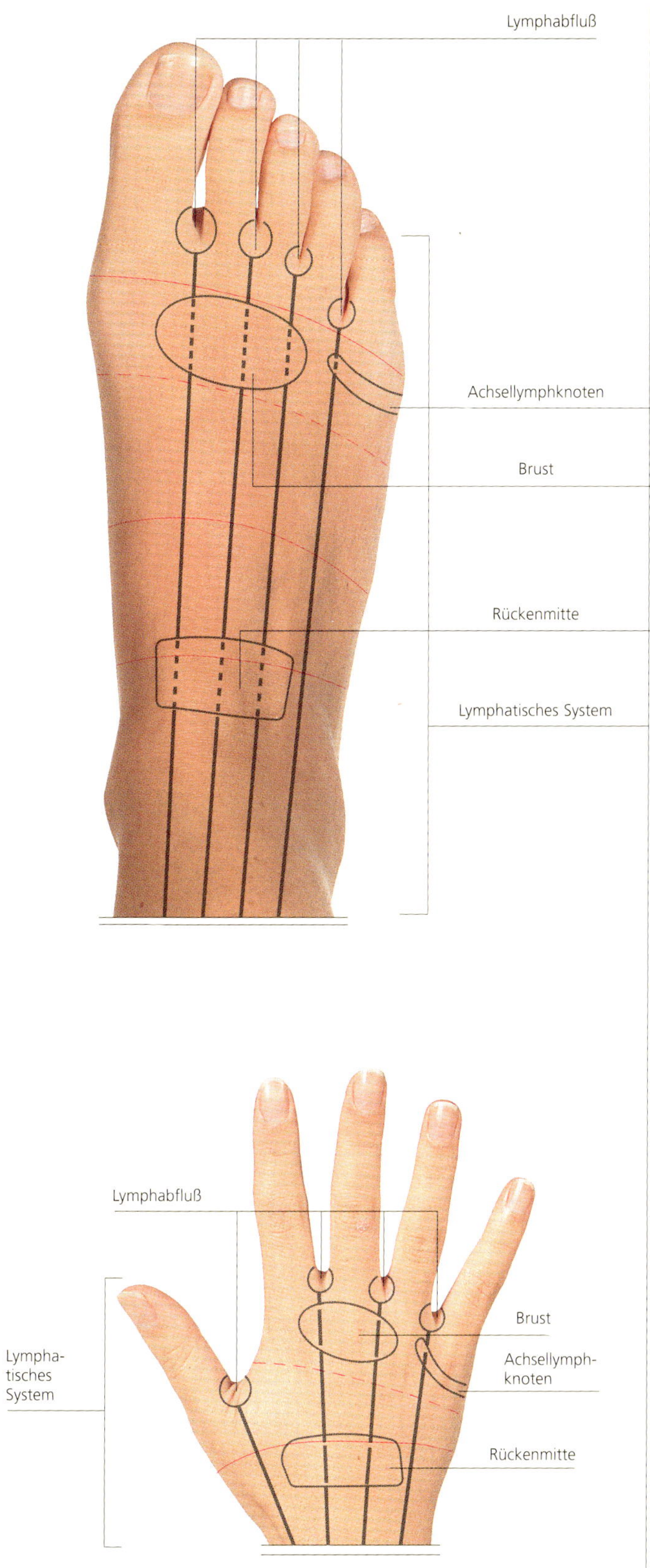

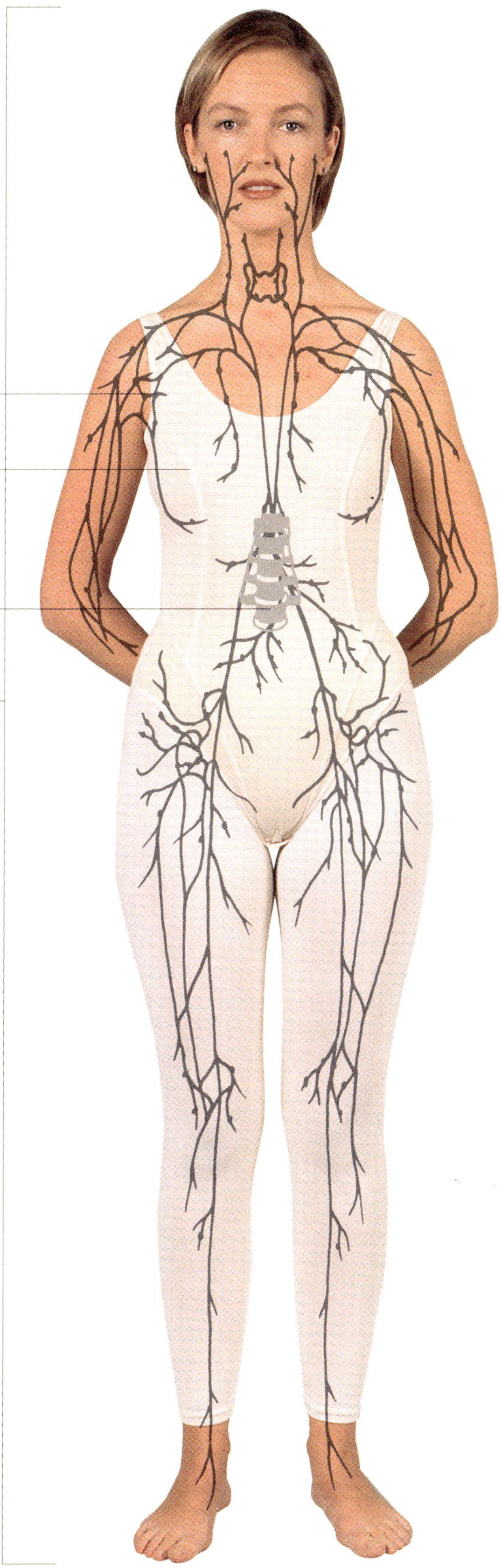

Die Reflexzonen des lymphatischen Systems liegen auf allen fünf Längszonen. Sie verlaufen vom Zehenansatz zum Fußknöchel und vom Fingeransatz zum Handgelenk.

Reflexe auf dem Fußrücken

Die restlichen auf dem Fußrücken gelegenen Reflexzonen sind der Brust, der Rückenmitte und dem lymphatischen System zugeordnet. Sie liegen im Gebiet zwischen dem Zehenansatz und dem oberen Rand des Fußknöchels. Falls dort bei älteren Menschen die Adern stark hervortreten, müssen Sie sehr vorsichtig sein und besonders behutsam vorgehen, damit keine Blutergüsse entstehen.

Bei der Behandlung der Brustreflexe müssen Sie darauf achten, ob Sie etwas Ungewöhnliches spüren, was auf Knoten oder Zysten in den Brüsten hinweisen könnte. In diesem Fall einen Arztbesuch empfehlen.

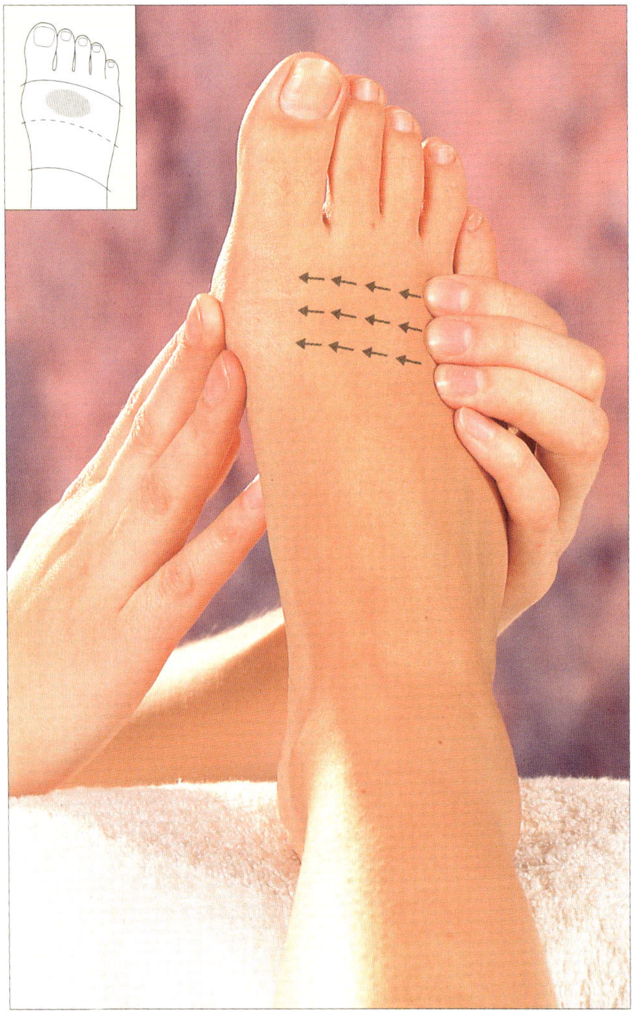

1 Der **Brustreflex** erstreckt sich zwischen Zehengrundgelenk und Zwerchfellinie über alle fünf Zonen des Fußrückens. Den Fuß mit der rechten Hand stützen *(oben)*, den linken Daumen auf die Sohle legen und mit den ersten drei Fingern quer über den Reflex gehen.

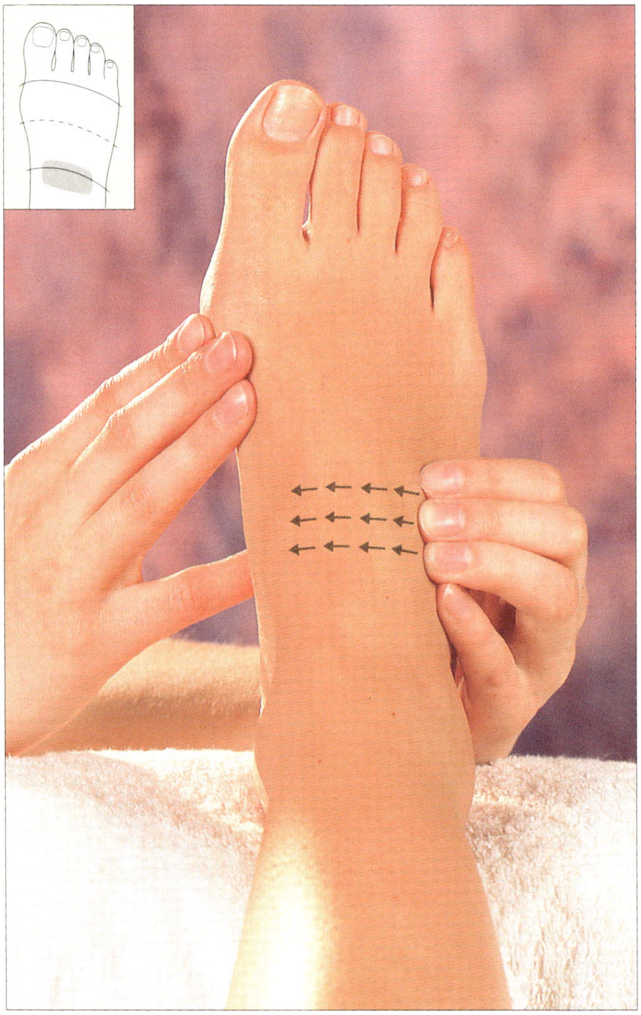

2 Gleiten Sie mit der Arbeitshand auf dem Fußrücken bis zum **Rückenmittereflex**, der kurz unterhalb der Taillenlinie liegt *(oben)*. Waagrecht im Fingergang fast bis zum Knöchel über alle fünf Zonen wandern. Der Daumen der Arbeitshand sollte auf der Fußsohle bleiben.

3 Die Massage des Lymphsystems *(rechts)* beginnt mit dem **Reflex der Lymphknoten** der rechten Achselhöhle, der direkt unter dem Schulterreflexpunkt liegt. Mit dem linken Zeigefinger auf dem Reflex und dem Daumen auf der Sohle langsam kreisen.

4 **Weitere Reflexzonen des lymphatischen Systems** verlaufen von den Schwimmhäuten zum Knöchel *(unten)*. Die Sohle mit der linken Hand stützen. Mit dem Daumen von der Schwimmhaut zwischen erstem und zweitem Zeh die erste Zone hinunterwandern und auf den übrigen Zonen wiederholen.

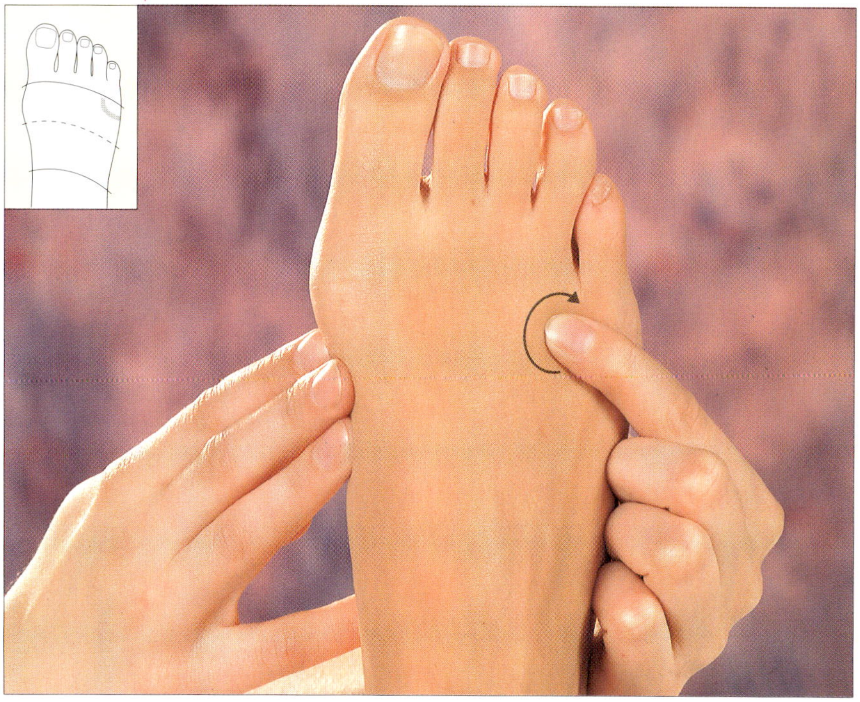

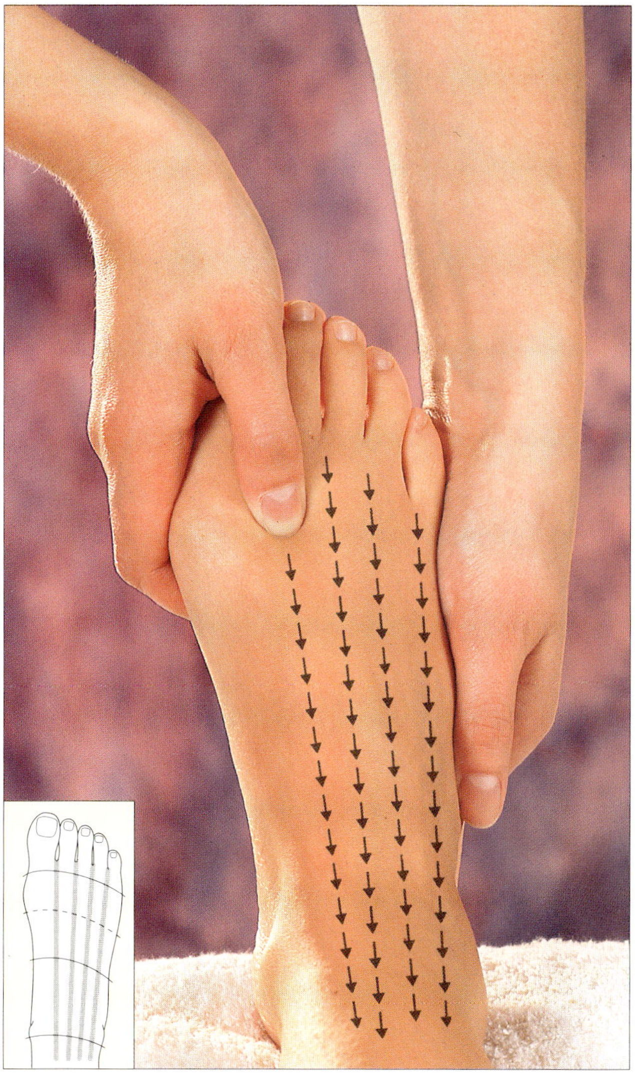

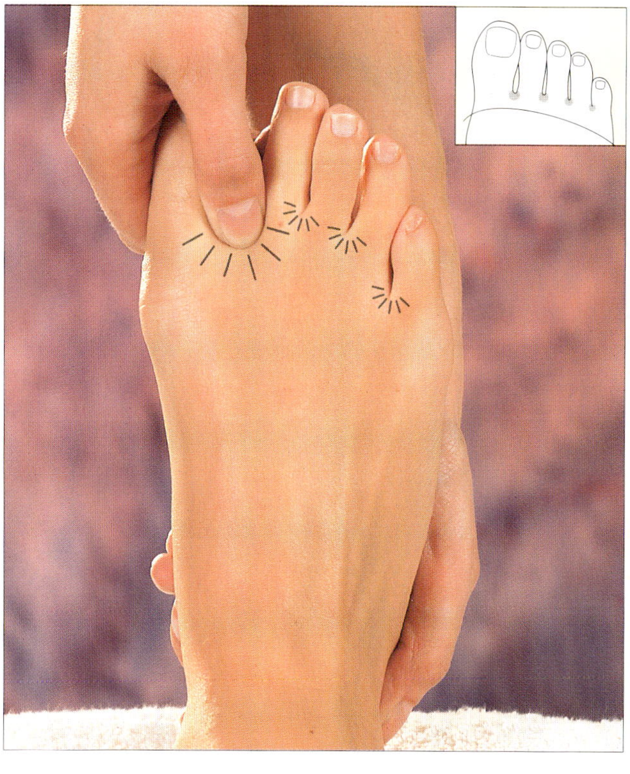

5 Die **Reflexzonen des Lymphabflusses** liegen auf den Schwimmhäuten der Zehen (oben). Die wichtigste ist die zwischen dem ersten und zweiten Zeh. Fuß mit der linken Hand stützen und mit Daumen und Zeigefinger der rechten alle Schwimmhäute kneifen und ausstreifen.

Reflexe auf dem Handrücken

Auf dem Handrücken befinden sich die Reflexzonen der Brust, der Rückenmitte und des lymphatischen Systems. Die Reflexzonen der oberen Lymphknoten liegen knapp unterhalb der Schwimmhäute, die der Bauchregion unterhalb der Zwerchfellinie, und zwar in allen fünf Längszonen. Die Becken- und Leistenlymphknoten befinden sich auf dem Handgelenk oben. Bei deutlich hervortretenden Adern vorsichtig vorgehen. Wegen der Verbindung mit dem lymphatischen System spielt der Handrücken eine wichtige Rolle für den Aufbau der Abwehrkräfte.

1 Die **Brustreflexzone** *(rechts)* liegt oberhalb der Zwerchfellinie und geht über alle fünf Zonen. Stützen Sie die Hand des Patienten mit Ihrer linken Hand, und legen Sie Ihren Arbeitsdaumen auf den Knöchel des kleinen Fingers. Von dort waagrecht über den Reflex der rechten Brust wandern.

2 Während Ihre Linke weiter als Stützhand fungiert *(unten)*, führen Sie den Arbeitsdaumen nach unten, knapp unter die Taillenlinie. Dann quer über alle fünf Zonen zum Handgelenk wandern. Hier ist der **Reflex der Rückenmitte**. Falls dies dem Patienten unangenehm ist, nur ganz leicht drücken.

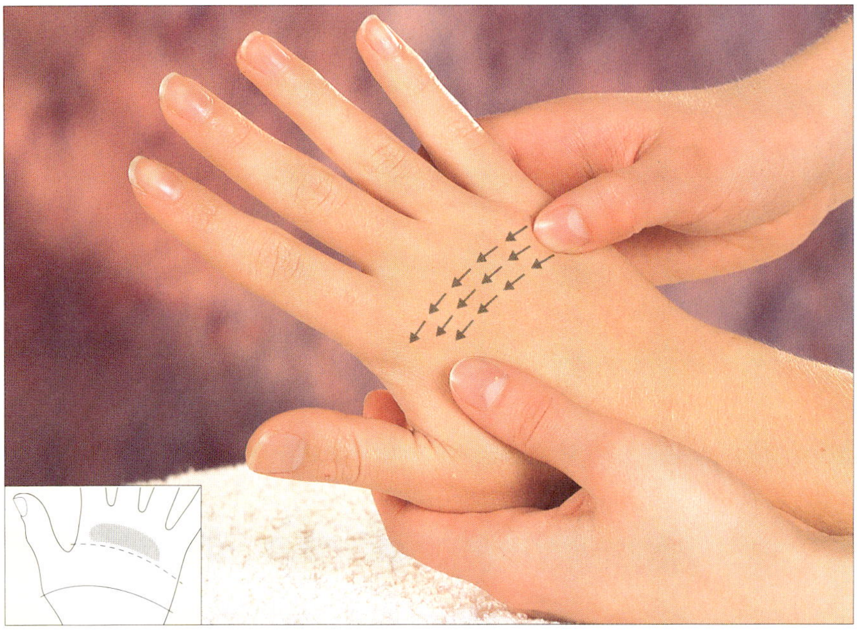

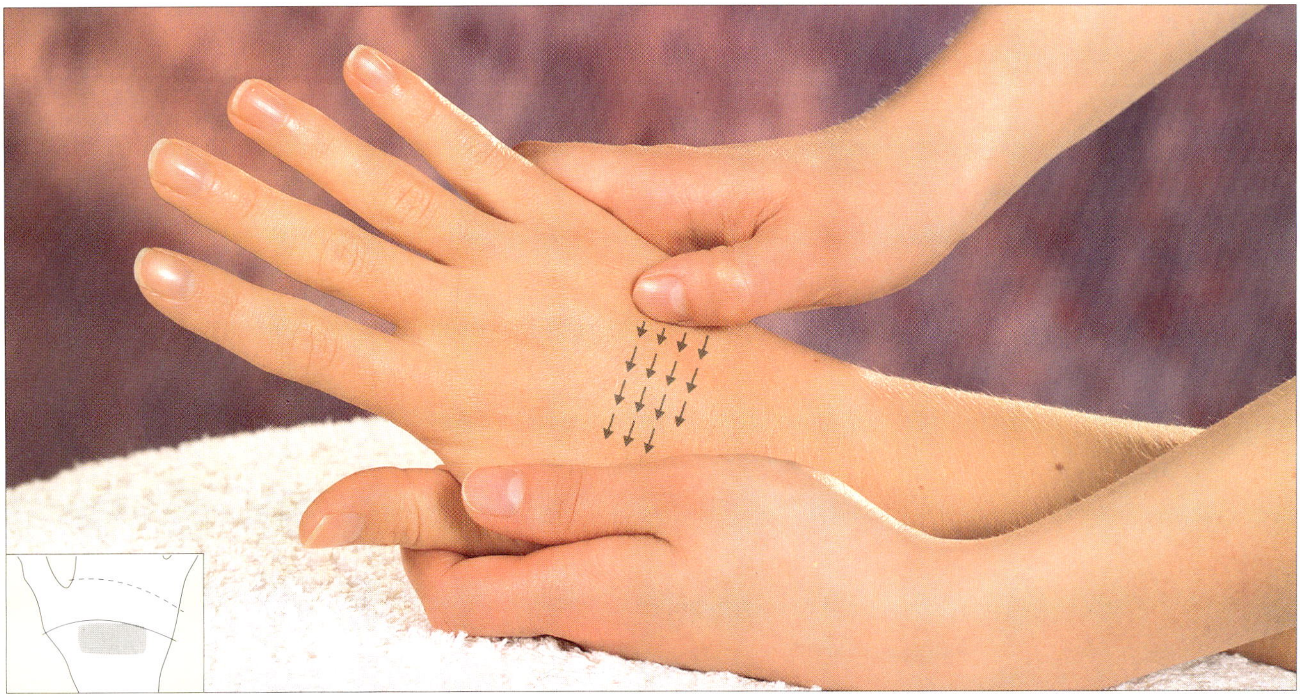

3 Beginnen Sie die Behandlung des lymphatischen Systems an den **Lymphknoten der rechten Achselhöhle**. Deren Reflexzone liegt auf dem Knöchel des kleinen Fingers. Während die Linke weiter stützt, wandert Ihr rechter Daumen über dieses Gebiet.

4 Die **Reflexe des übrigen lymphatischen Systems** liegen auf den fünf Längszonen *(unten rechts)* zwischen Schwimmhaut und Handgelenk. Mit Daumen oder Fingern Ihrer Rechten wandern Sie zwischen den Mittelhandknochen zu den Handwurzelknochen.

5 Der **Lymphabflußreflex** wird zuletzt behandelt. Mit Daumen und Zeigefinger der rechten Hand *(ganz unten)* die Schwimmhäute zwischen den Fingern sanft drücken. An der Kleinfingerseite beginnen, am Hauptpunkt zwischen Daumen und Zeigefinger aufhören.

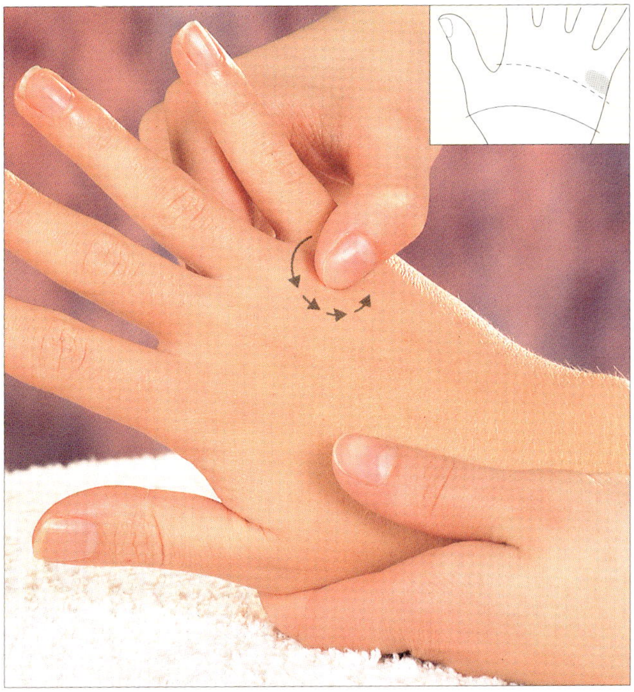

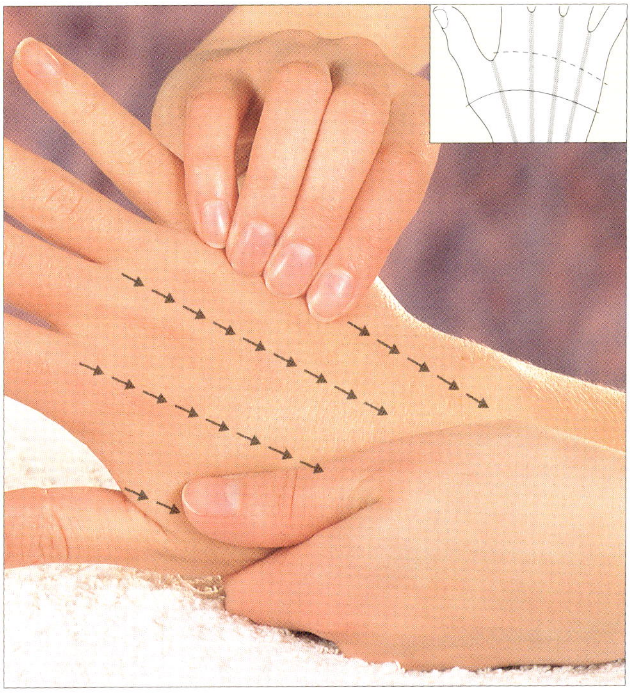

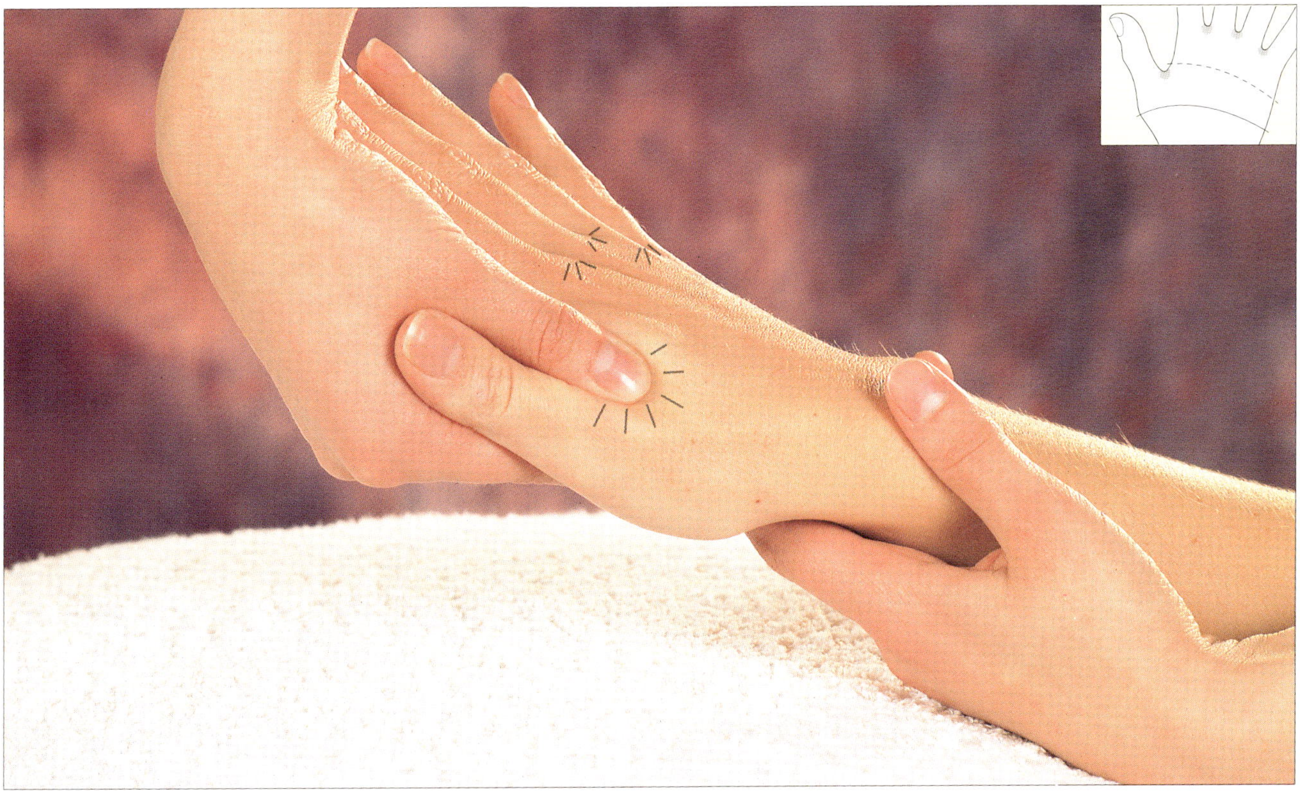

So beenden Sie die Fußbehandlung

Wenn Sie alle Reflexe an den Füßen bearbeitet haben, führen Sie zum Schluß eine Fußmassage durch, die der Entspannung des Patienten dient und den Energiefluß stimuliert. Bei nervösen oder gestreßten Patienten können Sie diese Massage auch schon vor der Reflexzonenbehandlung ausführen. Die fünf Grundtechniken – Kneten, Wringen, Dehnen, Fingerkreisen und Ausstreichen – sind in eben dieser Reihenfolge am wirkungsvollsten. Wie lange die Massage jeweils dauern soll, können Sie selbst am besten beurteilen.

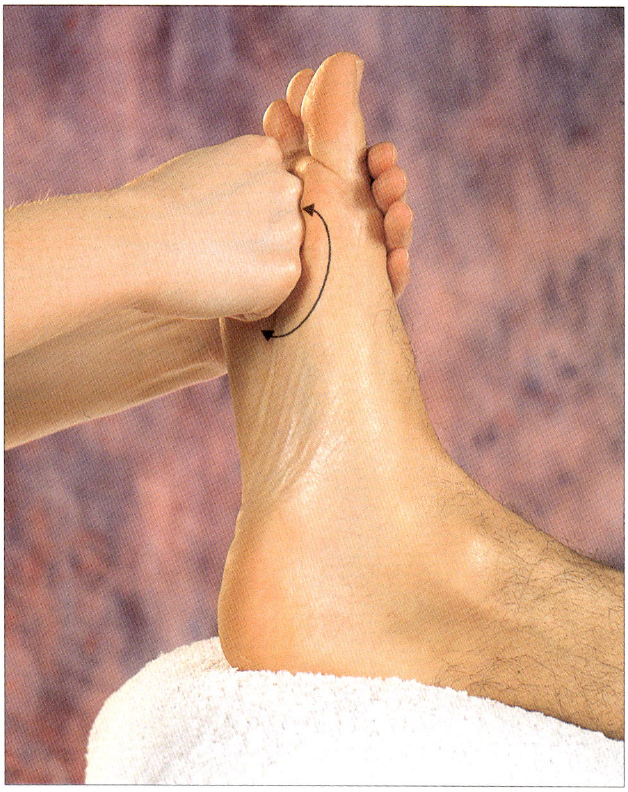

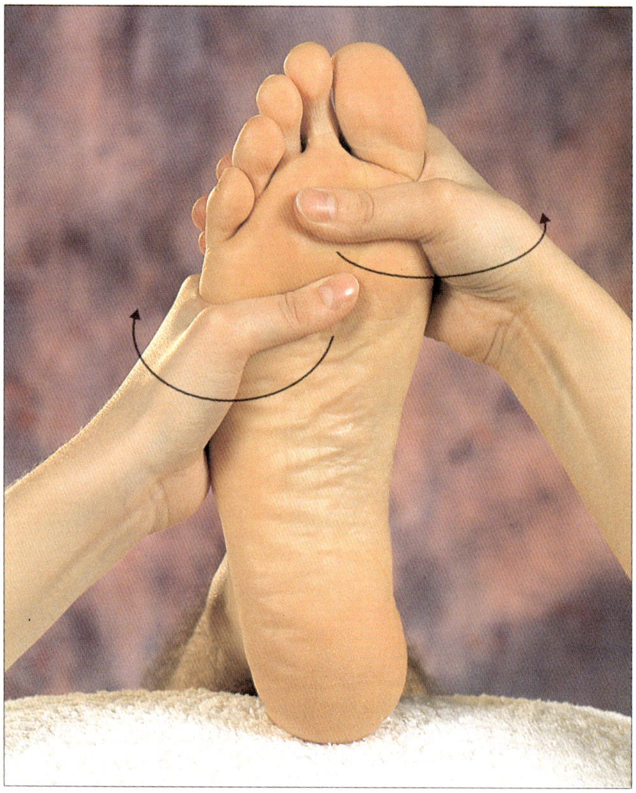

1 Legen Sie eine Hand um den Vorderfuß und die andere, zur Faust geballt, auf die Fußsohle *(oben)*. Beide Hände kneten nun mit kreisenden Bewegungen den ganzen Fuß durch. Eine wunderbare Technik zur Energieanregung und Entspannung.

2 Umfassen Sie den Fuß auf beiden Seiten unterhalb der Zehen *(oben rechts und rechts)*. Die Daumen liegen auf der Sohle. Während Sie den Fuß wie beim Wringen sanft nach vorn und hinten drehen und biegen, langsam bis zum Fußknöchel wandern.

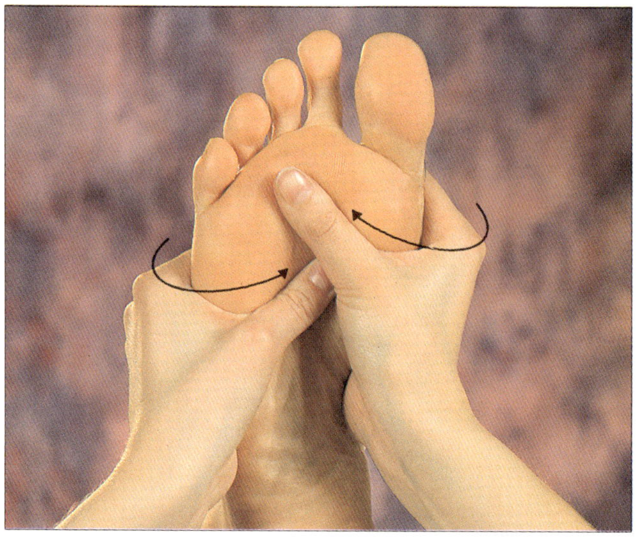

3 Bei unveränderter Handhaltung *(unten)* den Fuß mit beiden Händen in Richtung der Zehen langziehen. Mehrmals wiederholen. Dies bewirkt im ganzen Körper, besonders in der Wirbelsäule, ein Gefühl, als würde er nach oben gestreckt. Gut für Schreibtischarbeiter.

4 Legen Sie die Finger beider Hände an die Zehen *(unten rechts)* und Ihre Daumen auf die Fußsohle. Arbeiten Sie sich in winzigen Kreisen über Spann und Seiten des Fußes bis zu den Knöcheln vor. Diese Technik stimuliert das lymphatische System und ist die entspannendste überhaupt.

5 Beenden Sie die Massage mit dem Ausstreichen *(unten links)*. Dies stimuliert die Nervenendigungen und wirkt sehr beruhigend. Am Knöchel beginnend, streichen Sie mit den Fingern beider Hände den Spann und die Seiten der Füße in einer sanften Aufwärtsbewegung aus.

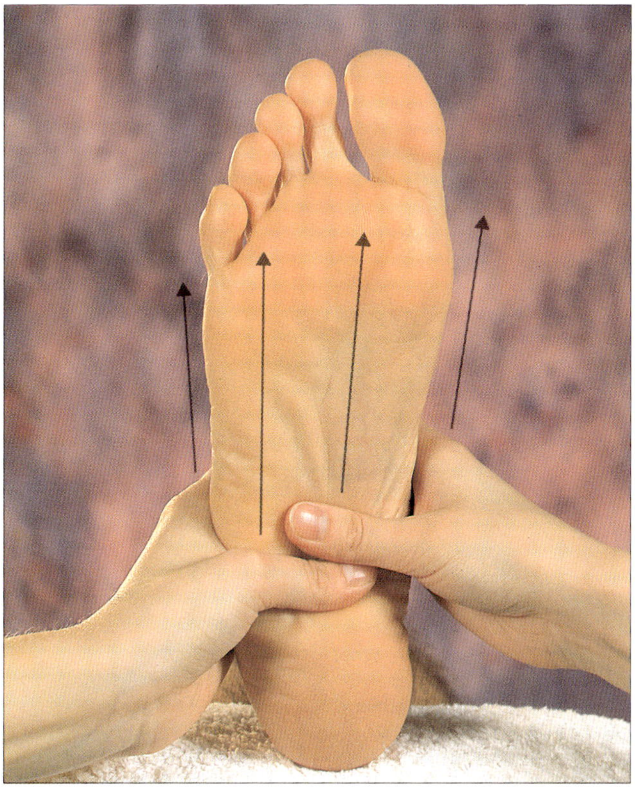

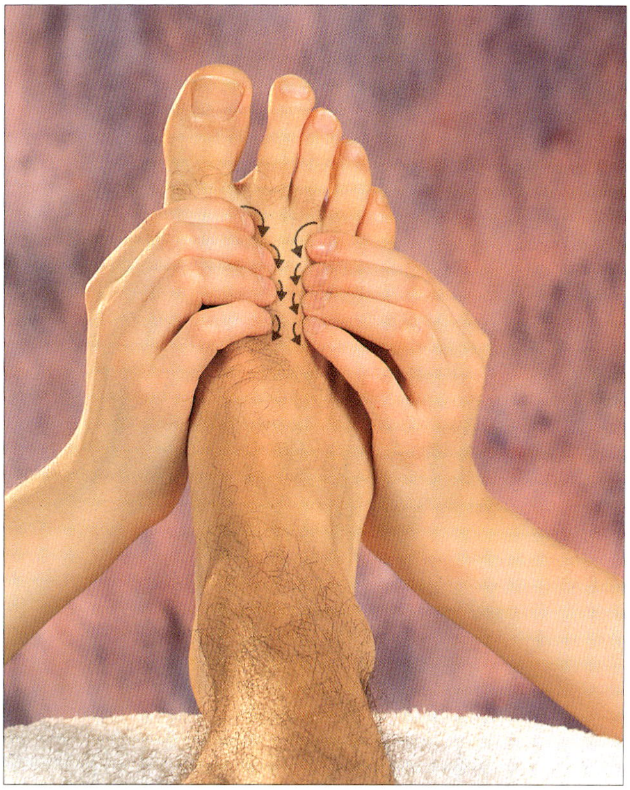

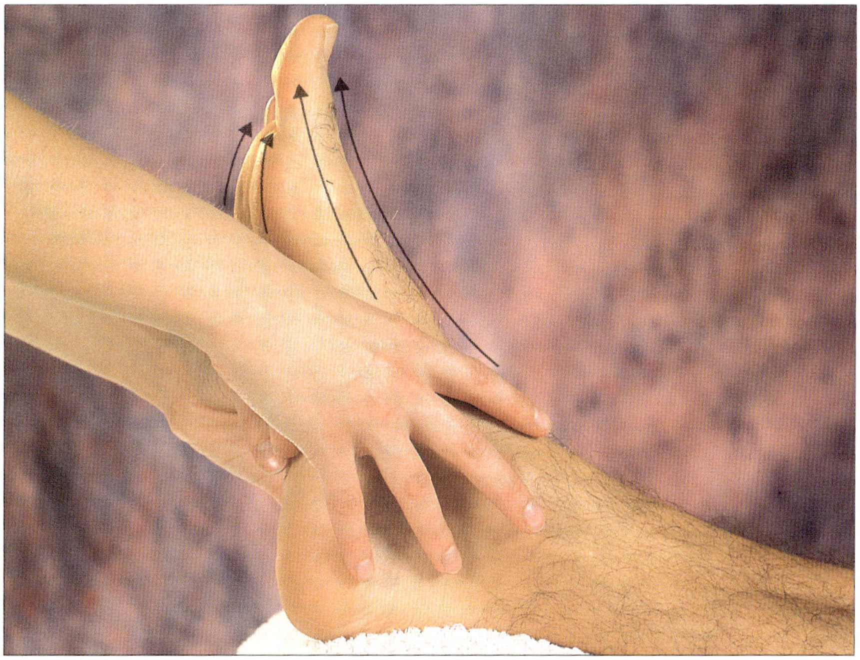

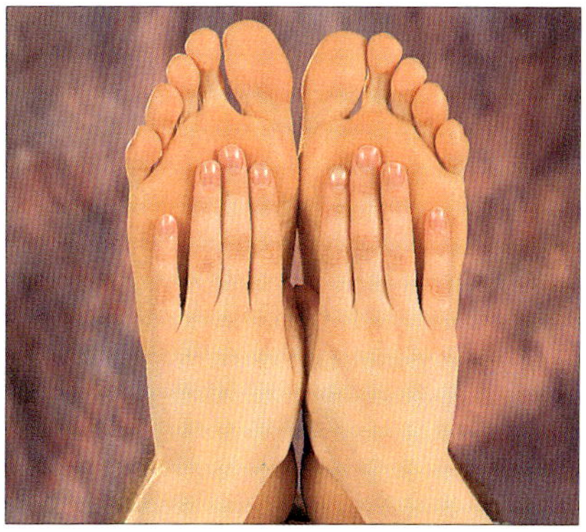

6 Nachdem Sie beide Füße massiert haben, drücken Sie Ihre Handteller gegen die Fußsohlen *(oben)*. Stellen Sie sich einen kraftspendenden goldenen Lichtstrahl vor, der durch Ihren Scheitel in Ihre Hände und von dort in die Füße Ihres Patienten strömt.

So beenden Sie die Handbehandlung

Vergewissern Sie sich, daß Sie jeden einzelnen Reflex an beiden Händen bearbeitet haben. Um die Behandlung abzuschließen, wenden Sie nun dieselben Massagetechniken wie an den Füßen an, und zwar in derselben Reihenfolge. Bei sehr verkrampften Patienten können Sie dies schon vor der eigentlichen Behandlung tun. Diese Massage ist energieanregend und entspannend zugleich. Bei arthritischen Händen mit geschwollenen oder deformierten Gelenken müssen Sie beim Kneten, Wringen und Dehnen sehr vorsichtig sein, damit Sie keinen Schaden anrichten.

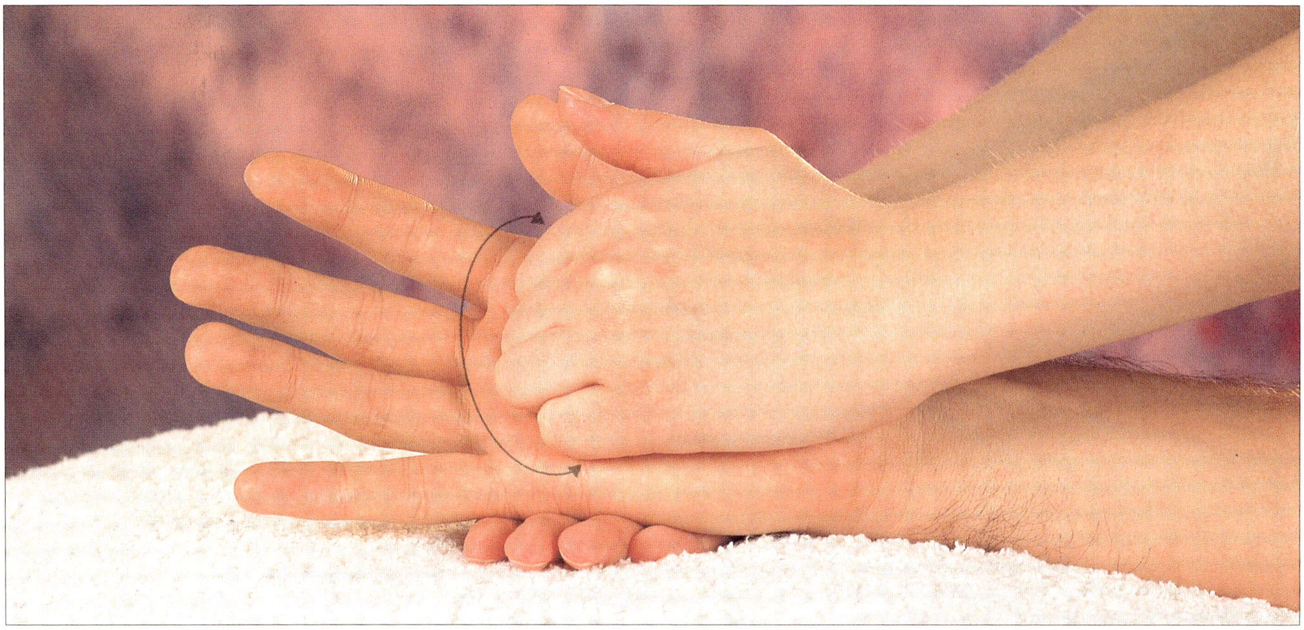

1 Sie beginnen Ihre Massage mit dem Kneten *(oben)*. Legen Sie eine Hand unter die des Patienten und die andere zur Faust geballt in seinen Handteller. Drücken und kreisen Sie nun mit beiden Händen zugleich. Dies ist eine ausgezeichnete Technik, um die Körperenergie anzuregen. Zugleich kräftigt sie die Hände.

2 Legen Sie Ihre Hände an den Fingergrundgelenken um die Hand des Patienten *(rechts)*. Drehen und biegen Sie die Hand mit wringenden Bewegungen vor und zurück, dabei langsam zum Gelenk wandern. Mit dieser Methode werden die Knochen und Organe im Körperinnern gedehnt.

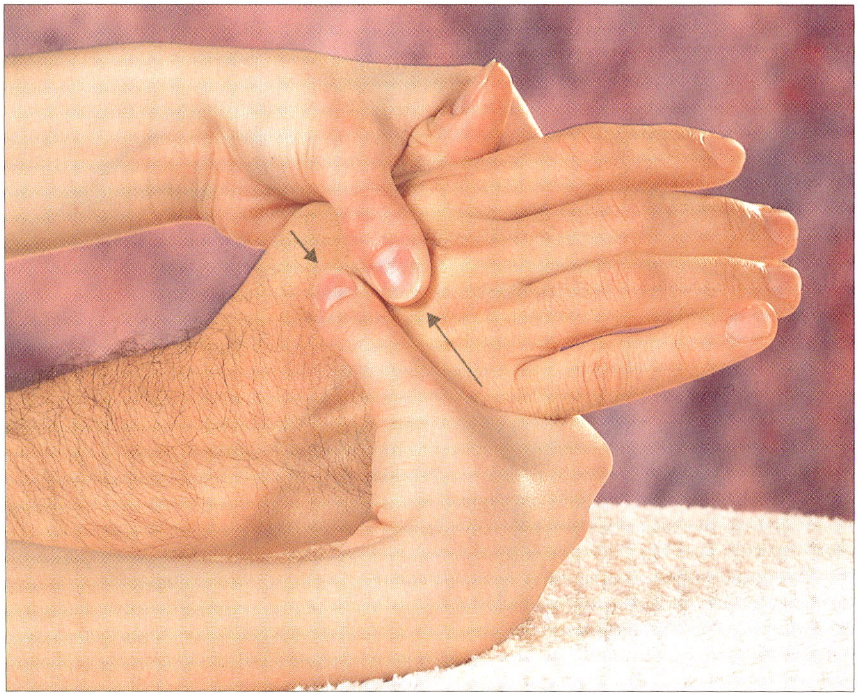

3 Am Handgelenk beginnend, ziehen Sie mehrmals die Hand des Patienten zu den Fingern hin *(unten)*. Dabei fühlt sich der ganze Körper so an, als würde er nach oben gestreckt, besonders die Wirbelsäule. Dieser Griff dient zur Lösung von Verspannungen in Wirbelsäule, Muskeln und Organen.

4 Legen Sie Ihre Daumen in den Handteller und die Finger auf den Handrücken Ihres Patienten *(unten rechts)*. Massieren Sie mit winzigen Kreisbewegungen von den Knöcheln bis zu den Handgelenken und um diese herum. Diese Technik kann sehr entspannend wirken.

5 Nun die Handteller und -rücken mit sehr sanften, streichenden Bewegungen massieren *(ganz unten links)*. An der Innenseite des Handgelenks beginnen, leicht mit allen Fingern aufwärts streichen. Die Hand umdrehen und dasselbe am Handrücken wiederholen.

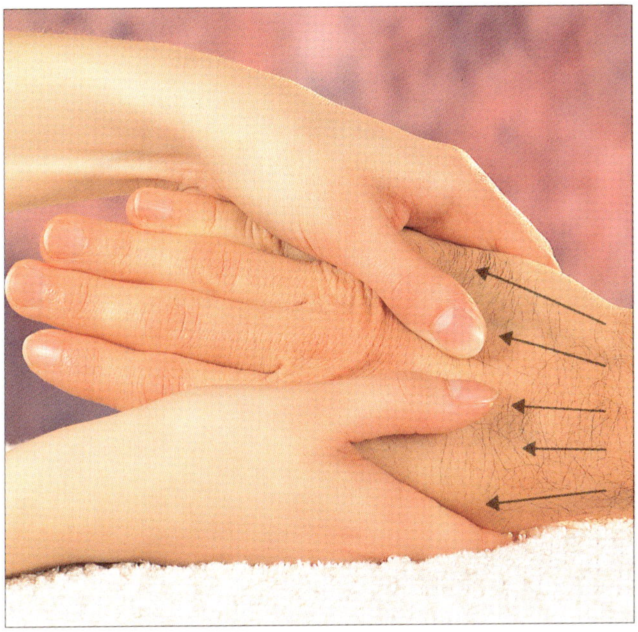

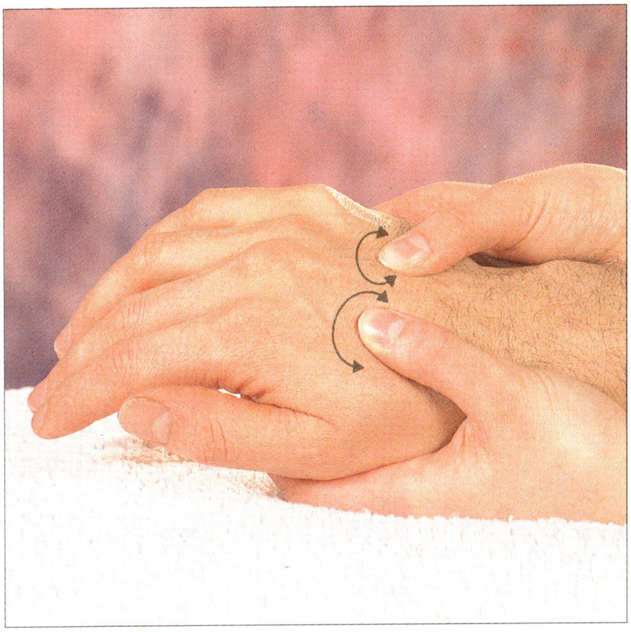

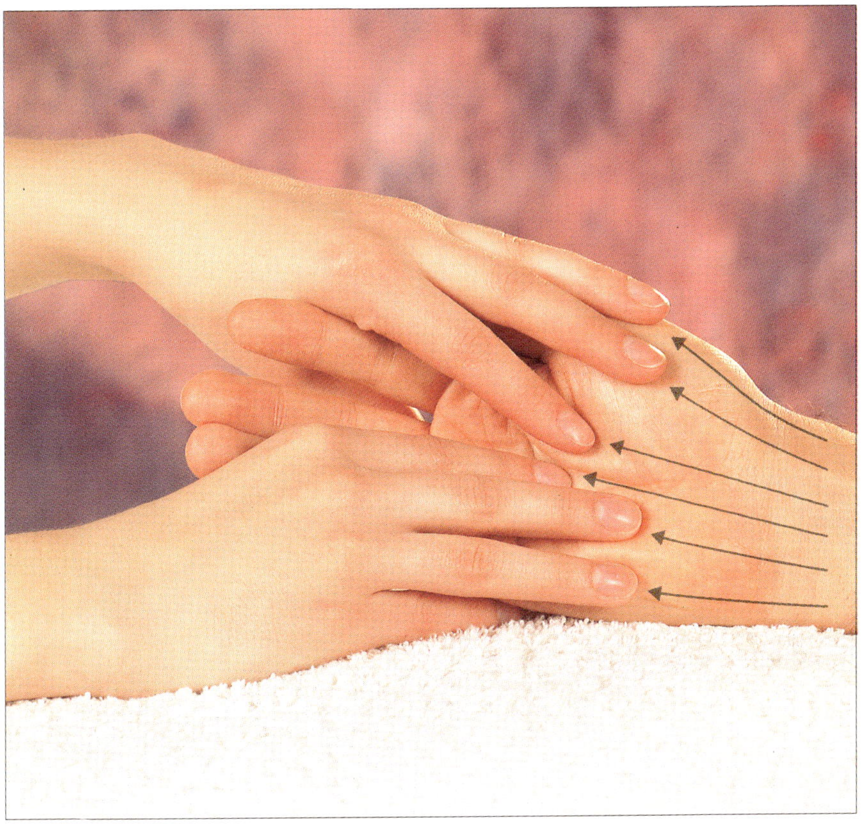

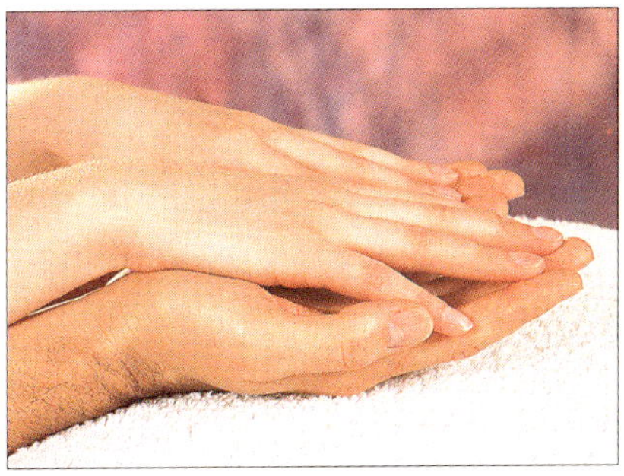

6 Zum Abschluß die Handflächen auf die Ihres Patienten legen *(oben)*. Stellen Sie sich vor, daß aus dem Universum ein kraftspendender goldener Lichtstrahl durch Ihren Scheitel in Ihre Hände strömt, in die Hände Ihres Patienten hinüberfließt und sich dann in seinem Körper ausbreitet, um ihm Kraft und Stärke zu verleihen. Verharren Sie so lange in dieser Stellung, wie es Ihnen notwendig erscheint.

Die Behandlung bestimmter Krankheiten mit Reflexzonenmassage

Nicht selten führt eine Behandlung mit Reflexzonenmassage zur Aufdeckung eines krankhaften Zustands. Schmerzhafte Reflexe deuten auf Störungen hin. Reflexzonenmassage ist jedoch kein diagnostisches Verfahren. Vergessen Sie deshalb nicht, Ihrem Patienten den Rat zu geben, im Fall ernster Beschwerden zum Arzt zu gehen.

Einige jener Erkrankungen, die durch Reflexzonenmassage gelindert werden können, sind im folgenden unter den Organsystemen aufgelistet, mit denen sie eine unmittelbare Verbindung haben.

Die Beschreibung der Ursachen und Symptome soll dem Verständnis der Eigenart dieser Beschwerden dienen; außerdem werden jeweils die weiteren zu berücksichtigenden Reflexzonen aufgeführt, die zusätzlich (Zus) zu behandeln sind.

Und denken Sie daran, daß vor jeder Behandlung spezifischer Beschwerden eine vollständige Reflexzonenmassage durchgeführt werden sollte.

Wirbelsäule

Lähmungen Durch die Wirbelsäule verläuft das Rückenmark, eine Kette von Nervenbündeln. Sie verbindet das Gehirn mit allen anderen Körperorganen, stellt eine Sendeleitung für die hin- und hergehenden Impulse dar und ermöglicht so die Kontrolle der Bewegungen und die Lokalisation der Empfindungen. Weist sie Verletzungen auf, kommt es unterhalb der beschädigten Stelle zu Fühllosigkeit, Muskelschwäche oder Lähmung.
Zus: Kopf, Gehirn, Wirbelsäule; die von Lähmung betroffenen Zonen.

Meningitis spinalis Dies ist eine durch bakterielle oder virale Infektion hervorgerufene Entzündung der Hirnhaut oder Rückenmarkshäute. Zu den Symptomen gehören Fieber, Kopfschmerzen, Übelkeit, Brechreiz, Versteifung des Nackens und übermäßige Lichtempfindlichkeit. Diese gefährliche Erkrankung bedarf der unverzüglichen medizinischen Behandlung. Reflexzonenmassage kann während der Rekonvaleszenz von großem Nutzen sein.
Zus: Kopf, Gehirn, Wirbelsäule, Lymphbahnen und Milz.

Kopf

Epilepsie Sie ist durch elektrische Probleme im Kommunikationssystem des Gehirns bedingt. Man unterscheidet verschiedene Formen mit jeweils charakteristischen Symptomen. Am häufigsten ist der Anfall mit Bewußtlosigkeit; bei allgemeiner Muskelstarre kommt es zu heftigen krampfartigen Zuckungen. Es gibt auch Anfallsformen ohne Bewußtlosigkeit. Die Behandlung sollte jede allzu starke Stimulation vermeiden, da sie einen Anfall auslösen könnte.
Zus: Gehirn, innersekretorische Drüsen, Wirbelsäule und Verdauungsapparat.

Kopfschmerzen Sie entstehen durch Streß und Überanstrengung, verursachen Verspannungen von Muskeln und Blutgefäßen im Bereich des Kopfs und Nackens und könnten auch Symptom anderer Erkrankungen sein. Außerdem gehören übermäßiger Alkoholgenuß, übermäßiges Essen, wenig oder zuviel Schlaf, ein hoher Geräuschpegel und ungelüftete Räume zu den möglichen Ursachen.
Zus: Kopf, Wirbelsäule, Nasennebenhöhlen, Augen, Nacken, Verdauungsapparat, Leber und Solarplexus.

Migräne Sie äußert sich in starken, auf eine Kopfseite beschränkten Schmerzen. Die genaue Ursache ist medizinisch nicht bekannt, die Anfälligkeit möglicherweise erblich bedingt. Zu den mitverursachenden Faktoren können hormonelle Störungen sowie eine Empfindlichkeit gegen bestimmte Nahrungsmittel, wie etwa Käse oder Schokolade, gehören. Migräneattacken kann eine abnorme Müdigkeit vorausgehen, die nicht selten mit Übelkeit, Brechreiz und einer Lichtempfindlichkeit, manchmal auch mit Sehstörungen einhergeht.

Zus: Kopf, Solarplexus, Wirbelsäule, Nacken, Nasennebenhöhlen, Augen, Hypophyse, Schilddrüse, Eierstöcke, Verdauungsapparat und Leber.

Schlaflosigkeit Die möglichen Ursachen sind zahlreich und reichen von Streß, Angst, spätem Abendessen bis zu übermäßigem Genuß von Tee und Kaffee. Wer unter Schlaflosigkeit leidet, sollte zur Aufklärung der Ursachen auf seinen Lebensstil achten.
Zus: Kopf, Gehirn, Solarplexus, Nebennieren und zum Abschluß jeder Behandlung jeweils eine zusätzliche Fußmassage.

Erkrankungen der Kopfhaut Dazu zählen Milchschorf, ein bei Kleinkindern auftretendes Ekzem, Schuppen, eine abnorm verstärkte Produktion abgestorbener Hautpartikelchen auf der behaarten Kopfhaut, Psoriasis oder Schuppenflechte, eine Überproduktion von Zellen, denen die härtende Hornsubstanz (Keratin) fehlt, Ringelflechte, eine Pilzerkrankung, die schuppenartige, juckende Flecken hervorruft.
Zus: Kopf, innersekretorische Drüsen, Solarplexus und Immunsystem.

Sinusitis Dies ist eine Entzündung der Nasenneben- oder Stirnhöhlen. Sie entsteht gewöhnlich durch Virusinfektion, beispielsweise eine Erkältung, auch infolge von Allergien. Symptomatisch sind eine verstopfte Nase, ein dicklicher Ausfluß gelbgrünen Schleims, Kopfschmerzen über einem oder beiden Augen und, falls die Kieferhöhlen betroffen sind, schmerzende Wangen.
Zus: Kopf, Gesicht, Augen, Hals und das lymphatische System.

Katarrh Zu den Symptomen des Katarrhs oder Schnupfens gehört die Nasenverstopfung mit Ausfluß einer klaren oder verdickten trüben Flüssigkeit. Häufigste Ursachen sind Infektion durch Viren, Allergien, Nasenpolypen und eine zu geringe Luftfeuchtigkeit.
Zus: Kopf, Gesicht, Hals und Lymphdrüsen. Bei Verdacht einer Nahrungsmittelallergie sollte den Reflexen des Verdauungsapparats besondere Beachtung geschenkt werden.

Augen

Grauer Star (Katarakt) Hier verliert die Augenlinse ihre Transparenz durch eine fortschreitende Trübung ihrer geleeartigen Eiweißsubstanz. Der Lichteintritt ist blockiert, oder die einfallenden Lichtstrahlen werden verzerrt, so daß die Sehkraft nachläßt. Häufigste Urache ist eine altersbedingte Zersetzung der Linse. Im fortgeschrittenen Stadium hat die Linse ein weißlich getrübtes Aussehen.
Zus: Kopf und Augen.

Bindehautentzündung (Konjunktivitis) Diese Entzündung betrifft die transparente Membran zwischen den Augenlidern und dem Weiß des Auges. Sie kann durch Infektion oder Allergie verursacht werden. Die Symptome sind gerötete, wunde Augen, Vereiterung und, bei allergischer Empfindlichkeit, Juckreiz.
Zus: Augen, Kopf, lymphatisches System.

Grüner Star (Glaukom) Hier liegt ein erhöhter Innendruck des Auges vor. Wenn die im Augapfel ständig zirkulierende Flüssigkeit nicht abfließen kann, erhöht sich der Innendruck. Die Symptome sind verschwommene Sicht und Schmerzen bei gerötetem Auge. Eine schwere Attacke kann Kopfschmerzen und Brechreiz verursachen. Medizinische Behandlung ist dringend notwendig. Reflexzonenmassage kann die Rekonvaleszenz unterstützen.
Zus: Kopf, Wirbelsäule, Augen und Solarplexus.

Ohren

Tinnitus Dieser medizinische Terminus bezeichnet unangenehme Ohrengeräusche – ein Sausen, Klingeln, Heulen oder Röhren im Ohr, das nur vom Betroffenen selbst wahrnehmbar ist. Die Geräusche können gelegentlich aufhören oder auch ständig zu hören sein. Die Ursachen sind zahlreich.
Zus: Ohren, Eustachische Röhre, Kopf, Hals, Wirbelsäule und Solarplexus.

Mittelohrentzündung Sie kann durch virale oder bakterielle Infektion hervorgerufen werden, die eine Blockade der Eustachischen Röhre (Ohrtrompete) verursacht. Sie verbindet die Paukenhöhle des Mittelohrs mit der Nase. Die Mittelohrentzündung kann als Folge einer Infektion von Nase und Hals, etwa durch eine Erkältung, entstehen. Die Symptome sind stechende Schmerzen und ein Gefühl von Verstopfung im Ohr, bisweilen erhöhte Körpertemperatur und Beeinträchtigung des Gehörs.

Zus: Ohren, Eustachische Röhre, Gesicht, Hals, Wirbelsäule, Solarplexus und lymphatisches System.

Hals

Mandelentzündung (Tonsillitis) Die beiden hinten im Schlund liegenden Mandeln gehören zum lymphatischen System. Sie schützen die Eingänge zu den Atmungs- und Verdauungsorganen. Durch bakterielle oder virale Infektion hervorgerufen, beginnt die Mandelentzündung mit Kratzen im Hals und Schluckbeschwerden. Es kommt zur Vergrößerung und Vereiterung der Mandeln, auch zu Fieber und Husten. Die Schwellung der Drüsen kann an einer oder beiden Seiten des Halses auftreten und ist bei Berührung druckempfindlich.
Zus: Schlund, Hals, Kopf, Milz und lymphatisches System.

Schilddrüse

Kropf Dieser Name bezeichnet die abnorm vergrößerte, aber normal funktionierende Schilddrüse. Häufigste Ursache ist Jodmangel. Symptomatisch ist eine deutlich sichtbare und ertastbare Schwellung an der unteren Vorderseite des Halses.
Zus: Schilddrüse, Hals, Hirnanhangsdrüse, Nebennieren und Geschlechtsdrüsen.

Unterfunktion der Schilddrüse (Hypothyreose) Dies bedeutet eine abnorm verringerte Schilddrüsentätigkeit. Sie kann durch Jodmangel oder Störungen der Hirnanhangsdrüse verursacht sein. Symptomatisch ist eine allgemeine Verlangsamung der Körperfunktionen.
Zus: Innersekretorische Drüsen, insbesondere die Schilddrüse und die Hirnanhangsdrüse, außerdem die Wirbelsäule.

Überfunktion der Schilddrüse (Hyperthyreose) Die übermäßig starke Schilddrüsentätigkeit verursacht im ganzen Körper eine Beschleunigung der chemischen Reaktionen und wirkt sich auf die psychischen ebenso wie auf die physischen Vorgänge aus. Symptomatisch sind Unruhe, Hektik, erhöhte Temperatur, beschleunigter Puls, Durchfall, Gewichtsverlust, Muskelschwäche, eine ausbleibende oder abgeschwächte Menstruation sowie Hervortreten der Augäpfel (»Glotzaugen«).
Zus: Innersekretorische Drüsen, Augen und Geschlechtsdrüsen.

Schulter

Schultersteife Sie beginnt meistens mit einer unbedeutenden Verletzung oder irgendeiner geringfügigen Störung. Der normale Bewegungsbereich von Schulter und Arm wird daraufhin durch Steifheit und Schmerzen eingeschränkt. Unbehandelt können sich die Symptome über längere Zeit hin verschlimmern.

Brustkorb

Lungen

Asthma Diese Erkrankung verursacht Anfälle von Atemnot, die durch einen Krampf der Bronchialmuskulatur ausgelöst werden. Zu den sehr verschiedenartigen Ursachen gehören unter anderem auch Allergien, Drogenmißbrauch sowie emotionale Beeinträchtigungen und psychische Probleme.
Zus: Lungen, Bronchien, Herz, Zwerchfell, Solarplexus und der Verdauungsapparat.

Bronchitis, Bronchialkatarrh Diese Entzündung der wichtigsten Luftwege zur Lunge kann akut oder chronisch auftreten. Die akute Bronchitis beruhigt sich meist innerhalb weniger Tage; die chronische dauert an und verschlimmert sich tendenziell. Symptomatisch sind Schleim befördernder Husten, Atembeschwerden, Keuchen, Fieber und Schmerzen im oberen Brustkorb.
Zus: Lungen, Bronchien, Hals, Zwerchfell, Herz, Solarplexus und lymphatisches System.

Brust

Brustdrüsenentzündung (Mastitis) Diese Entzündung der weiblichen Brust kann vor Menstruationsbeginn auftreten oder durch bakterielle Infektion hervorgerufen werden. Symptomatisch sind Schmerzen bei Berührung; auch die Drüsen in der Achselhöhle können empfindlich sein. Bei einer bakteriellen Infektion steigt die Körpertemperatur.
Zus: Brust, lymphatische Reflexe, Arme und Nebennieren.

Brustkrebs Dieser bösartige Tumor kann sich einseitig oder beidseitig entwickeln. Anfangs örtlich beschränkt, breitet er sich, falls unentdeckt und unbehandelt, auf dem Weg über die Blutge-

fäße oder die Lymphbahnen in andere Teile des Körpers aus. Die Ursache ist nicht bekannt. Symptomatisch sind schmerzende oder auch schmerzfreie Knötchen im Brustgewebe. Dunkelfarbige Absonderungen der Brustwarze, die nach innen eingezogen erscheinen kann, können auftreten. Sobald eine Verhärtung im Brustgewebe entdeckt wird, ist ärztlicher Rat dringend erforderlich.
Zus: Brust, lymphatisches System, Hirnanhangsdrüse, Schilddrüse und Lungen.

Herz

Angina pectoris Hier erleiden die Herzkranzgefäße (Koronarien) einen zeitweiligen akuten Sauerstoffmangel, der infolge unzureichender Durchblutung der erkrankten Koronarien eintritt oder durch Bluthochdruck, in einigen Fällen auch durch einen Herzklappenfehler bedingt sein kann. Symptomatisch ist ein Schmerz im Brustzentrum, der sich bis in Hals, Oberkiefer, Rücken und linken Arm ausbreitet; auch Atemnot, Schweißausbruch, Übelkeit und Schwindelgefühle treten auf.
Zus: Herz, Lungen, Zwerchfell, Solarplexus und Nebennieren.

Oberbauch

Spannungen oder Druck Ursachen und Symptome sind sehr zahlreich. Zur dauerhaften Behebung des Übels muß die Ursache geklärt werden. Reflexzonenmassage kann eine außerordentlich hilfreiche Entkrampfung bewirken.
Zus: Solarplexus, Herz, Lungen, Nebennieren, zusätzliche Massage der Füße jeweils zum Abschluß einer Behandlung.

Leber

Hepatitis Diese Entzündung der Leber wird je nach dem verursachenden Virus als Hepatitis A, B oder C bezeichnet. Hepatitis A breitet sich durch verunreinigte Nahrungsmittel oder unsauberes Wasser aus; die Formen B und C werden durch Blut oder sexuellen Kontakt übertragen. Häufigste Symptome sind Appetitlosigkeit, Übelkeit, Gelbsucht, in schweren Fällen Leberversagen. Das Blut eines an Hepatitis B oder C Erkrankten ist hochgradig infektiös.
Zus: Leber, lymphatisches System, Magen, Dünndarm und Dickdarm.

Magen

Magengeschwür Es entsteht entweder infolge einer durch die Verdauungssäfte verursachten Übersäuerung oder einer bakteriell bedingten Schädigung der schützenden Magenschleimhaut, so daß die Mageninnenwand durch Säuren und Enzyme angegriffen wird. Das vorherrschende Symptom sind brennende, nagende Schmerzen im gesamten Oberbauch.
Zus: Magen, Dünndarm und Dickdarm.

Verdauungsschwäche, Verdauungsstörung Diese Ausdrücke bezeichnen viele der die Nahrungsaufnahme betreffenden Beschwerden. Symptomatisch sind dabei ein aufgedunsener Bauch, Sodbrennen oder ein säuerlicher Geschmack im Mund.
Zus: Magen, Dünndarm, Dickdarm, Zwerchfell und Solarplexus.

Bauchspeicheldrüse

Zuckerkrankheit (Diabetes mellitus) Ursache ist eine mangelhafte Insulinproduktion der Bauchspeicheldrüse oder deren vollständiges Versagen. Es resultiert eine verringerte Glukoseaufnahme in den Körperzellen und eine verstärkte Zuckerabgabe aus der Leber, so daß der Blutzuckerspiegel steigt. Symptomatisch sind vermehrter Harndrang, ständiger Durst, Müdigkeit, Schlappheit, Wadenkrämpfe, reduzierte Widerstandskraft gegen Infektionen und, in manchen Fällen, verschwommenes Sehen. Patienten, die Insulin einnehmen, sollten unbedingt ihren Blutzuckerspiegel regelmäßig messen, wenn sie gleichzeitig mit Reflexzonenmassage behandelt werden, da diese die Tätigkeit der Bauchspeicheldrüse anregen könnte.
Zus: Bauchspeicheldrüse, Hirnanhangsdrüse, Augen, Nebennieren und Nieren.

Nebennieren

Bronzehautkrankheit, Addison-Krankheit Sie wird durch eine allmähliche Abnahme der in der Nebennierenrinde produzierten steroiden Hormone hervorgerufen. Häufigste Ursache sind Störungen des Autoimmunsystems, die eine Zerstörung der Nebennierenrinde durch den eigenen Körper zur Folge haben. Symptomatisch sind Gewichtsverlust, Müdigkeit, Schlappheit, Blutarmut, wechselweise Durchfälle und Verstopfungen sowie eine Dunkelfärbung der Haut.

Zus: Nebennieren, Hirnanhangsdrüse, Verdauungsapparat und sämtliche Reflexe des lymphatischen Systems.

Nieren

Nierenentzündung Sie wird durch bakterielle Infektion verursacht. Zu den Symptomen gehören vermehrter Harndrang, Schmerzen im unteren Rücken, Ödeme und beeinträchtigtes Allgemeinbefinden.
Zus: Nieren, Harnleiter, Blase und lymphatisches System.

Nierensteine Sie können – in unterschiedlicher Größe – durch übermäßig hohen Kalziumgehalt des Urins entstehen. Ein Stein, der zu groß ist, um in den dünnen Harnleiter zu gelangen, verursacht möglicherweise keine Störungen und Beschwerden, kleine Steine hingegen, die abgeführt werden, können auf ihrem Wege durch Harnleiter und Blase zu äußerst schmerzhaften Nierenkoliken bzw. Übelkeit und gesteigertem Harndrang führen.
Zus: Nieren, Harnleiter, Blase, lymphatisches System, Hirnanhangsdrüse und Nebennieren.

Unterleib

Blase

Blasenkatarrh (Zystitis) Die Entzündung der Blase wird gewöhnlich durch eine Infektion verursacht, die durch die Harnröhre in die Blase gelangt. Symptomatisch ist häufiger Harndrang, der jeweils zu einem nur geringen Abfluß von streng riechendem, möglicherweise blutgefärbtem Urin führt. Zu den Begleiterscheinungen gehören Mißempfindungen im abdominalen Bereich und leicht erhöhte Temperatur.
Zus: Blase, Harnleiter, Nieren, lymphatisches System und Prostata.

Dünndarm

Morbus Crohn Dies ist eine chronische Entzündung im Ileum, dem Endabschnitt des Dünndarms. Die Ursache der Erkrankung ist nicht bekannt. Symptomatisch sind Krämpfe und Schmerzen im Unterleib (insbesondere nach den Mahlzeiten), Durchfälle und ein stark beeinträchtigtes Allgemeinbefinden.
Zus: Darm und Dünndarm, Nebennieren und lymphatisches System.

Darm

Verstopfung Diese Bezeichnung bezieht sich auf Darmträgheit oder harten Stuhlgang, der von Mißempfindungen und Schmerzen begleitet ist. Häufigste Ursache ist eine ballaststoffarme Kost. Ansonsten kann das Übel auch auf bestimmte Medikamente oder psychische Störungen, etwa eine schwere Depression, zurückzuführen sein.
Zus: Dünndarm, Darm, Nebennieren und Solarplexus.

Krebs Der Darmkrebs beruht auf einer abnormen Zellvermehrung und führt entweder zur Bildung eines geschwürigen, zu Blutung neigenden Darmbereichs oder zu einer Verengung, die den Stuhlgang blockiert. Das Hauptsymptom ist eine Veränderung der Darmtätigkeit mit wechselweise Verstopfung oder Durchfall. Stuhlproben können Blut aufweisen, und im Unterleib stellen sich eine gesteigerte Empfindlichkeit und Schmerzen ein. Der Zustand bedarf dringend der sofortigen ärztlichen Untersuchung und Behandlung.
Zus: Darm, Dünndarm, Milz, Thymusdrüse und lymphatisches System.

Ischias Dies ist eine Form der Neuralgie, die durch Druck auf den *Nervus ischiadicus* verursacht wird. Symptomatisch ist ein brennender, stechender Schmerz, der durch Gesäß und Oberschenkelrückseite bis hinunter in die Ferse schießt.
Zus: Ischiasnerv, Rückseite des Beins, untere Wirbelsäule, Kreuzbeingelenk, Hüften, Knie und Beckenmuskeln.

Ovarien, Eierstöcke

Eierstockzyste Dies ist ein verkapselter Sack voll Flüssigkeit, der sich an oder bei einem der Eierstöcke bildet. Die Ursache ist unbekannt. Häufig gibt es keine Symptome außer einer festen, schmerzfreien Schwellung am unteren Unterleib. Ist die Zyste groß, kann sie auf den Blasenbereich drücken und deren Entleerung erschweren. Falls die Hormonproduktion in Mitleidenschaft gezogen wird, sind vaginale Blutungen und ein verstärktes Wachstum der Körperbehaarung möglich.
Zus: Eierstöcke, Eileiter, Uterus und lymphatisches System.

Unfruchtbarkeit Dieser Ausdruck bezeichnet ein Ausbleiben der Empfängnis. Zu den vielfältigen Ursachen gehören Mißbildung der Eier oder des Spermas, strukturelle Anomalien der Geburtswege sowie psychische Faktoren wie etwa Streß und Angst.
Zus: Uterus oder Prostata, Eierstöcke oder Hoden, Eileiter oder Samenleiter, Hirnanhangsdrüse, Schilddrüse und lymphatisches System.

Gebärmutter (Uterus)

Uterusmyom Dies ist eine gutartige, überwiegend aus Muskelfasern bestehende Geschwulst, die sich in oder außen an der Gebärmutter bilden kann. Ist sie stark entwickelt, können zu den Symptomen ausgedehnte, schmerzhafte Monatsregeln gehören, ferner eine feste, schmerzfreie Schwellung im Unterbauch und eine erschwerte Entleerung der Blase, falls das Myom auf den Blasenbereich drückt.
Zus: Gebärmutter, Eierstöcke, Eileiter und lymphatisches System.

Vorsteherdrüse (Prostata)

Vergrößerung der Prostata Im Alterungsprozeß kann es zur Bildung kleiner knorpeliger Knötchen auf der Vorsteherdrüse kommen, die sich dadurch vergrößert und den Harnabfluß behindert oder sogar blockiert. Symptomatisch sind ein dünner, schwacher Harnstrahl, in einigen Fällen akutes Harnverhalten.
Zus: Prostata, Blase, Nieren und Harnleiter.

Hoden

Wasserbruch (Hydrozele) Dies ist eine Schwellung des Hodensacks infolge einer Ansammlung klarer, dünner Flüssigkeit zwischen den äußeren und inneren Deckschichten der Hoden. In den meisten Fällen gibt es keine offenkundige Ursache. Gleichwohl kann eine Hydrozele durch Verletzung oder Entzündung entstehen. Das gewöhnliche Symptom ist eine weiche Schwellung rund um die Hoden.
Zus: Hoden und lymphatisches System.

After (Anus)

Hämorrhoiden Dieses Leiden wird durch eine Schwellung des Venengeflechts unterhalb der Schleimhaut verursacht, die den unteren Mastdarm und den After auskleidet. Hämorrhoiden können sich während einer Schwangerschaft oder infolge erschwerter Darmentleerung und bei Übergewicht bilden. Die Hauptsymptome sind Schmerzen und Blutungen beim Stuhlgang.
Zus: Rektum, Darm, Dünndarm und Solarplexus.

Haut

Schuppenflechte (Psoriasis) Hervorgerufen wird dieses Leiden durch eine Überproduktion von Hautzellen mit abnorm geringem Hornstoffanteil, das heißt der Substanz, die der Haut ihre feste Oberfläche gibt. Zu den Ursachen kann psychischer Streß gehören. Die Symptome bestehen in zahlreichen, größeren und kleineren, rötlichen, mit weißen Schuppen bedeckten, fleckigen Erhabenheiten auf der Haut, die in den häufigsten Fällen an den Ellbogen, Knien und auf dem Kopf zu finden sind. Manchmal können auch die Fingernägel betroffen sein.
Zus: Die befallenen Körperteile, außerdem Nebennieren, Solarplexus, Verdauungssystem und Hirnanhangsdrüse.

Ekzem, Juckflechte Dies ist eine juckende, von Schuppenbildung, Rötung und Entwicklung winziger Bläschen begleitete Entzündung der Haut. Sie kann durch Allergien oder Streß hervorgerufen werden.
Zus: Die befallenen Körperbereiche, außerdem Solarplexus, Leber, Verdauungssystem, Nebennieren und Nieren.

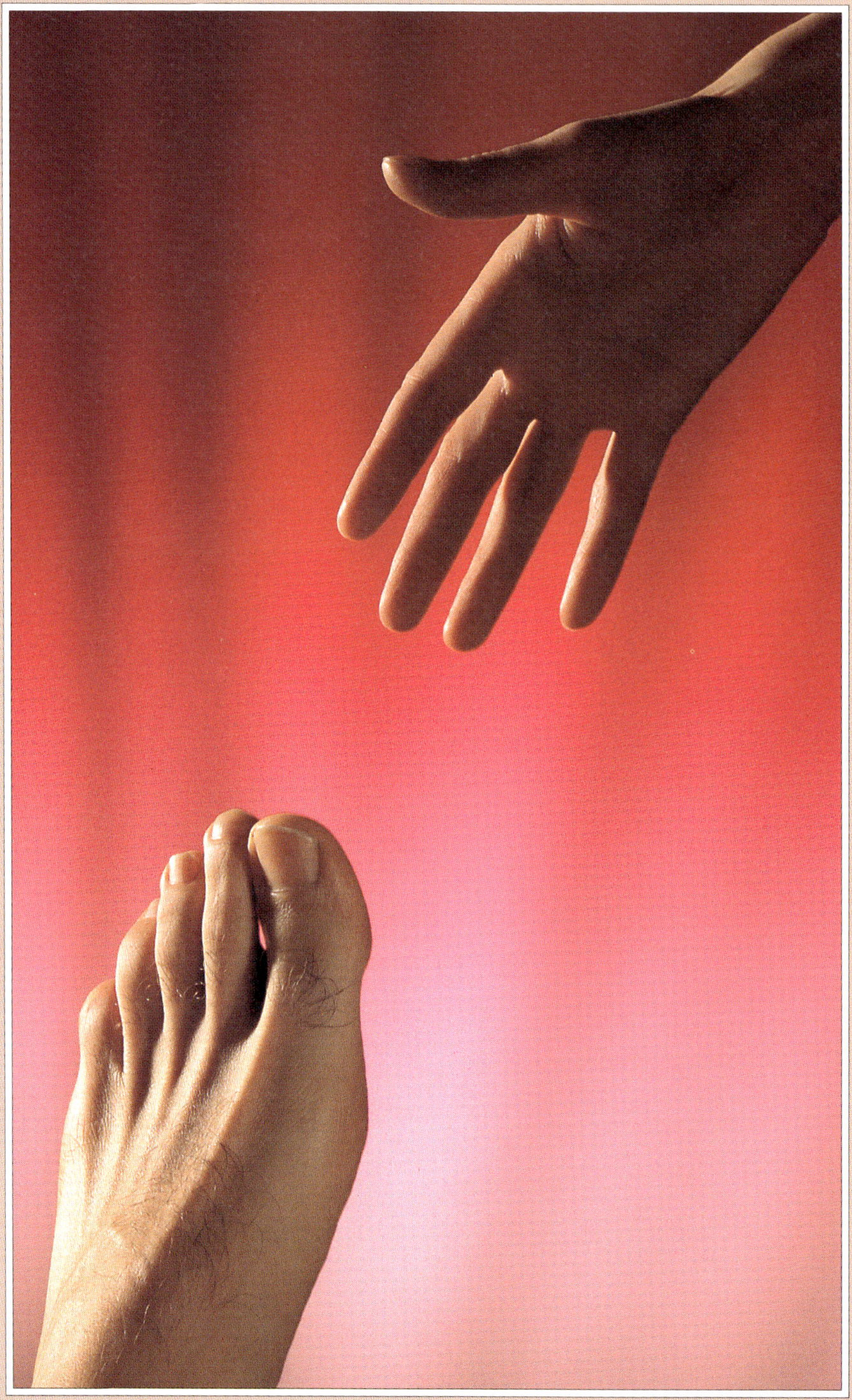

3

Weiterführendes zur Reflexzonenmassage

Die im folgenden gegebenen zusätzlichen Informationen und geschilderten weiterführenden Behandlungstechniken sind für Leser bestimmt, die bereits die Kunst der Reflexzonenmassage beherrschen, vorzugsweise jene, die im Besitz eines anerkannten Ausbildungsnachweises sind.

Der erste Abschnitt betrifft die Feinanatomie. Jeder Therapeut sollte mit ihr vertraut sein. Eine Disharmonie beginnt in der Aura oder dem elektromagnetischen Feld, das den Menschen umgibt. Bleibt die Störung auf dieser ersten Stufe unbehandelt, wird sie sich als körperliche Erkrankung bemerkbar machen. Da die Aura den physischen Körper durchdringt, wird sie durch die Behandlung der Füße und Hände zugleich mitbearbeitet. Daher kann Reflexzonenmassage vorbeugend wirken.

Der zweite Abschnitt ist den Meridianen der Akupunktur gewidmet. Sie durchziehen den gesamten physischen Körper. Ein jeder dieser Meridiane beginnt oder endet an einem der Zehen oder Finger und kann daher an den Füßen und Händen aufgespürt werden. Ist ein Reflexpunkt ohne erkennbaren Grund schmerzhaft, so könnte dies an einem Ungleichgewicht im Bereich des Meridians liegen, der diese Stelle des Körpers durchzieht. Die genaue Kenntnis aller Meridiane gestattet dem Therapeuten eine tiefere Einsicht in den Gesundheitszustand seines Patienten.

Im letzten Abschnitt wird die Reflexzonenmassage mit der Farbtherapie kombiniert. Farben erfüllen und umgeben den Menschen. Eine Disharmonie im Bereich der Aura ist »sichtbar« entweder als Abwesenheit einer Farbe oder als falsche Plazierung. Das Zusammenwirken beider Therapieformen zielt auf die Beseitigung von Energieblockaden und die Wiederherstellung der Harmonie durch Einleitung der richtigen Farbfrequenz in den Körper.

Gegenüberliegende Seite: *Die heilenden Farben des Kosmos fließen durch den sensibilisierten Körper und die Hände des Therapeuten und werden auf die Reflexzonen an den Füßen des Patienten projiziert.*

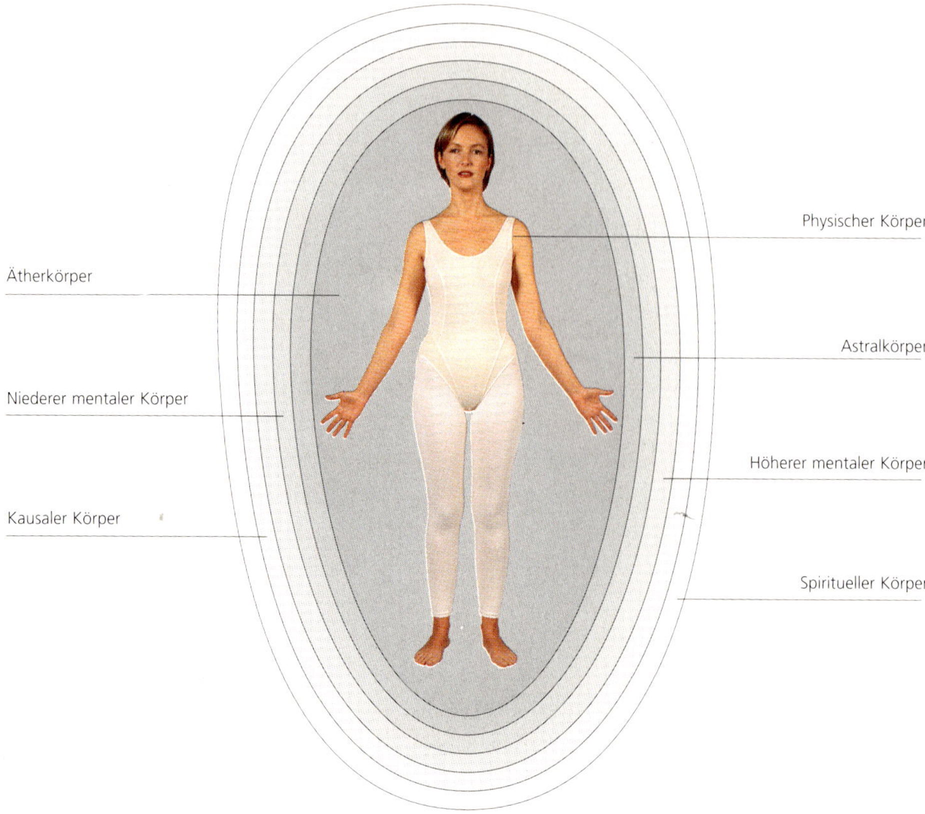

Die Feinanatomie

Die den Menschen umgebende Feinanatomie ist seine Aura, ein elektromagnetisches Feld. Es hat die Gestalt eines Ovals, das um den Kopf am breitesten und unter den Füßen am schmalsten ist. Die Aura besteht aus sieben Schichten oder Körpern, die sich gegenseitig durchdringen und zusammenwirken. Es sind dies der physische, ätherische, astrale, niedere mentale, höhere mentale, kausale und spirituelle Körper.

Der spirituelle Körper ist die äußerste Schicht der Aura und repräsentiert das göttliche oder wahre Selbst. Es ist der Teil eines Menschen, der keinen Anfang und kein Ende kennt – der Wesenskern jener letzten Realität, die wir als Gott oder universelles Bewußtsein bezeichnen.

Die nächste Schicht ist die des kausalen Körpers. Er enthält die Einzelheiten der Geschichte unserer früheren Erdenleben sowie die Gründe für unsere gegenwärtige Inkarnation. Bei jeder Reinkarnation bringen wir ein Wissen des von uns erwählten Weges und der Aufgaben mit, die wir uns gesetzt haben. Unglücklicherweise müssen wir das Schicksal erleiden, daß wir im Augenblick der Geburt unseren Lebensplan vergessen. Es ist, als habe man die Landkarte zurückgelassen und müsse seinen Weg ohne sie finden.

Die fünfte Schicht ist die des höheren mentalen Körpers. Auf dieser Ebene können wir den Kontakt zu unseren intuitiven Kräften finden.

Es ist eine unserer Lebensaufgaben, daß wir lernen, auf diese unaufdringliche innere Stimme zu hören, insbesondere wenn wir die Anwendung von Farben mit der Reflexzonenmassage verbinden. Wenn wir unserer Intuition folgen,

Oben: *Jeder Mensch ist von einer Aura umgeben, die aus sieben aurischen Körpern besteht. Ihre Größe hängt von seinem spirituellen Wachstum ab.*

wird es uns weniger schwerfallen, die richtigen Entscheidungen zu treffen. Und das hilft uns, den gewählten Weg wiederzufinden und weiterzugehen. Leider haben bisher nur wenige Menschen diese Fähigkeit erlangt.

Die vierte ist die Schicht der niederen geistigen Aktivität. Sie ist mit ständig wechselnden Gedankengebilden angefüllt. Jeder Gedanke, den wir oder andere Menschen denken, bildet eine Gestalt aus. Negatives Denken wird andere negative Gedanken anziehen, so daß ihre Gestalt an Ausdehnung und Gewicht zunimmt. Umgekehrt werden positive Gedanken sich mit positiven verbinden. Darum ist es äußerst wichtig, daß wir uns unserer Negativität bewußt werden und uns bemühen, sie in ein positives Denken zu verwandeln. Das mag zunächst schwierig scheinen, kann aber mit Geduld, Übung und Entschlossenheit erreicht werden.

Die dritte Schicht ist der astrale Körper, der mit unseren Gefühlen verbunden ist. Bei hochgradig gefühlsbetonten Menschen ist der Astralleib in ständig flackernder Bewegung und darum im Ungleichgewicht. Auf unserem Weg ins nächste Jahrtausend werden wir mit Veränderungen und Aufgaben konfrontiert, die es erfordern, unsere Gefühle zu beherrschen, und nicht, uns von ihnen beherrschen zu lassen.

Dem physischen oder ersten Körper am nächsten liegt der Ätherleib, eine Art Blaupause des physischen Körpers, die sich nach dessen Tod mit ihm auflöst. Krankheit beginnt in diesem Ätherkörper und ist »sichtbar« oder »fühlbar« als eine Energieanhäufung an der falschen Stelle. Wird sie nicht beseitigt, so manifestiert sie sich schließlich als Störung im physischen Körper. Im Ätherleib befinden sich die Chakren und Nadis. Letztere sind Energiekanäle und unmittelbar mit dem Nervensystem verbunden. Die Chakren sind Energiezentren, die aus der Atmosphäre das Prana, die Lebenskraft, absorbieren, das sie aufbrechen und durch die Nadis auf das Zentralnervensystem, die innersekretorischen Drüsen und den Blutkreislauf verteilen.

Die wichtigsten Chakren

Im Ätherleib befinden sich sieben große Chakren, und zwar an den Orten, an denen sich einundzwanzig Energiekanäle oder Nadis kreuzen; außerdem gibt es einundzwanzig kleinere Chakren dort, wo sich vierzehn Nadis kreuzen. Die Punkte der Akupunktur entstehen an den Kreuzungen von jeweils sieben Nadis.

Die einundzwanzig kleineren Chakren sind im physischen Körper lokalisiert: Je eines befindet sich hinter den Augen, an jedem Ohr, in der Mitte der zwei Schlüsselbeine, nahe der Thymusdrüse, ferner je eines über beiden Brusthälften und in beiden Handflächen; zwei sind mit der Milz verbunden, eines mit der Leber, eines mit den weiblichen Ovarien bzw. den Testes des Mannes; eines sitzt hinter jedem Knie und je eines unter den Fußsohlen.

Jedes der sieben großen Chakren ist mit einer der innersekretorischen Drüsen verbunden. Sie liegen in einer zur Wirbelsäule parallelen Linie und sind auch auf den Reflexpunkten der Füße und Hände zu ertasten. Aufgrund ihrer Verbindung mit den innersekretorischen Drüsen – die ihre Sekrete direkt in den Blutstrom absondern – ist es bei einer Reflexzonenmassage wichtig, die großen Chakren aufzuspüren und mitzubehandeln, insbesondere wenn der Patient unter einer hormonellen Störung leidet.

Die sieben großen Chakren sind folgende: Steißbein, Kreuzbein, Solarplexus, Herz, Kehle, Stirn, Scheitel. Jedes dieser Zentren umfaßt die acht Farben des Spektrums, strahlt aber nur eine bestimmte Farbe aus.

Scheitel- oder Kronen-Chakra

Das Sahasrara oder Kronen-Chakra befindet sich über dem Scheitel des Kopfes. Man findet die Fuß- bzw. Handreflexe an den Enden der großen Zehen und an den Daumenspitzen. Dargestellt wird es durch eine tausendblättrige Lotusblüte, Symbol der Unendlichkeit. Seine dominante Farbe ist das Violett, aber die dominanten Farben der sechs anderen Chakren werden im Sahasrara reflektiert und vereinigen sich mit dem Violett zum weißen Licht des göttlichen Bewußtseins. Die Zirbeldrüse ist die zugeordnete innersekretorische Drüse.

Wenn dieses Chakra sein Potential voll entfaltet, wird das Geistige in einer sehr persönlichen Weise gesehen, das heißt unabhängig von jedem Dogma. Wird es, noch unausgereift, vorzeitig geweckt, beispielsweise durch halluzinative Drogen, kann dies zu Epilepsie, Koma und psychischen Störungen führen.

Die Hauptchakren

Die sieben großen Chakren befinden sich auf einer zur Wirbelsäule parallelen Linie, zuoberst das Scheitel-Chakra, ganz unten das Wurzel-Chakra am Ende der Wirbelsäule.

Jedes Chakra ist mit einer innersekretorischen Drüse verbunden und besitzt eine dominante Farbe *(rechte Seite)*.

Die Chakren sind auch an den spinalen Reflexen der Hände und Füße zu finden *(unten)*.

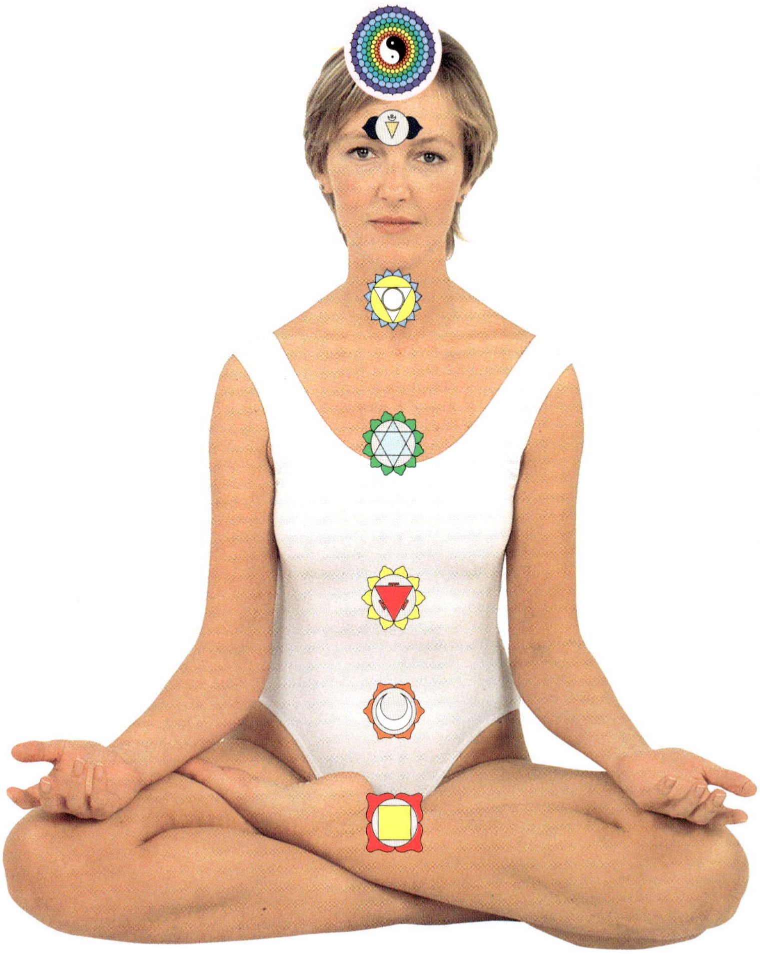

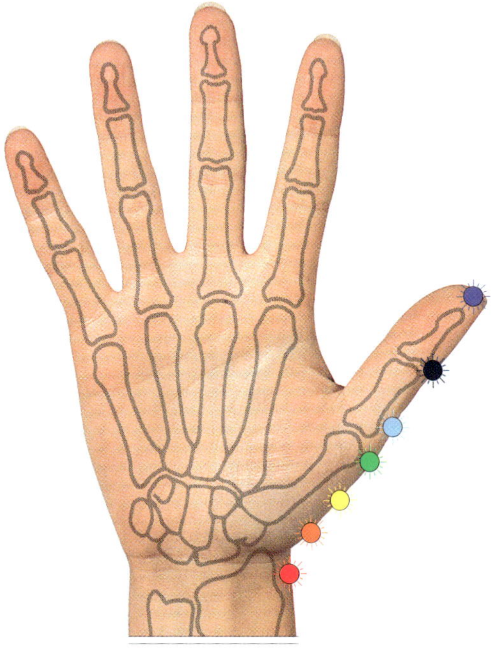

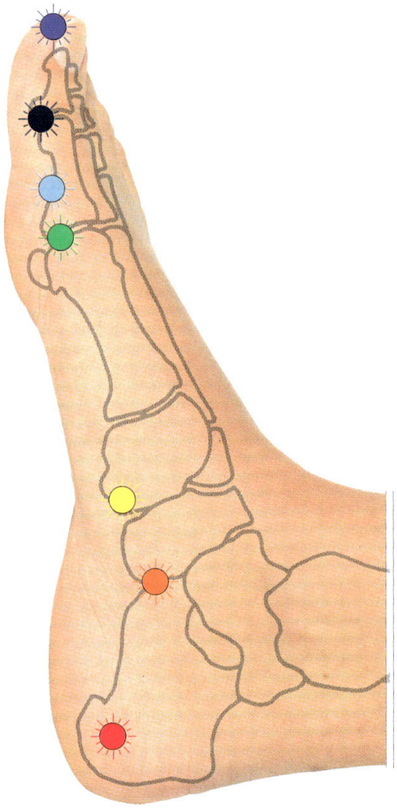

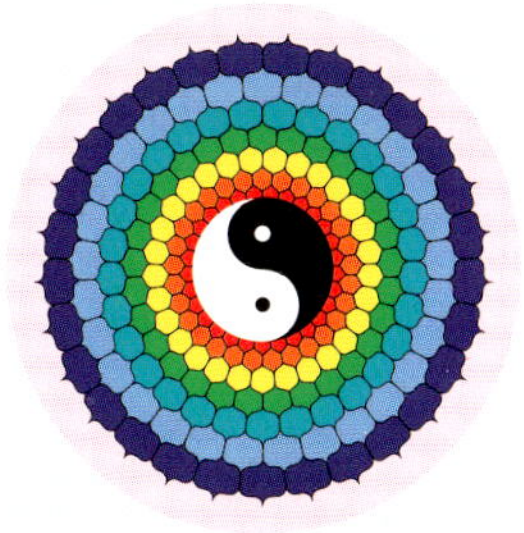

Scheitel-Chakra
(Sahasrara)
Zirbeldrüse
Dominante Farbe: Violett

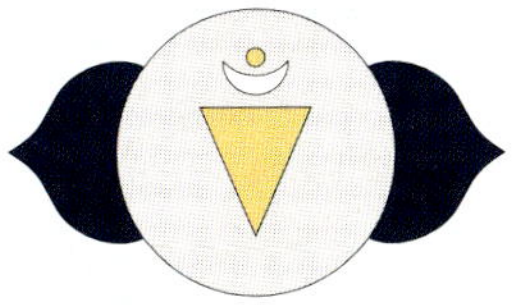

Stirn-Chakra (Ajna)
Hirnanhangsdrüse
Dominante Farbe: Indigoblau

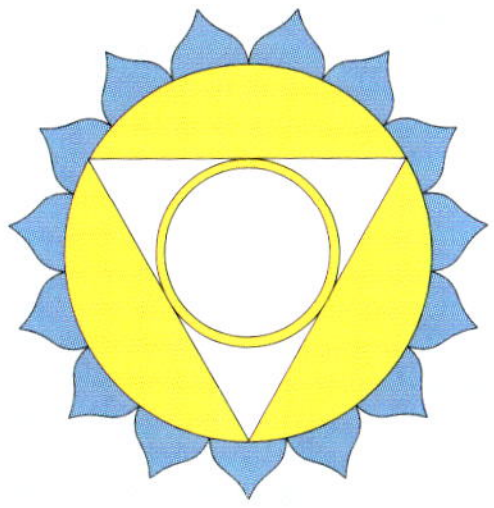

Hals-Chakra
(Vishuddha)
Schilddrüse
Dominante Farbe: Hellblau

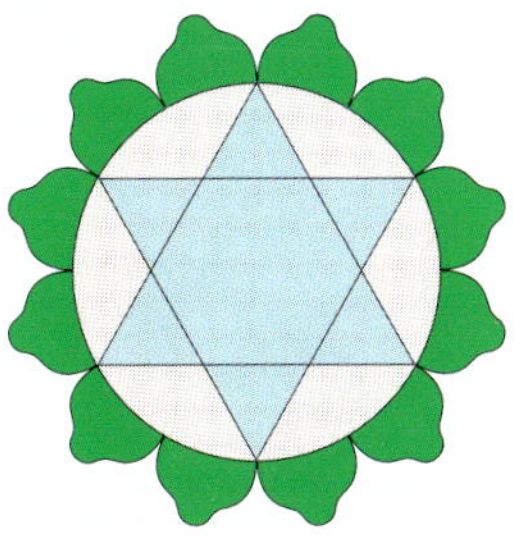

Herz-Chakra
(Anahata)
Thymusdrüse
Dominante Farbe: Grün

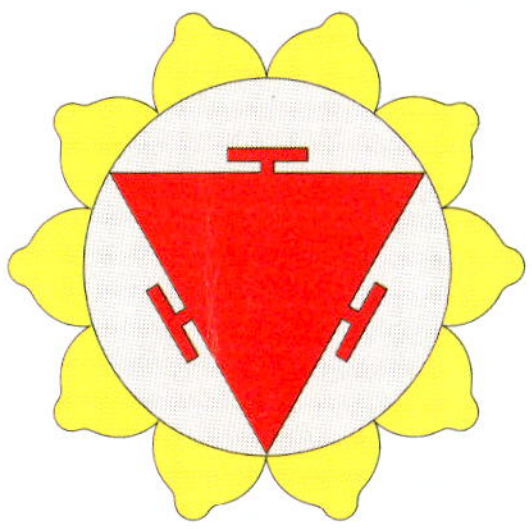

Solarplexus-Chakra
(Manipura)
Pankreas
Dominante Farbe: Gelb

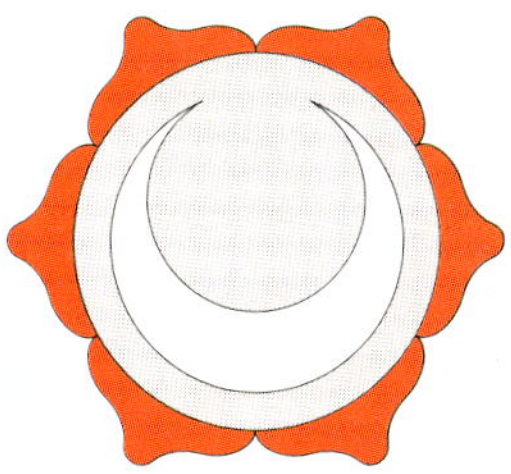

Sakral-Chakra
(Swadisthana)
Nebennieren
Dominante Farbe: Orange

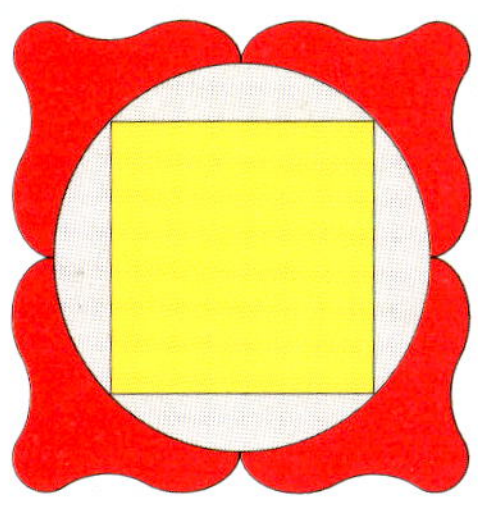

Wurzel-Chakra
(Muladhara)
Geschlechtsdrüsen
Dominante Farbe: Rot

Stirn-Chakra

Dieses Chakra, ursprünglich Ajna genannt, befindet sich in der Mitte der beiden Augenbrauen. Seine Fuß- und Handreflexe findet man am Gelenk zwischen den ersten beiden Zehen- bzw. Fingergliedern. Ajna wird oft auch als das dritte Auge bezeichnet. Erweckt, verleiht es die Gabe der Telepathie und Erkenntnis.

Die Darstellung des Ajna zeigt zwei indigoblaue Lotusblätter. Sie repräsentieren das Ich und das spirituelle Selbst, den rationalen und den intuitiven Geist. Seine dominante Farbe ist das Indigoblau. Innerhalb der beiden Lotusblätter sieht man einen Kreis mit einem nach unten gerichteten, goldenen Dreieck, über dem sich eine liegende weiße Mondsichel und eine goldene Sonne befinden. In diesem Zentrum nämlich vereinen sich unsere männlichen und weiblichen Aspekte, um unsere spirituelle Erweckung einzuleiten.

Auf der physischen Ebene ist das Stirn-Chakra mit den Augen, der Nase, den Ohren und dem Gehirn verbunden. Von den innersekretorischen Drüsen ist ihm die Hirnanhangsdrüse zugeordnet. Instabilität in diesem Zentrum ruft Müdigkeit, Reizbarkeit, Verwirrung und Starrköpfigkeit hervor. Ein Ungleichgewicht kann zu Nebenhöhlenproblemen, Streß, Neuritis und Migräne führen.

Hals- oder Kehl-Chakra

Ursprünglich wurde es Vishuddha genannt; es liegt am Hals zwischen den beiden Schlüsselbeinen. Seine spinalen Reflexe an den Füßen und Händen findet man ungefähr in der Mitte des zweiten Zehen- bzw. Fingerglieds. Sein Symbol ist eine rauchblaue Lotusblüte mit sechzehn Blättern, seine dominante Farbe das Hellblau. Das Innere der Blüte ist gelb und enthält ein weißes, nach unten gerichtetes Dreieck, in dem ein gelbes Band eine weiße Kreisfläche umschreibt. Vishuddha ist mit dem Element des Äthers und dem Gehörsinn verbunden.

Auf der physischen Ebene regiert das Vishuddha-Chakra das Nervensystem, die weiblichen Geschlechtsorgane, die Stimmbänder und die Ohren. Von den innersekretorischen Drüsen sind die Schilddrüse und die Nebenschilddrüsen mit ihm verbunden.

Das Vishuddha-Chakra ist das Zentrum der Kreativität, insbesondere des gesprochenen Wortes. Es ist mit den weiblichen Geschlechtsorganen assoziiert, da nach der Menopause die kreativen Energien des Sakral-Chakras in die höheren Energien des Kehl-Chakras verwandelt werden. Ausgenommen sind Frauen, die sich bei Eintritt ins Klimakterium für eine Behandlung mit hormonellen Ersatzmitteln entschieden haben.

Das Kehl-Chakra verbindet sich nicht nur mit dem gesprochenen Wort, sondern auch mit dem Gesang. Musik, insbesondere die vokale, ist von großer therapeutischer Wirksamkeit. In den Krankensälen der christlichen Klöster des Mittelalters wurde Musik gespielt, um Schmerzen zu lindern und jenen Trost zu spenden, die dem Tod entgegensahen. Die Musik sollte ein bewußtes Sterben unterstützen. Therese Schroeder-Sheker, eine Musiktherapeutin und Professorin für Musik an der Regis University in Denver, USA, hat in ihrem Buch *The Luminous Wand (Der leuchtende Stab)* beschrieben, wie die Harfe und die menschliche Stimme den Prozeß des Sterbens – zu Hause oder im Krankenhaus – hilfreich von seinem Beginn bis zu seinem Ende begleiten können.

Wenn das Vishuddha-Chakra sein Potential voll entfaltet, verleiht es die Gabe der Telepathie und der Erkenntnis des Vergangenen, Gegenwärtigen und Zukünftigen. Es repräsentiert auch die Brücke zwischen Physischem und Spirituellem. Wer diese Brücke »schafft«, dessen Energiestrukturen verändern sich. Und das wird unvermeidlich auch Veränderungen in anderen Lebensbereichen nach sich ziehen.

Ein Ungleichgewicht in diesem Chakra kann zu Asthma, Schwindelanfällen, Allergien, Anämie, Müdigkeit, Kehlkopfentzündung, Halsschmerzen und Menstruationsstörungen führen. Möglich ist auch eine Neigung zu Erkrankungen der Haut und der Atemwege.

Herz-Chakra

Dieses Chakra, ursprünglich Anahata genannt, ist dem Herzen zugeordnet und liegt zwischen dem vierten und fünften Brustwirbel. Auf der spinalen Reflexzone der Füße findet man es am Gelenk zwischen Mittelfuß und zweitem Zehenglied. Der Reflex auf der Hand liegt am Gelenk zwischen dem zweiten Daumenglied und der Mittelhand.

Symbol ist eine grüne Lotusblüte mit zwölf Blättern; Grün ist die dominante Farbe. Im Zentrum der Lotusblüte sieht man ein rauchblaues Hexagramm (gleich der Form des Davidsterns). Das Anahata-Chakra ist mit dem Element der Luft und dem Tastsinn verbunden.

Auf der Ebene des physischen Körpers entsprechen diesem Chakra Herz und Kreislauf, Lungen und Atmungsorgane, Immunsystem, Arme und Hände. Die zugehörige innersekretorische Drüse ist die Thymusdrüse, die eine wichtige Rolle in unserem Immunsystem spielt.

Dies ist das Zentrum, durch das wir lieben. Es gibt viele Arten von Liebe – selbstbezogene, fordernde, besitzergreifende, einengende, zärtliche und fürsorgliche. Je mehr dieses Zentrum sein volles Potential entfalten kann, desto mehr werden wir einer selbstlosen spirituellen Liebe fähig sein. In einer Liebesbeziehung vertieft es den Kontakt zu unserem Partner. Es läßt uns in den Menschen die Schönheit und die Kraft spiritueller Liebe erkennen, erhöht unsere Sensibilität und schafft eine Distanz zu materiellen Dingen.

Ein Ungleichgewicht in diesem Chakra kann zu Herzattacken, Magengeschwüren, einem unglücklichen Gefühlsleben, Furcht, Verbitterung und Haß führen.

Solarplexus-Chakra

Es ist das Manipura-Chakra, das dem Solarplexus verbunden ist. Es liegt zwischen dem zwölften Brust- und dem ersten Lendenwirbel. Auf der spinalen Reflexzone der Füße wird es auf dem Rücken der Fußwurzelknochen, dicht am Kahnbein ertastet. Den spinalen Reflex der Hände findet man längs des Mittelhandknochens. In der chinesischen Philosophie wird dieses Zentrum als der »Dreifacherwärmer« bezeichnet – wegen der großen Wärme, die der Verdauungsprozeß entwickelt. Nach japanischer Lehre heißt es *hara*, Unterleib. Das Manipura-Chakra wird als leuchtendgelbe, zehnblättrige Lotusblüte dargestellt, in deren Mitte ein nach unten gerichtetes rotes Dreieck T-förmige Erweiterungen an jeder seiner drei Seiten aufweist. Die dominante Farbe ist Gelb, und es ist dem Feuer zugeordnet. Das Manipura-Chakra ist das Zentrum der Vitalität, denn es ist der Ort, wo Prana (die aufsteigende und die oberen Regionen des Körpers durchdringende kosmische Energie) und Apana (die absteigende, in der Beckenregion wirkende Energie) aufeinandertreffen und die zur Erhaltung des Lebens notwendige Wärme erzeugen.

Auf der emotionalen Ebene ist dieses Zentrum mit den Begierden verbunden. Es ist sehr aktiv bei hochgradig gefühlsbetonten und bei Menschen, denen es an Selbstvertrauen und Mut fehlt.

Auf der physischen Ebene entspricht das Manipura-Chakra dem Solarplexus und ist mit der Verdauung und Absorption der aufgenommenen Nahrung assoziiert. Es beeinflußt verschiedene Drüsen, innerkörperliche Prozeße und Organe, wie etwa den Atem, das Zwerchfell, den Magen und Zwölffingerdarm, die Gallenblase und die Leber. Dieses Chakra ist mit den Langerhans-Inseln, dem innersekretorischen Teil der Bauchspeicheldrüse, verbunden.

Ein Mensch mit Funktionsstörungen im Bereich des Manipura kann rasch wechselnden Launen unterworfen sein und an Depressionen, starker Introversion, Lethargie, schlechter Verdauung, abnormen Eßgewohnheiten und Hautproblemen leiden. Bei voller Entfaltung des Manipura-Potentials ist das Gefühlsleben tief und erfüllt.

Sakral- oder Kreuzbein-Chakra

Als Entsprechung des Kreuzbeins liegt dieses Chakra, das Swadisthana, zwischen Schambein und Nabel. Den Fußreflex findet man an der Verbindung von Kahnbein und Fersenbein, den der Hand an der Wurzel des Mittelhandknochens. Das Swadisthana-Chakra wird bildlich als sechsblättrige, orangenfarbene Lotusblüte dargestellt. Orange ist die dominante Farbe. Innerhalb der Lotusblätter sieht man eine liegende Mondsichel, das Symbol weiblicher Fruchtbarkeit. Der Mond ist mit dem Element des Wassers verbunden und regiert das Fließen der Körperflüssigkeiten.

Diesem Zentrum unterliegen die Gefühle von Furcht und Angst. Zu den Drüsen und Organen, die es beeinflußt, gehören Haut, Sexualorgane, Nieren, Blase, Kreislauf und das lymphatische System. Die ihm entsprechenden innersekretorischen Drüsen sind die Nebennieren.

Bei voller Entfaltung seines Potentials öffnet es die intuitiven und psychischen Kräfte. Schwächen im Bereich des Swadisthana-Chakra können zu Orgasmusunfähigkeit bei der Frau und beim Mann zu vorzeitiger Ejakulation oder Erektionsunfähigkeit führen. Des weiteren sind Erkrankungen von Nieren, Blase, Kreislauf sowie Störungen der Menstruation bzw. der Produktion der Samenflüssigkeit möglich.

Wurzel- oder Steiß-Chakra

Dieses Chakra, das Muladhara, wird auch als das Chakra der Basis oder Wurzel bezeichnet, da es sich am unteren Ende der Wirbelsäule befindet. Der Fußreflex liegt an der unteren Kante des Fersenbeins, der Handreflex dort, wo der Daumenballen und das Mondbein, die Verdickung am Ende der Speiche, zusammentreffen.

Das Muladhara-Chakra wird durch eine rote, vierblättrige Lotusblüte dargestellt. Der Lotus ist das Symbol spiritueller Entfaltung, da er im Schlamm wurzelt und durch das trübe Wasser hinaufwächst, um in der Sonne, im Licht des Himmels zu blühen. In der Mitte der Blüte sieht man ein gelbes Quadrat; es ist das Symbol der Erde und ihrer Festigkeit. Rot ist seine dominant ausgestrahlte Farbe. Mit der Erde verbunden, regiert es den Geruchssinn und ist auch das Zentrum der physischen Energie und Vitalität. Das Muladhara-Chakra wirkt auf Beine, Füße und Knochen, auf den Darm, die Wirbelsäule und das Nervensystem. Die ihm zugeordneten innersekretorischen Drüsen sind die Geschlechtsdrüsen, die Testes des Mannes und die Ovarien der Frau. Ich persönlich habe den Eindruck gewonnen, daß es größere Wirkung auf die Testes ausübt, während die Ovarien mehr unter dem Einfluß des Sakral-Chakras stehen.

Bei voller Entfaltung seines Potentials gibt es Kraft und Vitalität, so daß sich der Mensch ein erfülltes, langes Leben wünscht. Wenn das Muladhara-Chakra geschwächt ist, sinkt die Energie, und die Lebenslust schwindet.

Behandlung der Chakren

Zum Abschluß jeder Reflexzonenmassage sollten sämtliche Chakren an den spinalen Reflexen der Füße und Hände behandelt werden. Ein Ungleichgewicht in einem der Chakren kann sich auf die anderen sechs auswirken.

> *Warnung!*
>
> Eine Patientin, die sich in den ersten zwölf Wochen der Schwangerschaft befindet, sollte mit Reflexzonenmassage nur von einem qualifizierten Therapeuten behandelt werden.

Die Akupunkturmeridiane

Die Akupunktur hat ihre Ursprünge in der klassischen Medizin des alten China und beruht hauptsächlich auf den Werken dreier legendärer Kaiser. Ihre Namen sind Fu Hsi (2900 v. Chr.), Shen Nung, bekannt als der »rote Kaiser« (2800 v. Chr.), und Yu Hsiung, den man den »gelben Kaiser« nennt (2600 v. Chr.). Yu Hsiung verfaßte das *Nei Ching,* ein berühmtes medizinisches Kompendium. Darin beschreibt er die Akupunktur im Ling-Hsu (der spirituelle Kern) überschriebenen Abschnitt.

Die altchinesische Kosmologie lehrt, daß die Welt aus dem Zusammenspiel zweier Gegensätze der Natur hervorgegangen sei: Dem aktiven, hellen, trockenen, warmen, positiven, männlichen Yang und dem passiven, dunklen, kalten, feuchten, negativen Yin. Alle Dinge stehen in einer Verbindung zu diesen positiven und negativen Energien. Wenn Yin und Yang im Gleichgewicht sind und bleiben, bringen sie gute Gesundheit, langes Leben und einen jugendlich frischen Körper. Die Mißachtung dieses Gleichgewichts führt zu Erkrankung.

Die Chinesen glaubten, die Lebenskraft, *chi* genannt (Aussprache: tschi), zirkuliere im Körper längs gewisser Meridiane und bewege sich zwischen Organen und Systemen auf festgelegten Bahnen. Die Meridiane sind entweder Yin oder Yang, je nach der Richtung, in die Chi fließt. Wenn es frei und in der richtigen Weise durch die zwölf Meridiane strömt, dann ist der Körper im Gleichgewicht und bei guter Gesundheit.

Im Falle der Erkrankung gibt es dem *Nei Ching* zufolge fünf Methoden der Behandlung: Man heile den Geist, ernähre den Körper, verschreibe Medikamente, behandle den Körper insgesamt und verwende die Akupunktur. Diese besteht im Einstechen von Nadeln an bestimmten Punkten auf den Meridianen. Die verschiedenen Methoden, auf die eingestochenen Nadeln einzuwirken, sollen Energie in den Meridian hineinziehen oder sie vertreiben.

Die Chinesen entdeckten, daß es einen durchgehenden Meridian gibt, der den Körper durchzieht. Dieser teilt sich in vierzehn Äste – oder Meridiane. Ein jeder von ihnen hat einen inneren Zweig, der das mit ihm verbundene Organ durchdringt, und einen Zweig an der Oberfläche. Mit dem letzteren arbeitet die Reflexzonenmassage, und auf ihm befinden sich die Akupunkturpunkte.

Nur zwölf der vierzehn Meridiane gelten als wichtig. Jeder von diesen zwölf bezieht sich auf ein bestimmtes Organ, das ihm seinen Namen gibt. Außerdem ist jeder Meridian mit einem zweiten verbunden. Beide ergänzen einander in ihrem Yin- und Yang-Aspekt, und beide sind demselben Element zugeordnet und teilen miteinander dessen Eigenschaften. Die zwei weniger wichtigen Meridiane bleiben unberücksichtigt.

Alle Meridiane sind bilateral, das heißt sie folgen dem gleichen Weg sowohl auf der linken als auch auf der rechten Körperhälfte. Da die Füße und Hände Spiegel des ganzen Körpers sind, spiegeln sie auch die zwölf Meridiane wider. Sechs von ihnen beginnen oder enden an den Füßen, sechs an den Händen.

Die Chinesen glaubten, daß die physiologischen Funktionen auf dem humoralen System, dem System der Körpersäfte, beruhen, dessen Grundlage die fünf Elemente – Metall, Erde, Feuer, Wasser und Holz – sind. (Die Fünfzahl

Schlüssel zu den Meridianen

grün, durchgezogen	Leber *(Yin)*
grün, gestrichelt	Gallenblase *(Yang)*
orange, durchgezogen	Herz *(Yin)*
orange, gestrichelt	Dünndarm *(Yang)*
rot, durchgezogen	Perikard/Kreislauf *(Yin)*
rot, gestrichelt	Dreifacherwärmer *(Yang)*
blau, durchgezogen	Nieren *(Yin)*
blau, gestrichelt	Blase *(Yang)*
	Lunge *(Yin)*
	Dickdarm *(Yang)*
gelb, durchgezogen	Milz *(Yin)*
gelb, gestrichelt	Magen *(Yang)*

Die Meridiane

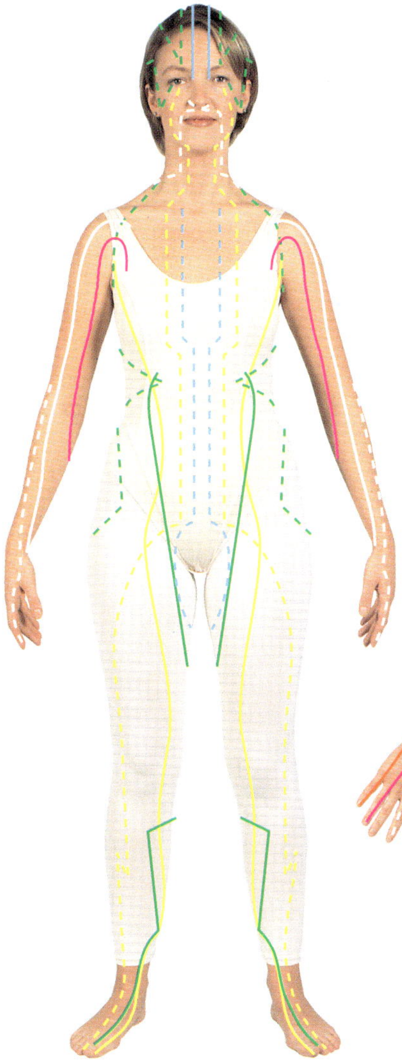

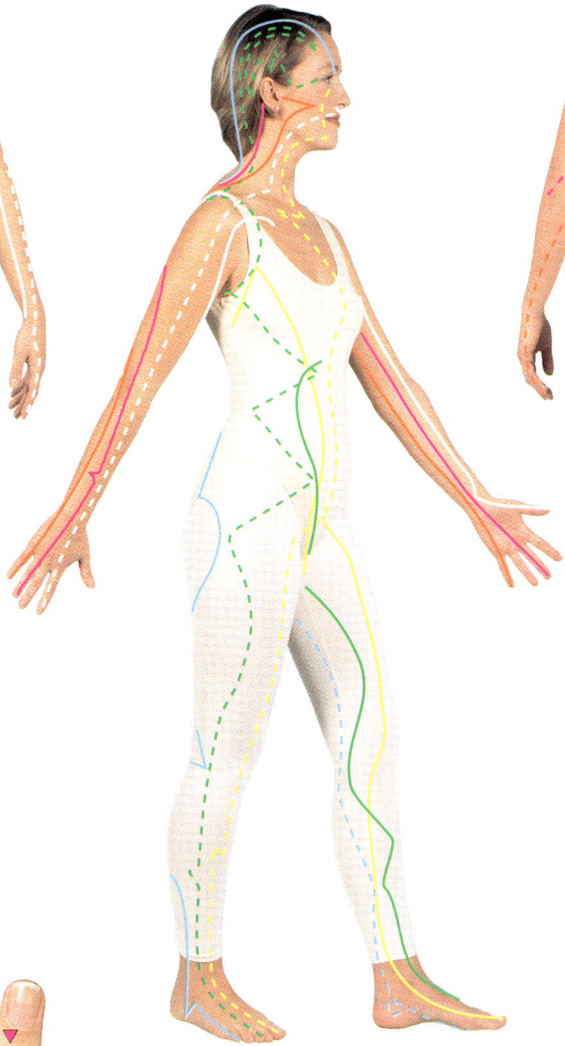

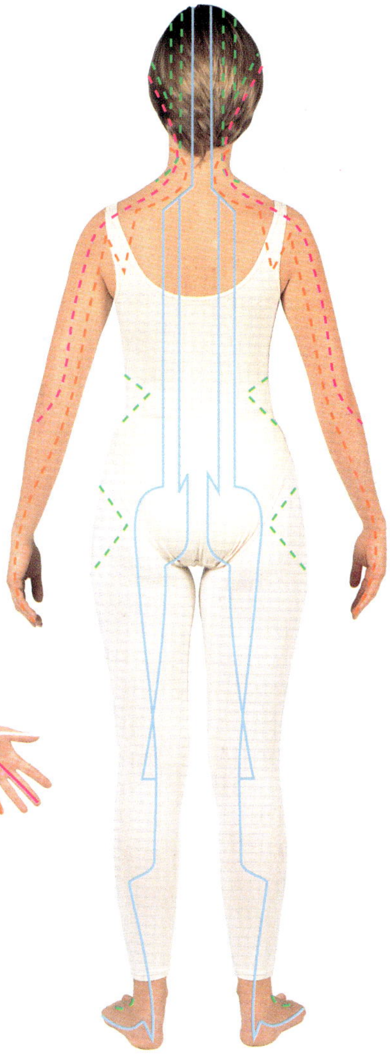

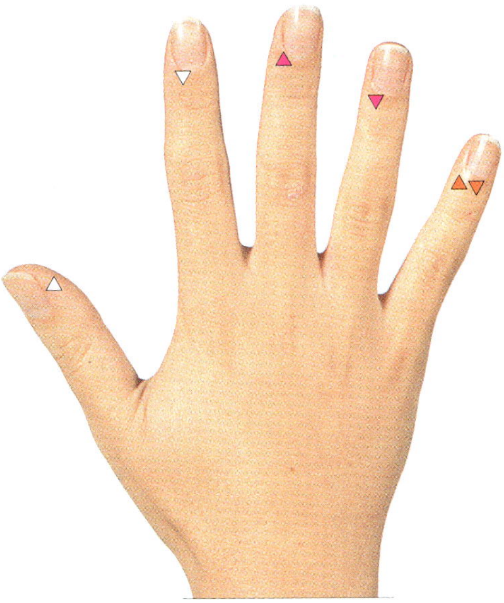

Jeder Yin-Meridian (durchgehende Linie) ist mit einem Yang-Meridian (gestrichelte Linie) verbunden. Alle Meridiane verlaufen beidseitig. Sechs von ihnen beginnen oder enden an den Händen, sechs an den Füßen.

▽ Anfang
△ Ende

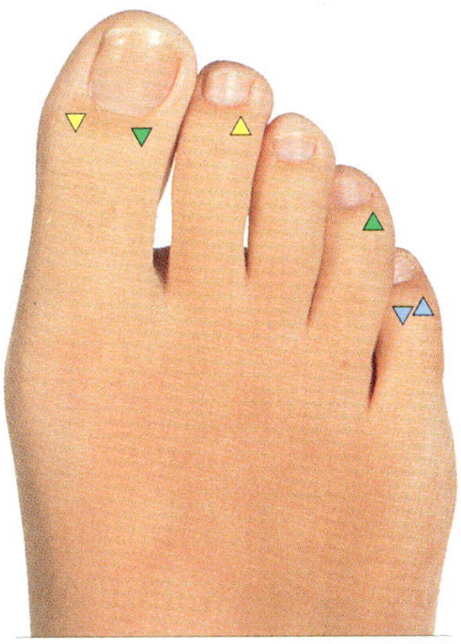

Eigenschaften der Meridiane und die mit ihnen verbundenen Elemente						
MERIDIANE	**LEBER** **GALLENBLASE**	**HERZ** **DÜNNDARM**	**PERIKARD/ KREISLAUF** **DREIFACH-ERWÄRMER**	**NIEREN** **BLASE**	**LUNGE** **DICKDARM**	**MILZ/ PANKREAS** **MAGEN**
ELEMENT	**HOLZ**	**FEUER**	**FEUER**	**WASSER**	**METALL**	**ERDE**
JAHRESZEIT	Frühling	Sommer	Sommer	Winter	Herbst	Spätsommer
WETTER	Wind	Hitze	Hitze	Kälte	Trockenheit	Feuchtigkeit
KÖRPERÖFFNUNG	Augen	Ohren	Ohren	Genitalien Harnröhre After	Nase	Mund
SINNESORGAN	Augen	Zunge	Zunge	Ohren	Nase	Mund
KÖRPERTEIL/ GEWEBE	Muskeln Sehnen	Blutgefäße	Blutgefäße	Knochen Knochenmark	Haut Körper-behaarung	Fleisch Körperform
FLÜSSIGE ABSONDERUNGEN	Tränen	Schweiß	Schweiß	Speichel	Schleim	Speichel
KLANG	Schreien	Lachen	Lachen	Stöhnen	Weinen	Singen
KÖRPERLICHE ZEICHEN	Nägel Finger Zehen	Gesichtsfarbe	Gesichtsfarbe	Kopf Haare	Haut Körper Haare	Fleisch
EMOTION	Zorn	Freude Frohsinn	Freude Frohsinn	Furcht	Melancholie	Sympathie
GESCHMACK	sauer	bitter	bitter	salzig	scharf	süß
FARBE	Grün	Rot	Rot	Blau	Weiß	Gelb

der Elemente hat möglicherweise ihren Ursprung in dem Mystizismus, der im alten China diese Zahl umgab.)

Die altüberlieferte chinesische Akupunktur arbeitete nicht nur mit den Yin- und Yang-Aspekten der Meridiane, sondern auch mit den fünf Elementen und ihren jeweils fünf Entsprechungen, die man in den Jahreszeiten, Klimaeigenschaften, stimmlichen Phänomenen, Gefühlslagen, Farben und anderen natürlichen Gegebenheiten fand (vgl. die gegenüberliegende Seite). (Das *Nei Ching* sagt, jedes Gefühl habe seinen Sitz in einem Organ des Körpers. So wohnt beispielsweise die Freude im Herzen, die Trauer in der Lunge, der Zorn in der Leber usw.)

Die Meridiane in der Reflexzonenmassage

Die Erkundung der Meridiane und der mit ihnen assoziierten Muskeln verschafft einen Einblick in die wichtige Rolle der Meridiane während einer Reflexzonenmassage, die ja Energieblockaden zu beseitigen und im ganzen Menschen den Zustand des Gleichgewichts und der Harmonie wiederherzustellen vermag. Damit das Gleichgewicht von Dauer ist, muß die Ursache der Energieblockade gefunden und behandelt werden.

Wenn der Reflexzonenmasseur imstande ist, sowohl die Meridiane als auch die mit der Disharmonie im physischen Körper verbundenen Reflexe zu bearbeiten, wird der Patient dadurch ein größeres Wohlbefinden erlangen.

Leber-Meridian

Dies ist ein Yin-Meridian, der mit dem Gallenblasen-Meridian, Yang, assoziiert ist. Er hat einen aufsteigenden Energiefluß, der auf dem Rücken des großen Zehs beginnt, über die Innenseiten der Beine die Genitalien erreicht und von dort sich fortsetzt bis an das untere Ende des Brustbeins.

Zugeordnet sind diesem Meridian der große Brustmuskel (*Musculus pectoralis major*), der bestimmte Armbewegungen ermöglicht, und der für Anziehen und Senken des Schulterblatts zuständige Rautenmuskel (*Musculus rhomboideus*).

Funktionsschwächen des Leber-Meridians wirken sich auf das Verdauungssystem aus und können zu Verdauungsstörungen, Übelkeit und Blähungen führen. Wird die Leber durch den Genuß von Alkohol, Schokolade, Drogen, Kaffee, Tee usw. übermäßig belastet, ist auch mit Kopfschmerzen und Attacken von Gelenkrheumatismus zu rechnen. Außerdem unterliegen die Augen dem Einfluß der Leber, deren Vergiftung sich in ständig vor den Augen schwebenden schwarzen Punkten oder Fusseln, in verschwommener Sicht oder trockenen, wunden oder ermüdeten Augen bemerkbar machen kann. Ferner sind Auswirkungen auf den Menstruationszyklus zu erwähnen, da eine schwache Lebertätigkeit unregelmäßige, schmerzhafte Perioden verschlimmern sowie Stauungen, prämenstruelle Spannungen, geschwächte Libido, Schleimhautentzündungen, Gebärmutter- und Prostataprobleme, beim Mann auch eine verringerte Spermienproduktion hervorrufen kann.

Wenn dieser Meridian aus dem Gleichgewicht geraten ist, wird sich das möglicherweise am großen Zeh des Patienten als Gicht, auch als eingewachsener Zehennagel oder dessen Pilzbefall manifestieren.

Gallenblasen-Meridian

Dies ist ein Yang-Meridian, der im Yin des Leber-Meridians seine Ergänzung findet. Er beginnt an den Schläfen, verläuft über den Kopf, dann hinunter zur Seite des Rumpfes und endet oben auf dem vierten Zeh. Die ihm zugeordneten Muskeln sind der für das Strecken, Beugen und Rotieren des Arms zuständige Deltamuskel und der mit dem Kniegelenk und den Bewegungen des Unterschenkels verbundene *Musculus popliteus*.

Die Gallenblase speichert die in der Leber produzierte Galle und sondert sie ab. Wegen dieses engen Zusammenhangs wird sie durch jede Leberstörung in Mitleidenschaft gezogen. Funktionsschwächen dieses Meridians können zu Kopfschmerzen, Migräne, Verspannungen im Nacken, Augenerkrankungen, Schmerzen in der Schulter, Asthma, Arthritis im Hüftgelenk, Erkrankung des Knies und Menstruationsstörungen führen.

Wenn sich der Gallenblasen-Meridian im Ungleichgewicht befindet, können sich die Symptome als Pilzbefall, Hammerzeh oder Hühnerauge am vierten Zeh zeigen. Eine Schwellung am Reflexpunkt der Hüfte könnte ein weiteres Symptom sein.

Herz-Meridian

Der Herz-Meridian ist Yin und verbunden mit dem Yang des Dünndarms. Er hat einen von der

Brust zu den Händen absteigenden Energiefluß. Angina-pectoris-Patienten leiden häufig unter starken Schmerzen im Verlauf dieses Meridians.

Der mit ihm verbundene Muskel, der *Musculus subscapularis*, befindet sich unterhalb des Schulterblatts und ist zuständig für Drehbewegungen des Arms zur Körpermitte hin.

Eine herabgesetzte Funktion des Herz-Meridians kann als Schmerz und Schwächegefühl im Arm zutage treten, ferner in Gestalt von Hauterkrankungen, Angina, Kurzatmigkeit und Herzattacken. Das Herz ist mit der Zunge verbunden, und gewisse Sprachstörungen können erfolgreich über den Herz-Meridan behandelt werden. Symptome einer Dysfunktion des Meridians können an Fingern und Fingernägeln als Schwellung, Entzündung, Schmerz und Versteifung auftreten.

Dünndarm-Meridian

Dieser Yang-Meridian findet seine Yin-Ergänzung im Herz-Meridian. Sein Energiefluß ist aufsteigend, beginnt am kleinen Finger, läuft den Arm hinauf, über die Schulter, aufwärts den Hals entlang bis zum äußeren Augenwinkel und endet vor dem Ohr.

Die mit dem Dünndarm-Meridian verbundenen Muskeln sind der Schenkelstrecker – zuständig für das Strecken des Beins und Anwinkeln des Oberschenkels – sowie die Bauchmuskeln, die das Zusammenpressen des Bauchs und die seitliche Krümmung der Wirbelsäule ermöglichen.

Dysfunktion dieses Meridians kann Muskel- und Gelenkschmerzen verursachen, unter anderem Versteifung der Schulter und des Nackens oder Tennisarm. Möglich sind ferner Störungen der Verdauung und des Harnflusses, Schwerhörigkeit, Tinnitus und Lymphdrüsenschwellung am Hals.

Zu den Symptomen einer Funktionsschwäche des Dünndarm-Meridians an den Händen gehören Arthritis, Steifheit im kleinen Finger, Entzündungen sowie weiße Flecken oder Furchen auf dem Nagel des kleinen Fingers.

Perikard- oder Kreislauf-Meridian

Dieser Yin-Meridian steht in Wechselbeziehung zum Yang-Meridian des Dreifacherwärmers. Sein Energiefluß ist absteigend, beginnt nahe der Brustwarze und verläuft den Arm hinunter zur Außenseite des Mittelfingers.

Die dem Kreislauf-Meridian zugehörigen Muskeln sind der kleine Gesäßmuskel für die Außenbewegung und die mediale Rotation des Oberschenkels; die Adduktoren, die den Oberschenkel nach innen ziehen und seine Drehung nach innen ermöglichen; der birnenförmige Muskel, der den Oberschenkel nach außen führt und seine Außendrehung bewirkt; und der große Gesäßmuskel, der das Hüftgelenk und den Rumpf streckt, wenn sich der Körper aus der Sitzposition erhebt.

Die bindegewebige, schützende Umhüllung des Herzens wird Perikard genannt. Zur Verhinderung von Reibung, wenn das Herz schlägt, enthält es ein flüssiges Gleitmittel. Die Zeichen einer Funktionsschwäche des Kreislauf-Meridians sind darum denen einer Dysfunktion des Herz-Meridians ähnlich und schließen arthritische Beschwerden und Erkrankungen am Nagel des Mittelfingers und des Handwurzelkanals ein. Nach allgemeiner Ansicht werden viele herzbezogene Störungen und Erkrankungen am wirkungsvollsten auf diesem Meridian behandelt.

Dreifacherwärmer-Meridian

Dieser Yang-Meridian ergänzt sich mit dem Yin des Kreislauf-Meridians. Der Dreifacherwärmer-Meridian ist mit keinem bestimmten Körperorgan verbunden, doch sein Einfluß wirkt sich auf die Funktionstüchtigkeit der anderen elf Meridiane aus.

Sein Energiefluß ist aufsteigend, beginnt an der Rückseite des Ringfingers, wandert den Arm hinauf und endet im äußeren Winkel des Auges.

Dieser Meridian umfaßt drei verschiedene »Erwärmer«. Der erste sitzt in der Brust, der zweite zwischen Zwerchfell und Nabel, der dritte im unteren Bauch. Bei guter Wirksamkeit des Dreifacherwärmer-Meridians sollten diese drei Körperzonen fühlbar die gleiche Temperatur aufweisen. Die Hauptaufgabe dieses Meridians ist die Regulierung der Körpertemperatur. Mangelt es dem Körper an Yin, wird er zu heiß; hat er zu wenig Yang, wird er zu kalt. Außer der Körpertemperatur reguliert der Dreifacherwärmer das Gleichgewicht im vegetativen Nervensystem, und er überwacht auch die Funktion der Hirnanhangsdrüse, der Hauptdrüse des Körpers.

Zu den Muskeln, auf die sich dieser Meridian bezieht, gehören der Schultermuskel, *Musculus teres minor*, der die Innenrotation und die Rückbewegung des Oberarms ausführt; der für die Außenrotation und Beugung des Oberschenkels sowie des Unterschenkels zuständige Schneidermuskel oder *Musculus sartorius;* der *Musculus gracilis,* ein weiterer Oberschenkelmuskel, der das Heranziehen des Oberschenkels und das Beugen des Unterschenkels betätigt; ferner der *Musculus soleus* und der *Musculus gastrocnemius,* zwei Wadenmuskeln, die sowohl den Fuß als auch den Unterschenkel beugen.

Mit diesem Meridian können Schmerzen und Versteifungen längs des Arms und am Handgelenk verbunden sein, außerdem Schmerzen an Augen und Ohren.

Folgende Symptome an den Händen zeigen Störungen dieses Meridians an: Arthritis, Ekzem und Erkrankungen am Nagel des Ringfingers.

Nieren-Meridian

Dieser Yin-Meridian ist gepaart mit dem Blasen-Meridian, der Yang ist. Die Nieren sind das Fundament für Yin und Yang, denn sie speichern Jing, die Vitalessenz, die sich sowohl zu Yin als auch zu Yang entwickeln kann. Daher sind die anderen Körperorgane, die Jing brauchen, um zu überleben, von der Blase abhängig. Jing ist verantwortlich für das Wachstum und die Entwicklung eines Menschen vom Zeitpunkt seiner Empfängnis an bis zu seinem Tod. Ein Mangel an Jing hat eine schwache Gesundheit zur Folge und macht anfällig für Krankheiten.

Der Energiefluß des Nieren-Meridians ist aufsteigend. Er beginnt an der Fußsohle, geht über die Rückseite des Beins hinauf zur Vorderseite des Rumpfes und von dort in gerader Linie aufwärts bis zum Brustbein.

Zu den Muskeln, die mit dem Nieren-Meridian verbunden sind, gehören der *Musculus psoas,* der beim Beugen und Drehen des Oberschenkels sowie der Seitenneigung der Wirbelsäule mitwirkt; der obere Teil des Trapezmuskels, verantwortlich für die Bewegungen von Schulter und Kopf; außerdem der *Musculus iliacus,* der die Beugung und Außendrehung des Oberschenkels unterstützt.

Die häufigsten, mit dem Nieren-Meridian verbundenen Erkrankungen sind Brüchigkeit der Knochen, Rückenschmerzen, Asthma, Venenentzündungen, Krampfadern, Uterus- und Prostataprobleme sowie Blasenschwäche.

Folgende Symptome an den Fußsohlen zeigen Störungen des Nieren-Meridians an: Ekzem oder Pilzbefall an den Fußsohlen, schmerzende Fußsohlen und auf der Innenseite geschwollene Knöchel.

Blasen-Meridian

Dieser Yang-Meridian ergänzt den Nieren-Meridian, der Yin ist. Der Blasen-Meridian hat einen absteigenden Energiefluß und ist einer der längsten Meridiane des Körpers. Er beginnt am inneren Winkel des Auges, verläuft über den Kopf und gabelt sich am unteren Nacken. Ein Zweig führt entlang der Wirbelsäule hinunter zum Steißbein, der andere zur Innenkante des Schulterblatts und dann parallel zum ersten Zweig abwärts. Beide setzen sich über die Gesäßbacken zur Rückseite des Oberschenkels fort, vereinigen sich in der Kniekehle und enden an der Außenseite des kleinen Zehs.

Die mit dem Blasen-Meridian verbundenen Muskeln sind der *Musculus peroneus,* der den Fuß beugt und nach außen wendet; der *Musculus sacrospinalis* – die größte einzelne Muskelmasse des Rückens und verantwortlich für Bewegungen der Wirbelsäule und des Kopfes; und der *Musculus tibialis anterior,* der den Fuß einwärts dreht und nach hinten beugt.

Zu den mit diesem Meridian verbundenen Krankheiten zählen Sehschwäche, Kopfschmerzen, Nebenhöhlenbeschwerden, Steifheit des Rückens, Ischias, Knieerkrankungen, Zystitis und Inkontinenz. Dysfunktion des Blasen-Meridians kann Symptome am kleinen Zeh ausbilden.

Lungen-Meridian

Dieser Yin-Meridian ergänzt sich im Yang des Dickdarm-Meridians. Die Lungen regulieren die Atmung und können an Bronchitis, Asthma oder Emphysem erkranken. Sie beherrschen auch die Haut. Es ist bekannt, daß sich Ekzempatienten nach Behandlung mit einer Kortisonsalbe nicht selten ein Asthmaleiden zugezogen haben.

Der Lungen-Meridian hat einen absteigenden Energiefluß, der am Schlüsselbein beginnt, den Arm hinunterläuft und auf der Rückseite des Daumens endet.

Die assoziierten Muskeln sind der *Musculus serratus anterior* – zuständig für Aufwärts- und Seitwärtsdrehung des Schulterblatts und Anheben der Rippen bei Ruhelage des Schulterblatts; der *Musculus coracobrachialis*, der den Oberarm beugt und anhebt; die Deltamuskeln, die den Arm strecken und beugen, einwärts und nach außen drehen; und außerdem das Zwerchfell. Letzteres unterstützt die Atmung und ist eine muskulöse, kuppelförmige, Brust und Bauchhöhle trennende Scheidewand.

Zu den Beschwerden, die eine Dysfunktion dieses Meridians hervorrufen kann, gehören Nebenhöhlen-, Hals-, und Brusterkrankungen; Asthma sowie Schmerzen in der Schulter oder im Unterarm.

Symptome für eine Störung des Lungen-Meridians können sich an den Daumen der Hände zeigen, und zwar an den Nägeln, der Haut oder den Gelenken.

Dickdarm-Meridian

Er besitzt Yang-Charakter und ist komplementär mit dem Yin des Lungen-Meridians verbunden. Der Dickdarm ist verantwortlich für die Ausscheidung von Abfallstoffen. Bei Störung dieses Organs können sich Gifte im Körper ansammeln. Aufgrund der engen Beziehung zwischen Lungen- und Dickdarm-Meridian wird jede Dysfunktion sich vom einen Meridian auf den anderen auswirken.

Der Dickdarm-Meridian hat einen aufsteigenden Energiefluß, der am Rücken des Zeigefingers beginnt, den Arm und den Hals hinaufläuft und unter der Nase endet.

Die ihm zugehörigen Muskeln sind der *Musculus tensor fasciae latae*, der den Oberschenkel beugt und streckt; die Kniefllechse, die beim Beugen und Strecken des Beins mitwirken; und der *Musculus quadratus lumborum*, der die Seitenneigung der Wirbelsäule bewirkt.

Eine Funktionsschwäche des Dickdarm-Meridians kann zu Erkrankungen von Nase und Hals führen sowie eine überfette oder fleckige Haut, ferner Versteifung der Schulter, Tennisarm und Schleimbeutelentzündung hervorrufen.

Störungen dieses Meridians können sich als Symptome am Zeigefinger äußern, die am Fingernagel oder an arthritischen Gelenken zu erkennen sind.

Milz-Pankreas-Meridian

Dieser Yin-Meridian ergänzt sich mit dem Yang des Magen-Meridians. Die Milz hat zahlreiche Funktionen. Sie ist eng mit dem Magen verbunden und unterstützt die Umwandlung von Speise und Trank in Chi, das heißt Energie, und Blut.

Der Milz-Pankreas-Meridian hat einen aufsteigenden Energiefluß, der in der Mitte des großen Zehs beginnt, den Arm hinauf und dann durch den Körper verläuft und seitlich an der Brust unter der Achselhöhle endet.

Zu den mit diesem Meridian verbundenen Muskeln gehören der Rückenmuskel *Musculus latissimus dorsi*, der den Arm streckt, anzieht, dreht sowie nach unten und nach hinten bewegt; der Trapezmuskel, der das Schulterblatt bewegt; der *Musculus extensor pollicis longus*, der den Daumen streckt und das Handgelenk beugt; und schließlich der *Musculus triceps*, der für das Strecken des Arms verantwortlich ist.

Die wichtigsten Beschwerden, die eine Funktionsschwäche dieses Meridians hervorrufen kann, sind Müdigkeit, Verdauungsprobleme, Durchfall und Stoffwechselstörungen. Weil der Milz-Pankreas-Meridian am großen Zeh beginnt, können dort auch die Symptome für eine Dysfunktion des Meridians auftreten.

Magen-Meridian

Dieser Yang-Meridian ergänzt sich mit dem Yin des Milz-Pankreas-Meridians. Im Magen wird die flüssige und feste Nahrung aufgespalten, um die Absorption ihrer wertvollen Bestandteile durch den Körper vorzubereiten. Milz und Pankreas unterstützen diesen Prozeß, und darum arbeiten die beiden Meridiane eng zusammen.

Der Magen-Meridian hat einen absteigenden Energiefluß. Er beginnt unter dem Auge, geht hinauf zu den Schläfen, bevor er sich nach unten bis zur Rückseite des zweiten Zehs fortsetzt.

Die ihm zugehörigen Muskeln sind der große Brustmuskel, *Musculus pectoralis major*, der den Arm anzieht und nach innen dreht; der *Musculus levator scapulae*, der das Schulterblatt hebt und leicht abwärts dreht; die Nackenmuskeln sowie der *Musculus brachioradialis*, der den Ellbogen beugt und die Handgelenksdrehung unterstützt.

Eine Funktionsschwäche des Magen-Meridians kann zu Erkrankungen von Magen, Augen, Nebenhöhlen, Hals, Milz und Pankreas führen. Diese werden durch Symptome am zweiten Zeh widergespiegelt: Hühnerauge, Pilzbefall des Nagels und Mißbildungen an den Knochen.

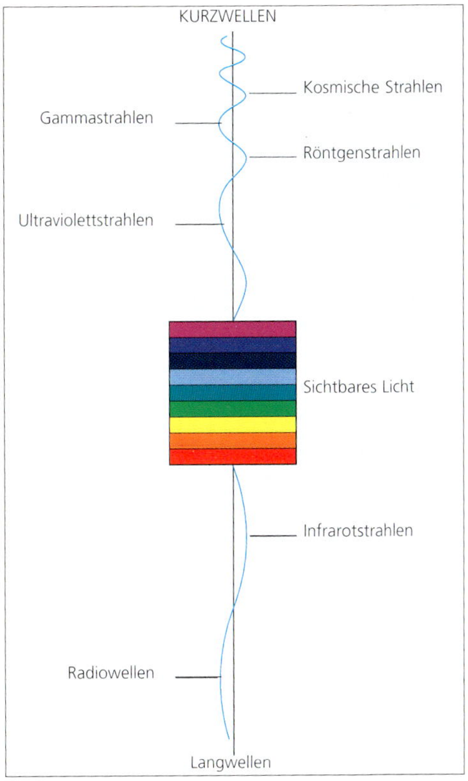

Die kombinierte Behandlung mit Farben und Reflexzonenmassage

Farben sind ein Sinnesphänomen, das uns umgibt und daher allzuoft als selbstverständlich hingenommen wird. In seiner ganzen Pracht offenbart es sich uns im Wunder des Regenbogens und im Anblick des Nordlichts, der *Aurora borealis*, das uns ehrfürchtig erschauern läßt. Die Farben sind der sichtbare Teil des elektromagnetischen Spektrums.

Dieses Spektrum umfaßt verschiedene Arten von Energiewellen und reicht von den Radiowellen – den längsten – bis zu den kosmischen Energiewellen – den kürzesten. Zwischen diesen Extremen befinden sich die Strahlen des Infrarotlichts, das sichtbare Licht (es ist im Spektrum der Farben verkörpert), die ultravioletten Strahlen, die Röntgenstrahlen und die Gammastrahlen.

Elektromagnetische Energie pflanzt sich mit einer Geschwindigkeit von ungefähr 300 000 Kilometern pro Sekunde fort. Die Wissenschaft verwendet sie in Gestalt der Radiowellen und Infrarotstrahlen, die Medizin als Röntgen- und Gammastrahlen. Die beiden letzteren können der Gesundheit schaden. Es ist mir unverständlich, warum Wissenschaftler und Ärzte die Wirkungen des sichtbaren Lichts auf den Menschen bestreiten, während sie die der unsichtbaren Energiewellen anerkennen. Wenn aber die anderen Wellen des elektromagnetischen Spektrums eine Wirkung auf uns ausüben, warum nicht auch die Farben?

Die Wiederentdeckung der Farben als Therapieform steckt noch in den Kinderschuhen. Die historische Forschung hat gezeigt, daß viele Kulturen sie praktiziert haben. Die Atlantiker (die Bewohner des verschwundenen Kontinents Atlantis) sollen Tempel als Heilstätten errichtet haben, deren Kuppeln aus miteinander verbundenen Kristallen bestanden, die das einfallende Licht in das Spektrum der Farben zerlegten. Diese Farben wurden verwendet, um Kranke zu behandeln, Gebärende zu unterstützen, Beziehungsstörungen zu heilen und Sterbenden beim

Die Therapiefarben und ihre Komplementärfarben

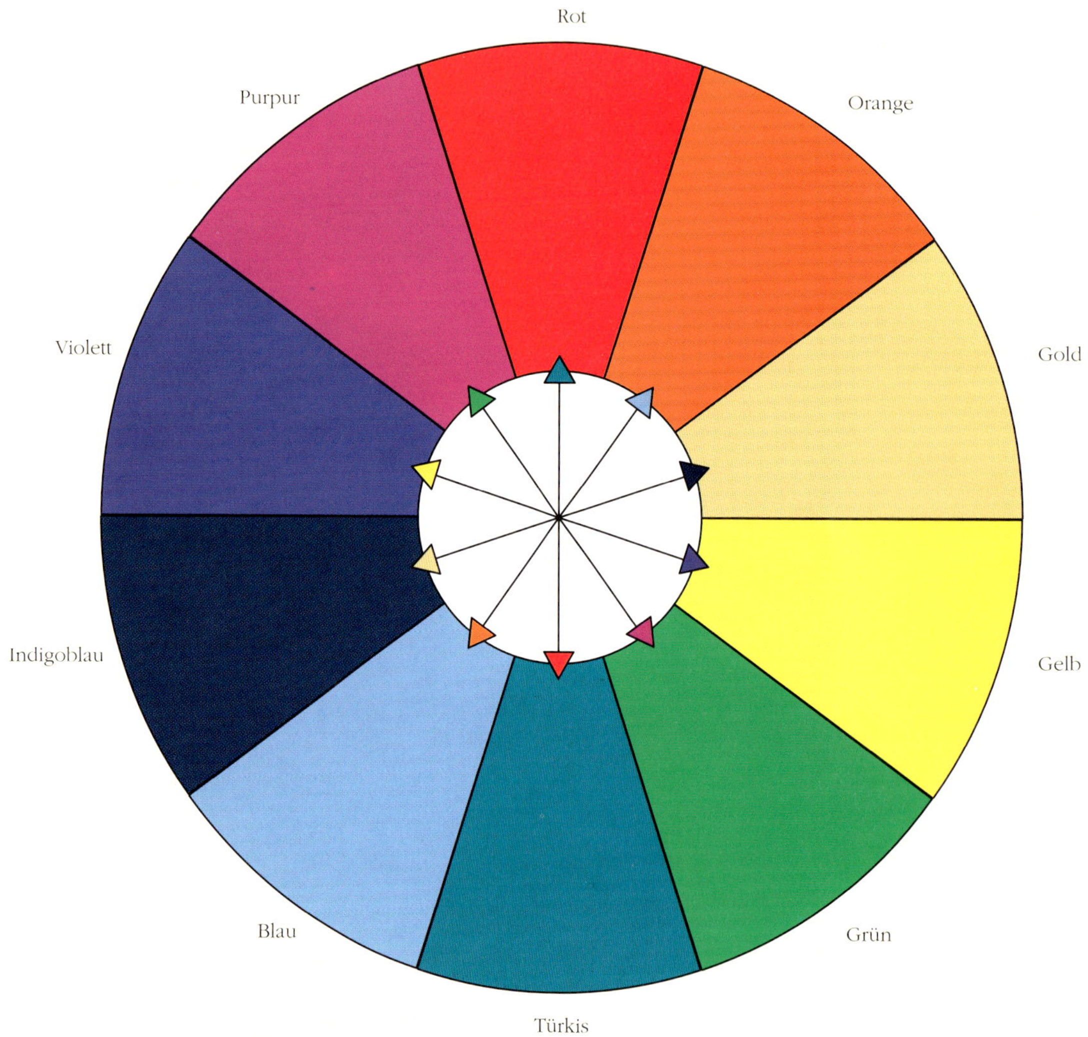

Das Rotspektrum

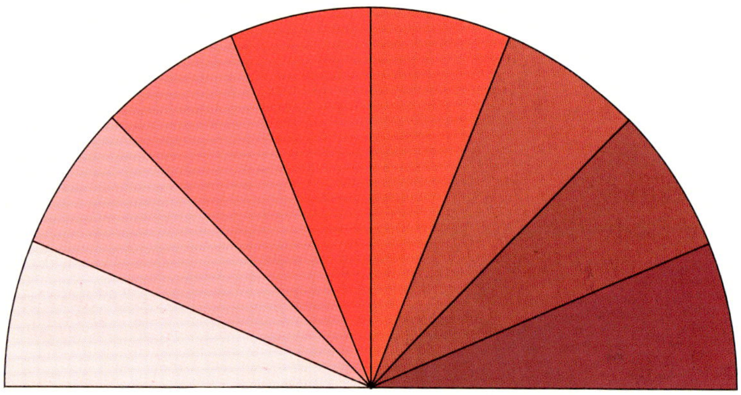

Jede Therapiefarbe hat eine bei der Behandlung stets mitverwendete Komplementärfarbe, die im Farbenkreis durch die Pfeile angezeigt wird *(oben)*.

Jede Farbe besitzt darüber hinaus ein eigenes Spektrum, das von intensiv bis blaß reicht, wie hier am Beispiel des Rotspektrums zu sehen *(links)*.

Übergang von diesem Leben in ein anderes beizustehen.

Archäologen haben entdeckt, daß die alten Ägypter in ihren Tempeln verschiedene der Krankenbehandlung vorbehaltene Räume besaßen, deren Bauweise den Eintritt nur ganz bestimmter Strahlen aus dem Spektrum des Lichts gestattete. Es wird vermutet, daß die in diesen Tempeln Heilung Suchenden zunächst einer Farbendiagnose unterzogen wurden, bevor man sie in dem Raum Platz nehmen ließ, der die ihnen verschriebene Farbe abstrahlte.

Indien, ein besonders farbenfrohes Land, verwendet noch heute die Farben in der Edelsteintherapie. Die gemmologischen Therapeuten glauben, daß in den Edelsteinen kosmisches Licht gespeichert und alles Sichtbare aus sieben Strahlen – den ursprünglichen gestaltenden Kräften der Natur – zusammengesetzt ist. Demzufolge sollte ein Mensch, der an einer bestimmten Krankheit leidet, mit der ihr entsprechenden Farbe oder Farbkombination behandelt werden.

Unsere Vorfahren waren sich der Farben der Natur und ihres Einflußes bewußt und verstanden es, sie heilkundlich aufzunehmen und therapeutisch anzuwenden. Im Gegensatz zu uns, die wir unsere Zeit großenteils in geschlossenen Räumen verbringen und überwiegend den schädlichen Einflüssen künstlichen Lichts ausgesetzt sind, verbrachten sie ihr Leben zumeist draußen, umgeben von der Farbenvielfalt der Natur. Nach Ansicht einiger Anthropologen war beim prähistorischen Menschen das Farbensehen noch nicht ausgebildet; es habe sich erst auf einer späteren Evolutionsstufe entwickelt. Sollte diese Ansicht stimmen, hätten die Strahlen der verschiedenen Farben trotzdem einen spürbaren Einfluß auf diese Menschen ausgeübt.

Zu Beginn des 19. Jahrhunderts wurde – aufgrund der Entdeckung neuer Medikamente und der Fortschritte in der Chirurgie – die Farbentherapie zeitweilig durch die allopathische Medizin ersetzt. Es ist interessant festzustellen, daß einige der Pioniere der allopathischen Medizin bei ihrer Krankenbehandlung auch Farben verwendeten. Einer der berühmtesten dieser Ärzte war Hippokrates (460 – 370 v. Chr.), ein Grieche, Verfasser des hippokratischen Eides, der als Vater der Medizin gilt.

Farben werden durch das Licht hervorgebracht. Damit sie erscheinen, muß es jedoch zu einer Wechselbeziehung, einer Interaktion zwischen Licht und Dunkel kommen. Eine Möglichkeit, dieses Phänomen zu beobachten, bietet sich, wenn Licht durch ein Prisma fällt. Das Prisma bricht die Lichtstrahlen und spaltet sie zu einem vielfarbigen Band auf, das man als das Spektrum der Farben bezeichnet. Es ist sichtbar, weil jede Farbe ihren eigenen Brechungswinkel hat.

Die aus der Refraktion des Lichts hervorgehenden Farben sind Rot, Orange, Gelb, Grün, Türkis, Blau, Indigoblau, Violett und Purpur. Jede dieser Farben hat ihre eigene Wellenlänge und Tonfrequenz. Diese reichen von der längsten Wellenlänge und niedrigsten Tonfrequenz des Rot bis zur kürzesten Wellenlänge und höchsten Tonfrequenz des Purpur.

Alle Farben des Spektrums haben eine Komplementärfarbe – sie wird stets zusammen mit der Behandlungsfarbe angewendet – und besitzen ihre speziellen therapeutischen Eigenschaften, die im folgenden beschrieben werden.

Rot - Komplementärfarbe Türkis

Rot ist eine Grundfarbe, was bedeutet, daß sie nicht durch eine Mischung anderer Farben erzeugt werden kann. Es ist die Farbe mit der längsten Wellenlänge und der niedrigsten Tonfrequenz. Wie alle Farben hat auch Rot sein eigenes Spektrum, das von Dunkel- bis Blaßrot reicht. Es ist ein mächtiger Energiespender und ein starkes Stimulans. Es ist mit der männlichen Energie verwandt. Bei exzessiver Anwendung kann es Aggressivität, manchmal auch Ruhelosigkeit hervorrufen.

Rot ist ein Symbol des Lebens, der Kraft und Vitalität; es hilft uns, uns zu erden. Rot ist die dominante Farbe des Wurzel-Chakras und darum mit den Geschlechtsdrüsen und dem weiblichen Zyklus verbunden. Es eignet sich zur Anwendung in Fällen von Unfruchtbarkeit. Im Zusammenwirken mit dem Hämoglobin steigert es die Energie, erhöht die Körpertemperatur und sorgt für bessere Bluzirkulation. Rot hat daher einen wohltätigen Einfluß bei niedrigem Blutdruck, Anämie und Eisenmangel. Wenn es zusammen mit Türkis, seiner Komplementärfarbe, angewendet wird, kann es Infektionen und Lungenentzündung entgegenwirken und Verstopfung lindern.

Wird Rot mit Weiß gemischt, entsteht Rosa,

die Farbe der spirituellen Liebe. Bei Liebeskummer und gebrochenem Herzen kann Rosa in Verbindung mit Violett angewendet werden. Violett vermag die Würde und Selbstachtung wiederherzustellen, und Rosa erfüllt uns mit spiritueller Liebe.

In der Therapie sollte Rosa nicht verwendet werden in Fällen von Angst, Niedergeschlagenheit, hohem Bludruck oder Asthma.

Orange - Komplementärfarbe Blau

Orange ist eine Mischung aus Rot und Gelb, es beeinflußt daher sowohl die körperliche Vitalität als auch den Intellekt (vgl. auch Gelb). Es ist den Nebennieren zugeordnet und dominante Farbe des Sakral-Chakras sowie Symbol der kreativen Kraft der Frau.

Orange ist die Farbe der Freude und des Tanzes und deshalb zur Behandlung von Depressionen geeignet. Seine entkrampfende Wirkung hilft bei Muskelkrämpfen und Spasmen. Es wird auch bei Nieren- und Gallensteinen angewendet, ferner bei Erkältungen, Schilddrüsenunterfunktion und Bronchitis.

Orange ist mit dem Milz-Chakra verbunden, welches das Prana – ätherische Lebensenergie – aufnimmt. Daher ist es eine gute Farbe zur Behandlung von Müdigkeit und Erschöpfung.

Gold - Komplementärfarbe Indigoblau

Gold ist die Farbe der Weisheit und zeigt hohe Spiritualität an. In der Therapie wird Gold nur zusammen mit Indigoblau, seiner Komplementärfarbe, angewendet, um den Körper am Ende der Behandlung zu stärken.

Gelb - Komplementärfarbe Violett

Gelb ist eine der drei Grundfarben. Wie Rot und Blau, die beiden anderen Grundfarben, kann es nicht durch Farbmischung hergestellt werden. Gelb ist dem Solarplexus-Chakra zugeordnet, das die Bauchspeicheldrüse beherrscht. Es überwacht das Verdauungssystem und hilft durch seine eliminierende Wirkung auf Leber und Darm, den Körper zu reinigen.

Die Strahlen des Gelb befördern positive magnetische Ströme, die inspirieren und anregen. Sie stärken die Nerven, beleben den Intellekt, aktivieren die motorischen Nerven des Körpers und erzeugen dadurch Energie in den Muskeln. Diese Farbe wird zur Behandlung von partiellen und vollständigen Lähmungen, von Diabetes, Verdauungsstörungen, Knochenbrüchen und allen arthritischen Beschwerden verwendet.

Gelb wirkt auf die Haut, vermag deren Textur zu verbessern, Wunden zu heilen und ist hilfreich bei Ekzem und Schuppenflechte.

Grün - Komplementärfarbe Purpur

Diese Farbe entsteht durch Mischung von Gelb und Blau. Gelb ist die letzte Farbe auf der magnetischen Seite des Spektrums und Blau die erste auf der elektrischen Seite. Grün ist die Farbe des Gleichgewichts, der Balance. Es ist die dominante Farbe des Herz-Chakras und besitzt die Kraft, Yin und Yang, die negativen und positiven Energien des Körpers, in Harmonie zu vereinen. Es übt auch eine harmonisierende Wirkung auf die Dreiheit von Körper, Seele und Geist des Menschen aus.

Wenn Grün durch das Kehl-Chakra zugeführt wird, reinigt es den Ätherleib – den Teil der Aura, der dem physischen Körper am nächsten ist –, wo Erkrankungen sich zu allererst zeigen.

Grün besitzt antiseptische Eigenschaften, so daß es bei Infektionen angewendet werden kann. Seine entgiftende Kraft macht es zu einer wertvollen Hilfe bei Lebervergiftungen. Weitere Beschwerden, denen Grün entgegenzuwirken vermag, sind Verstopfung, Schock und gewisse Herzstörungen.

William Kelly, ein amerikanischer Arzt, bemerkte bei seiner Arbeit mit grünem Licht, daß es unter gewissen Umständen die Zellstruktur von Embryos zerstört. Deshalb ist es ratsam, grünes Licht bei Schwangeren nur am Herz-Chakra anzuwenden.

Türkis - Komplementärfarbe Rot

Türkis ist eine Mischung aus Blau und Grün. Es ist nicht einem der großen Chakren zugeordnet, aber durch eines der kleinen Chakren, das sich nahe der Thymusdrüse befindet, mit dieser verbunden. Die Thymusdrüse ist Teil des Immunsystems, das durch Anwendung dieser Farbe gestärkt werden kann. Grün kann auch helfen, das Leben eines AIDS-Kranken zu verlängern, da der AIDS-Virus das Immunsystem angreift.

Türkis vermag zu beruhigen und ist von äußerst günstiger Wirkung bei Nervosität. Mit Rot, seiner Komplementärfarbe, angewendet, unterstützt es die Infektionsbekämpfung.

Blau - Komplementärfarbe Orange

Blau ist die dominante Farbe des Kehl-Chakra. Wie das Rot ist es eine reine Farbe oder Grundfarbe. Doch im Unterschied zur stimulierenden Wirkung von Rot ist die des Blau entspannend und weitend; es eignet sich zur Anwendung bei Asthmatikern.

Als Symbol der Ruhe, des Friedens, der Inspiration und Verehrung ist Blau eine ausgezeichnet günstige Farbe für Heilungsprozesse und zur Meditation. Außerdem hat Blau eine positive Wirkung, wenn es während der Schwangerschaft getragen wird.

Der Hals repräsentiert die Brücke, die überschritten werden muß, um vom physischen in den spirituellen Bereich zu gelangen. Der Hals ist also das Zentrum der Kommunikation und der Kreativität. Menschen, die an Kommunikationsstörungen leiden oder hauptsächlich mit ihrem Verstand arbeiten müssen, wird eine Behandlung mit Blau wohl tun. Weitere Beschwerden, die von Blau günstig beeinflußt werden, sind Spannungszustände, Furcht, Schlaflosigkeit, Angst, Gelbsucht, Durchfall, Mastitis und Brustentzündung.

Im Zusammenwirken mit Orange, seiner Komplementärfarbe, ruft Blau eine Frohgestimmtheit hervor. Ein Übermaß an blauem Licht kann jedoch Depressionen verursachen.

Indigoblau - Komplementärfarbe Gold

Indigoblau ist eine Mischung aus Blau und Violett und dem Stirn-Chakra zugeordnet. Es ist dem Denkvermögen, den Augen und Ohren verwandt. Daher kann es bei Katarakt und Nebenhöhlenerkrankungen angewendet werden. Wegen seiner großen Ähnlichkeit mit der blauen Strahlung ist es auch bei Halsbeschwerden hilfreich. Indigoblau hat eine starke, schmerzstillende Wirkung und besitzt antiseptische Eigenschaften.

Zusammen mit Gold, seiner Komplementärfarbe, wird es angewendet bei Kopfschmerzen, Neuralgien, Schlaflosigkeit, überanstrengten Augen, Angina, Muskelverspannungen, Hepatits, Entzündungen und Ischias.

Violett - Komplementärfarbe Gelb

Diese Farbe ist dem Scheitel-Chakra assoziiert und bezieht sich auf Spiritualität, Selbstachtung und Würde. Violett kann uns in das Reich des spirituellen Bewußtseins geleiten, wo es als das letzte Tor vor uns erscheint, das wir passieren müssen, um uns mit unserem wahren Selbst – dem inneren göttlichen Wesen – zu vereinigen. Violett hat auch eine Verbindung zu Einsicht und Inspiration.

Violett ist sehr hilfreich bei psychischen Störungen wie Schizophrenie und manisch-depressiver Befindlichkeit. Es wird auch bei Ischias, Erkrankungen der Kopfhaut und allen mit dem Nervensystem verbundenen Beschwerden angewendet.

Purpur - Komplementärfarbe Grün

Purpur ist eine Mischung aus Rot und Violett. Es bezieht sich auf das »Loslassenkönnen«. Auf der mentalen Ebene befähigt uns Purpur, von Ideen und Denkmustern abzulassen, die ihre Bedeutung verloren haben. Auf der emotionalen Ebene hilft es, daß wir uns von alten Gefühlen befreien, die unsere Weiterentwicklung hemmen.

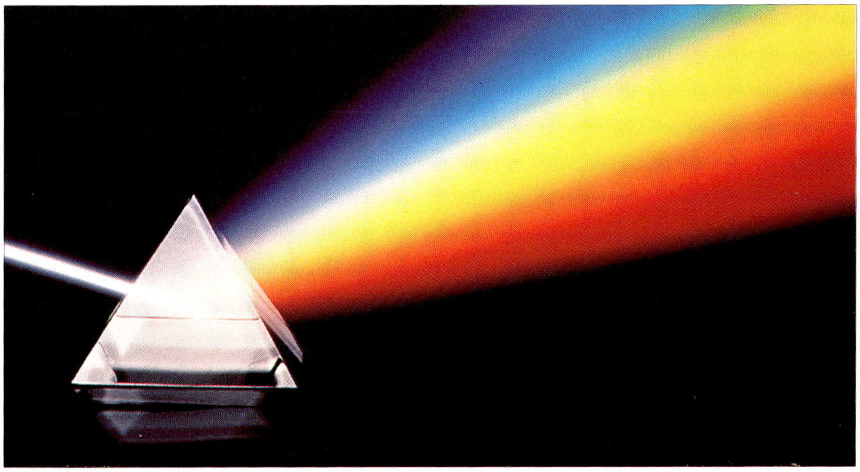

Links *Ein polyedrisches (vieleckiges) Glasprisma vermag das einfallende und hindurchgehende Licht zu brechen und in die Farben des Spektrums aufzuspalten.*

Farbbehandlung der Reflexe und Beschwerden

Bei der Farbbehandlung eines schmerzhaften, aber mit keinen weiteren Beschwerden verbundenen Reflexes wird nach der generellen Reflexfarbe stets auch deren Komplementärfarbe angewendet.

Werden bestimmte Beschwerden behandelt, wendet man zunächst die auf diese Beschwerden bezogene Farbe an, danach deren Komplementärfarbe. Sie verstärkt die Wirkung.

Die Durchschnittsdauer einer Farbverabreichung beträgt 30 Sekunden für die Behandlungsfarbe und 30 Sekunden für die Komplementärfarbe – eine je nach den Bedürfnissen des Patienten variable Norm. Der Therapeut lerne also in sich hineinzuhören und seiner Intuition zu folgen.

Reflex	Die dem Reflex zugeordnete Farbe	Körperliche Beschwerden	Die Farben bestimmter Beschwerden	
			Behandlungsfarbe	Komplementärfarbe
Wirbelsäule		Lähmung		
		Spinale Meningitis		
		Schmerzen		
Kopf		Epilepsie		
		Kopfschmerzen, Neuralgien		
		Schlaflosigkeit		
		Erkältungen		
		Erkrankungen der Kopfhaut		
Zirbeldrüse		Tumore		
Nebenhöhlen		Entzündungen, Erkältung, Katarrh		
		Verstopfung		
		Schmerzen		
Hals		Nackensteife		
		Halsentzündung		
Augen		Überanstrengung		
		Grauer Star		
		Netzhautablösung		
		Glaukom		
Ohren		Tinnitus		
		Infektionen		
Schilddrüse		Kropf		
		Überfunktion		
		Unterfunktion		
Nebenschilddrüsen		Osteoporose		
Lunge		Asthma		
		Bronchitis		
		Rippenfellentzündung		
		Krebs		
		Lungenentzündung		
Herz		Herzjagen		
		Herzklopfen		
		Thrombose		
		Angina pectoris		
		Kummer, gebrochenes Herz		
Schulter		Versteifung		
		Muskelatrophie, Neuropathie		

Reflex	Die dem Reflex zugeordnete Farbe	Körperliche Beschwerden	Die Farben bestimmter Beschwerden	
			Behandlungsfarbe	Komplementärfarbe
Solarplexus	GELB	Spannungen, Streß	BLAU	ORANGE
Gallenblase	GELB	Steine	ORANGE	BLAU
Leber	GELB	Hepatitis	INDIGOBLAU	GOLD
		Gelbsucht	BLAU	ORANGE
Magen	GELB	Verdauungsstörungen	GELB	VIOLETT
		Geschwüre	BLAU	ORANGE
		Krebs	PURPUR	GRÜN
Pankreas	GELB	Diabetes	GELB	VIOLETT
Nieren	GELB	Nierenentzündung	TÜRKIS	ROT
		Steine	ORANGE	BLAU
		Tumor	PURPUR	GRÜN
		Gestörter Harnabfluß	PURPUR	GRÜN
Blase	GRÜN	Entzündung, Zystitis	TÜRKIS	ROT
Dünndarm, Ileum	ORANGE	Entzündung	INDIGOBLAU	GOLD
		Krebs	PURPUR	GRÜN
Dickdarmklappe	BLAU	Verstopfung	BLAU	ORANGE
Dickdarm, Kolon	GRÜN	Verstopfung	ROT	TÜRKIS
		Durchfall	BLAU	ORANGE
		Krebs	PURPUR	GRÜN
Kreuzbein	VIOLETT	Ischias	INDIGOBLAU	GOLD
Milz	ORANGE	Allgemeinbehandlung	ORANGE	BLAU
Ovarien, Eierstöcke	ORANGE	Zyste	ORANGE	BLAU
		Schwangerschaft	BLAU	ORANGE
		Unfruchtbarkeit	ROT	TÜRKIS
Uterus, Gebärmutter	ORANGE	Vorfall	ORANGE	BLAU
		Schwangerschaft	BLAU	ORANGE
		Tumor	PURPUR	GRÜN
		Myom, Polyp	ORANGE	BLAU
		Unfruchtbarkeit	ROT	TÜRKIS
Brust	GRÜN	Zyste	PURPUR	GRÜN
		Krebs	PURPUR	GRÜN
		Mastitis, Entzündung	BLAU	ORANGE
Lymph. System	TÜRKIS	Allgemeinbehandlung	TÜRKIS	ROT
Iliosakral-, Kreuzbeingelenk	GELB	Arthritis	GELB	VIOLETT
Prostata	ORANGE	Vergrößerung	BLAU	ORANGE
Hoden, Testes	TÜRKIS	Bösartiger Tumor	PURPUR	GRÜN
Anus, After	ROT	Hämorrhoiden	GELB	VIOLETT

Farbschlüssel

- ROT
- ORANGE
- GOLD
- GELB
- GRÜN
- TÜRKIS
- BLAU
- INDIGOBLAU
- VIOLETT
- PURPUR
- ROSA

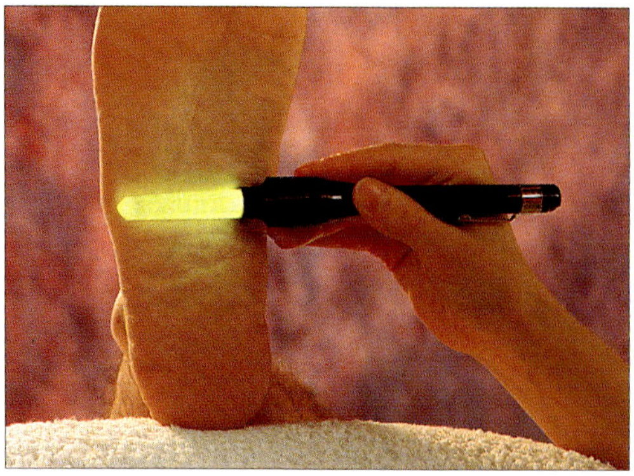

Farbtherapie und Reflexzonenmassage

Sollen bei der Reflexzonenmassage auch Farben verwendet werden, so führt man zunächst eine normale Behandlung mit Reflexzonenmassage durch. Sie hilft die Energieblockaden im Körper aufzulösen und dient gleichzeitig als diagnostisches Hilfsmittel. Danach wird die Farbe – zusammen mit der jeweiligen Komplementärfarbe – den Zonen zugeführt, die sich als schmerzhaft erwiesen haben, sowie den Zonen, die mit den Beschwerden des Patienten verbunden sind. Die Farbtherapie endet mit der Stabilisierung der Chakren, die sich an den spinalen Reflexen der Füße und Hände befinden. Es folgt die Zuleitung von Gold – des goldenen Lichts des Universums – durch die Fußsohlen des Patienten. Die Wirkung des goldenen Lichts besteht in einer Rückführung von Energie in den Körper.

Das schönste Instrument, das wir zur Zuleitung von Farbe verwenden können, ist unser eigener physischer Körper. Wenn wir uns die erforderliche Farbe vorgestellt und auf sie konzentriert haben, lassen wir sie durch unsere Hände und Finger in die bestimmten Stellen an den Händen oder Füßen des Patienten einströmen.

Um das zu erreichen, müssen wir lernen, Farben zu visualisieren, unseren Körper für die Vibrationsfrequenz der Farbe zu sensibilisieren und in einen hindernisfreien Kanal zur Weiterleitung der Farbe zu verwandeln. Dazu gehört Zeit und Selbstdisziplin. Doch an neuen Herausforderungen kann unsere Kraft und unsere Einsicht wachsen, so daß wir besser gerüstet sind, anderen zu helfen.

Für Reflexologen, denen die Aufgabe der Sensibilisierung ihres eigenen Körpers zu schwierig erscheint, wurde eine Handlampe entwickelt. Sie besitzt einen speziellen Leuchtkopf mit einem darin fixierten Quarzkristall. Eine Glasscheibe der jeweils gewünschten Farbe läßt sich als Filter einschieben, so daß beim Einschalten der Lampe das Quarzkristall farbig strahlt. Dann läßt man für jeweils zwanzig bis dreißig Sekunden die Farbe an dem oder den zuständigen Reflexen einwirken, danach die Komplementärfarbe.

Als Filter ist farbiges Glas einem Gel vorzuziehen, da Glas das Spektrum seiner Farbe vollständig abstrahlt, während ein Gel nur eine einzige Frequenz seiner Farbe wiedergibt. Für einen Patienten, der diese Frequenz gar nicht braucht, ist deshalb die Behandlung weniger nützlich.

Die Handlampe wird am besten in einem abgedunkelten Raum aufgestellt, damit die Farbe nicht im Tageslicht verblaßt. Diese reflexologische Farbleuchte ist nicht nur ein sehr wirksames Behandlungsinstrument, der Anblick der Farben erfreut auch die Patienten. Und je nach dem Grad ihrer Sensibilität können einige von ihnen sogar fühlen, wie die Farbe durch ihren Körper pulsiert.

Oben: *Handlampe mit Leuchtkopf, hier bei der Behandlung des querliegenden Dickdarmreflexes.*

Reflexfarben an Füßen und Händen

Diese und die folgenden Abbildungen geben die Hauptfarben der an den Fuß- und Handreflexen verwendeten Farben wieder. Ein Unterschied der Farbschattierung soll lediglich die Kenntlichkeit von zwei Reflexen derselben Farbe erleichtern.

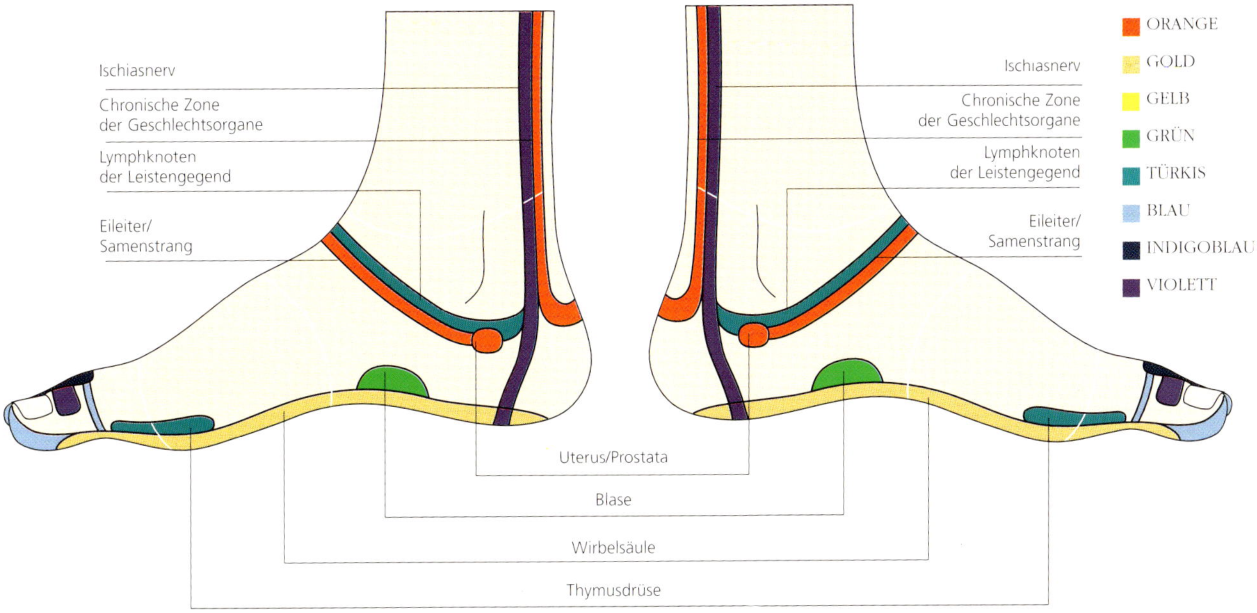

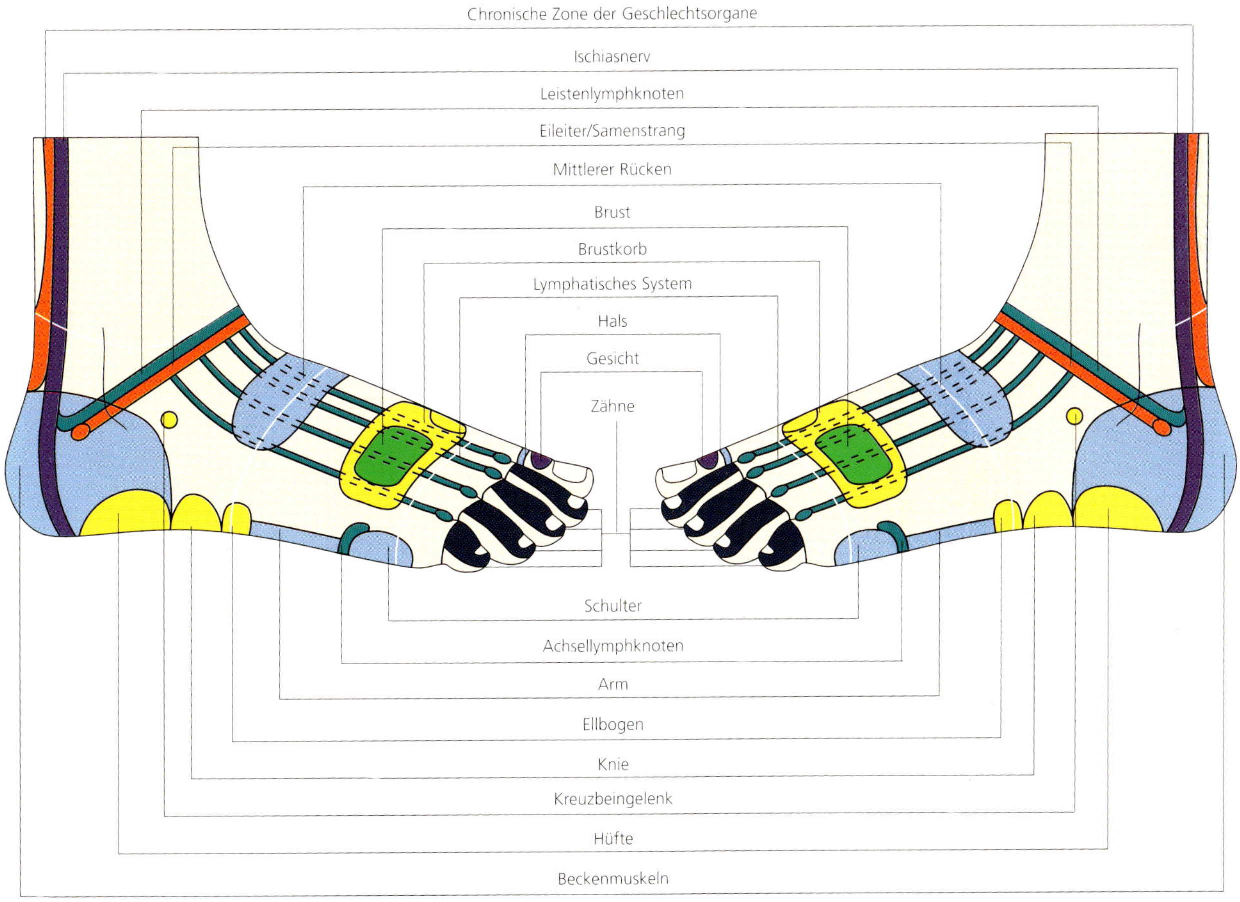

Rechte Fußsohle

Linke Fußsohle

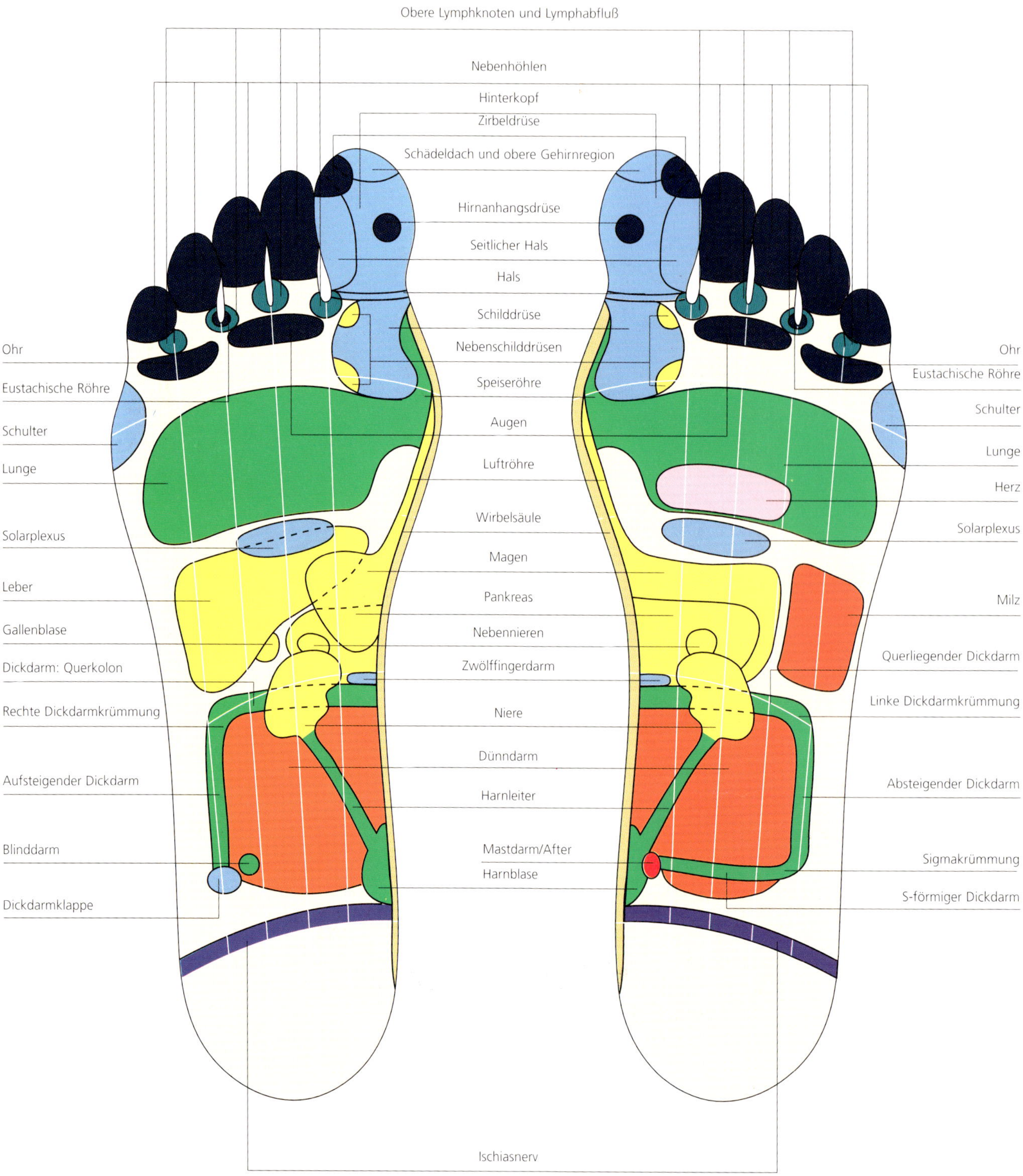

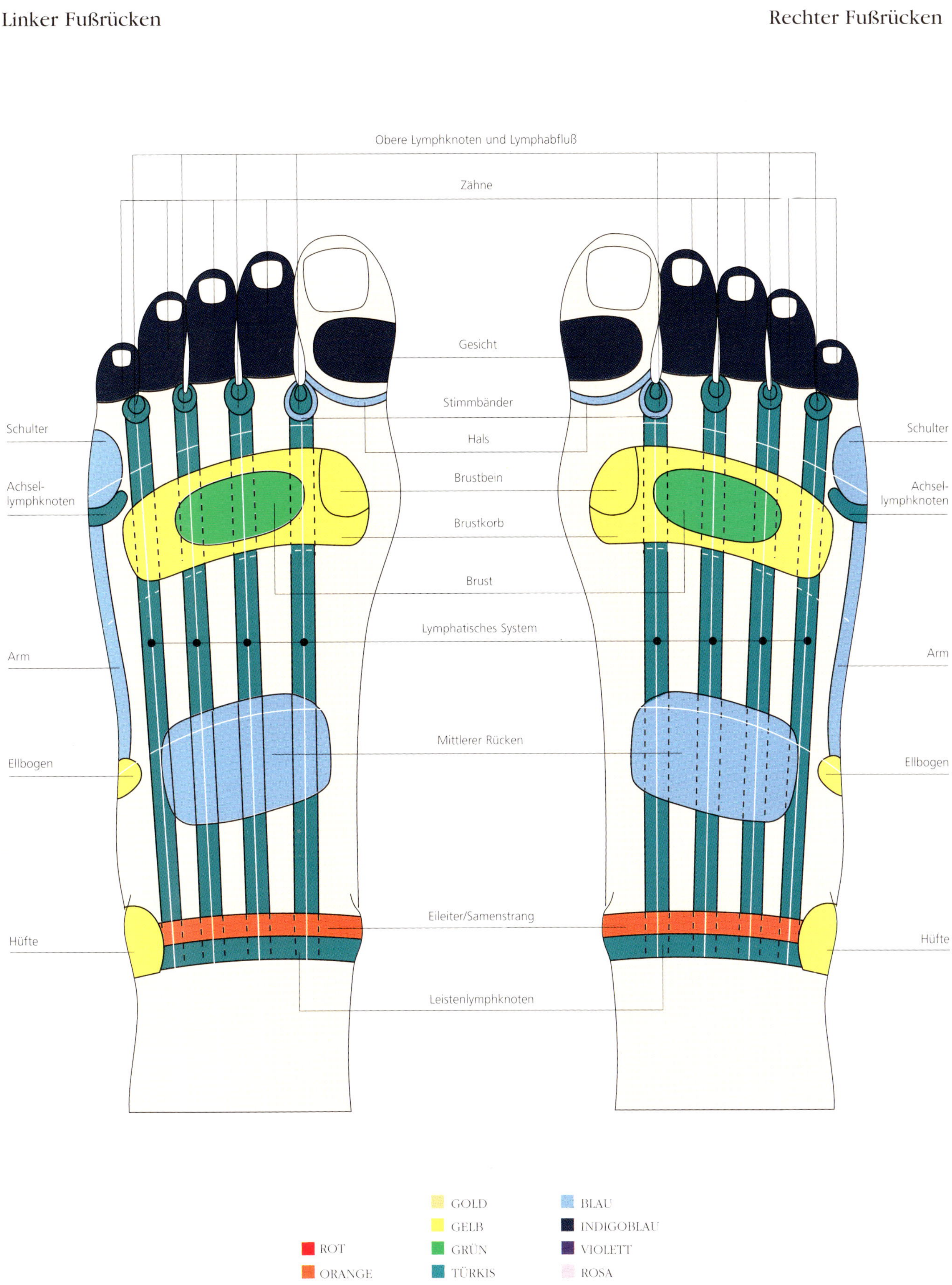
Linker Fußrücken
Rechter Fußrücken
Obere Lymphknoten und Lymphabfluß
Zähne
Gesicht
Stimmbänder
Hals
Brustbein
Brustkorb
Brust
Lymphatisches System
Mittlerer Rücken
Eileiter/Samenstrang
Leistenlymphknoten
Schulter
Achsel-
lymphknoten
Arm
Ellbogen
Hüfte
Schulter
Achsel-
lymphknoten
Arm
Ellbogen
Hüfte
ROT
ORANGE
GOLD
GELB
GRÜN
TÜRKIS
BLAU
INDIGOBLAU
VIOLETT
ROSA

Rechter Handrücken

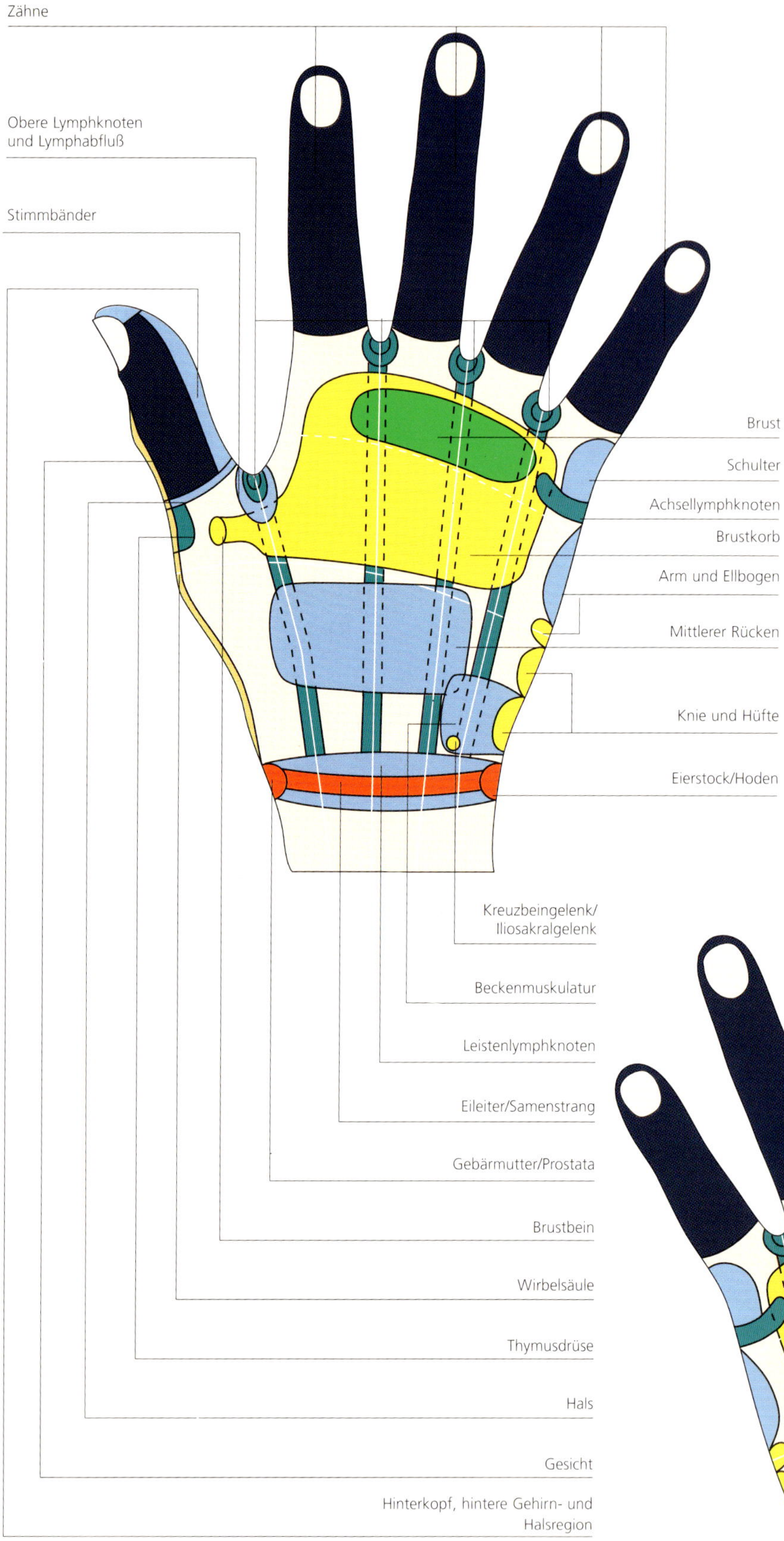

Linker Handrücken

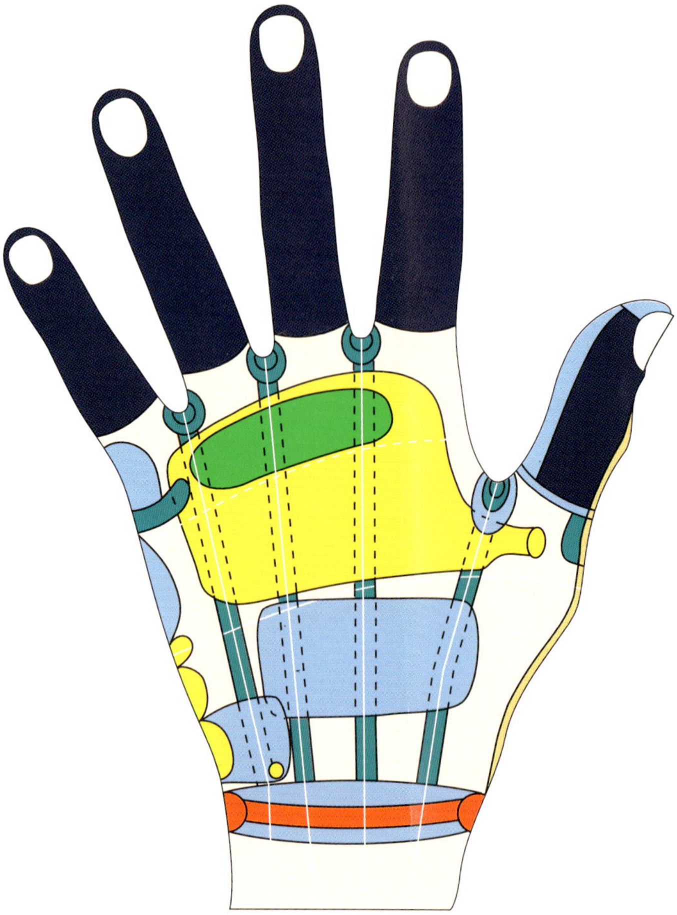

Rechter Handteller

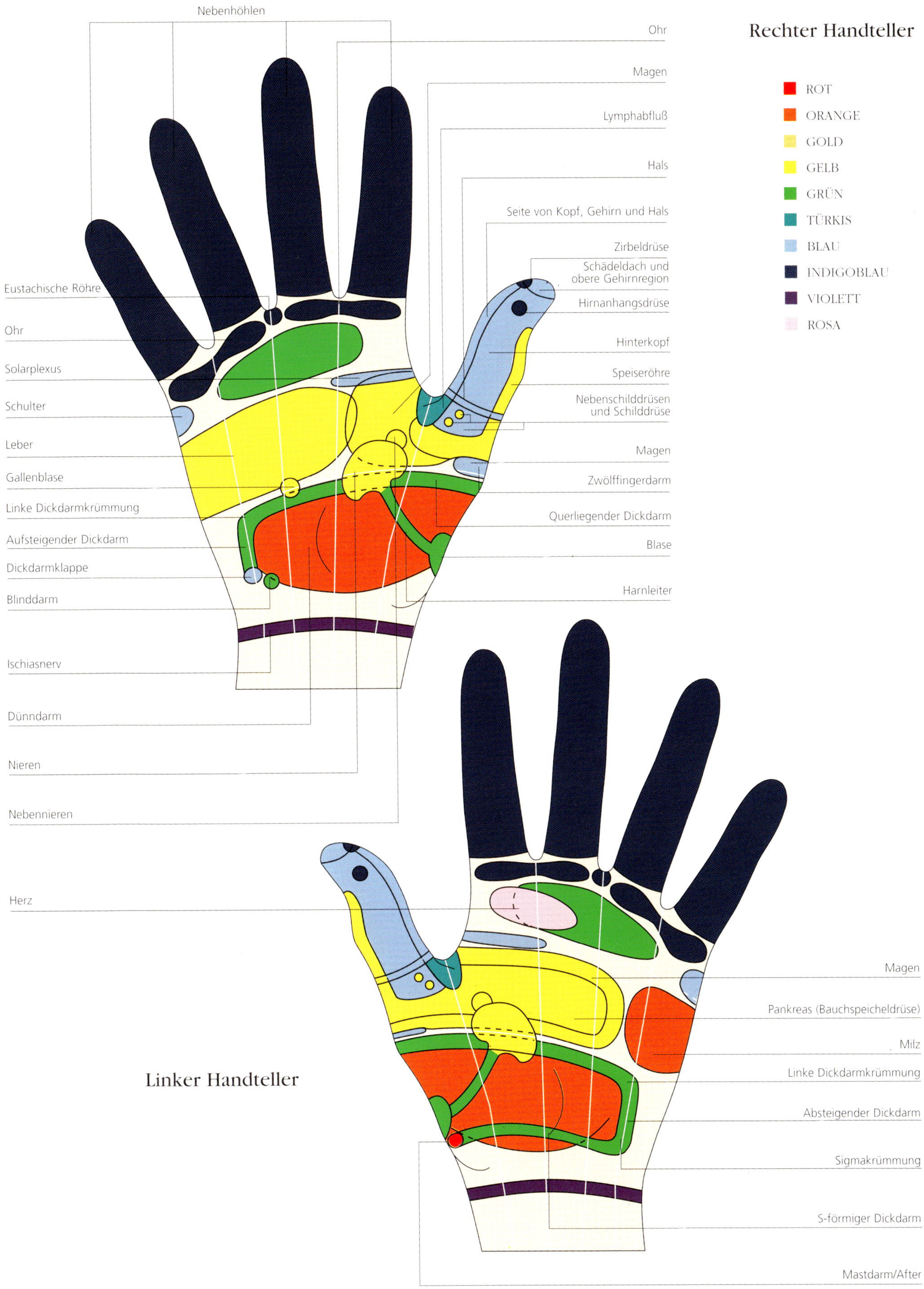

Linker Handteller

Selbsthilfe

Wenn angesichts eines gesundheitlichen Problems die Reflexzonenmassage eingesetzt wird, sollte nur ein qualifizierter Reflexologe die Behandlung vornehmen. Erweist sich das jedoch als schwierig, kann man es auch mit Selbstbehandlung versuchen.

Falls Sie sich für Selbstbehandlung entscheiden, lesen Sie zunächst die im ersten Abschnitt dieses Buches empfohlenen Vorsichtsmaßregeln. Wenden Sie die Reflexzonenmassage an Ihren Händen an; sie sind für Sie bequemer zu erreichen und daher leichter zu behandeln als Ihre Füße.

Führen Sie die Reflexzonenmassage stets vollständig durch, statt ausschließlich Reflexe zu bearbeiten, die mit bestimmten Beschwerden verbunden sind. Wenden Sie sich erst nach Abschluß der vollständigen Behandlung nochmals den Reflexen zu, die sich als schmerzhaft erwiesen haben.

Man sollte darauf achten, den Körper nicht übermäßig zu stimulieren. Reflexzonenmassage will ja die Selbstheilungskräfte des Körpers aktivieren, und dessen Entgiftung gehört zu diesem Prozeß. Darum könnte eine zu häufig wiederholte oder übermäßig in die Länge gezogene Behandlung ein schlechtes Allgemeinbefinden in den Tagen danach zur Folge haben.

Ich empfehle, nicht mehr als zwei Behandlungen pro Woche vorzunehmen. Werden diese sorgfältig und methodisch durchgeführt, sollte sich eine allgemeine Besserung des gesundheitlichen Befindens einstellen.

Empfehlungen an den Patienten

Wenn Sie sich dazu entschlossen haben, einen Reflexologen aufzusuchen, erkundigen Sie sich, ob er das Zertifikat einer anerkannten Schule für Reflexzonenmassage besitzt. Bevor Sie einen Behandlungstermin vereinbaren, fragen Sie, wo er oder sie ausgebildet wurde, und erkundigen Sie sich dann bei der genannten Schule, ob der Name dieses Praktikers in deren Verzeichnis der ausgebildeten Reflexologen aufgeführt ist. Hier zwei Kontaktadressen für Weiterführende Informationen:

Thomas Kaltenbrunner, Forum für Reflexologie, Barfüsserstr. 14, 35037 Marburg

Lehrstätte für Reflexzonenarbeit am Fuß, Prof.-Domagk-Weg 15, 78126 Königsfeld-Burgberg

Normalerweise wird eine Folge von mindesten sechs Behandlungen empfohlen. Sie sollten diesem Rat folgen, auch wenn dies zunächst mit Schwierigkeiten verbunden ist. Vergessen Sie nicht, daß letztlich Sie selbst für Ihre Gesundheit verantwortlich sind und für das, was Sie für Ihren Körper tun. Wenn Sie mit dem Therapeuten zusammenarbeiten können, werden Sie sicher schon bald eine Besserung ihres gesundheitlichen Befindens, ein erhöhtes Wohlgefühl und eine Steigerung Ihrer Energie erfahren.

Schlußgedanken

Füße und Hände sind nicht nur ein Abbild des gesamten Körpers im kleinen, auch ihre Zehen und Finger haben als Medium große Bedeutung. Durch den Verlust an Sensibilität und unsere unnatürliche Lebensweise ist diese Bedeutung jedoch weitgehend verlorengegangen.

Der große Zeh wird auch der »Spüler« genannt, da er die Negativität aus unserem System hinauszubefördern vermag. Der zweite Zeh ist der »Pfadfinder«; er befähigt seinen Meridian und das mit diesem verbundene Organ, den Magen, Richtung zu erfühlen und Dinge zur Reife und zum Erfolg zu bringen. Der dritte Zeh hat die Fähigkeit, animalischen Magnetismus zu entdecken, insbesondere in Beziehung auf das andere Geschlecht. Der vierte Zeh hat die Aufgabe eines Temperaturfühlers; er vergleicht unsere Körpertemperatur mit der uns umgebenden. Auf dem fünften Zeh befindet sich ein Rezeptor, der mit den Nieren und der Blase verbunden ist; unter angemessenen Bedingungen könnte er uns intuitiv die Nahrung finden lassen, die für unsere Gesunderhaltung gut ist.

Der Daumen der Hand ist mit unserer persönlichen Integrität verknüpft. Je weiter er vom Körper weg nach außen gekrümmt ist, desto geringer ist die Integrität. Der Zeigefinger ist der Schuld-und-Scham-Finger; er zeigt an, was gut und richtig und was falsch ist. Der Mittelfinger ragt am weitesten hinaus und nimmt als erster Energien von außen auf. Der Ringfinger bringt Integrität und Erdung. Der kleine Finger bezieht sich auf das Wohlergehen. Für jene, die an Reinkarnation glauben, spiegelt er fehlenden Wohlstand in früheren Erdenleben wider, früher erlittenen Hunger und früher durchlebte Armut und Obdachlosigkeit.

Wenn unsere Hände und Füße auf einer älteren Stufe der menschlichen Evolution tatsächlich für solches Wissen empfindlich und empfänglich waren, dann vermag eine ganzheitliche Therapie wie die Reflexzonenmassage uns zu helfen, diese Sensibilität wiederzugewinnen. Es ist das Anliegen der Reflexologie, daß wir unseren Körper für die Natur und die uns umgebenden Schwingungen sensibilisieren. Doch das erfordert Zeit, Selbstdisziplin und Hingabe an diese Aufgabe. Wir haben zu lernen, uns auf die Natur einzustimmen. Wir sollten uns barfuß im Garten und in der Landschaft bewegen; lernen, die Vibrationsfrequenzen der Steine, Pflanzen, Kristalle und Farben durch unsere Hände und Füße zu fühlen. Bei der täglichen Arbeit sollten wir nur Kleidung aus Naturfasern wie Baumwolle oder Seide tragen. Stoffe aus Kunstfaser sind Schranken für das elektromagnetische Feld unserer Umgebung und behindern den Naturkontakt.

Zum Abschluß dieses Buches möchte ich einige Gedanken aufgreifen, die ich Hanne Marquardt, Verfasserin eines Buches über Reflexzonentherapie der Füße, vortragen hörte.

Füße, wie sie Gegenstand der Reflexologie sind, besitzen alle Menschen – aller Nationen, aller Gesellschaftsschichten und Berufe. Füße müssen als ein gemeinsamer, Einheit stiftender Faktor betrachtet werden. Der Reflexologe behandelt mit geneigtem Kopf, dem Zeichen von Demut. Er weiß, daß die Befähigung, seinen Mitmenschen zu helfen, eine Auszeichnung ist.

Meistens kommen die Patienten einer bestimmten Erkrankung wegen zur Behandlung. Ist in jeder Krankheit nicht eine Dissonanz zu erkennen, ein Mangel an harmonischer Übereinstimmung mit dem Leben? Es sind nicht Krankheiten, die wir als Reflexologen und Therapeuten behandeln, es sind Menschen. Wir behandeln den Patienten als ein Ganzes, als die Summe aller Dinge, zu der vor allem auch die Seele gehört. Hilfe zur Wiederherstellung der Gesundheit unseres Patienten bedeutet, ihm zu helfen, mit den Herausforderungen des Lebens fertig zu werden.

Ich glaube, daß reine, an keine Bedingung geknüpfte Liebe zugleich ein Heilmittel gegen Krankheit und Disharmonie ist. Wenn wir als Therapeuten dies unseren Patienten vermitteln und sie zugleich lehren können, sich selbst zu lieben, wird der Heilungsprozeß beschleunigt. Die Füße sind ein Mikrokosmos, ein Abbild des ganzen Körpers – so wie wir ein Mikrokosmos im Makrokosmos der kosmischen, heilenden Liebe sind.

Glossar

Anämie – Mangel an roten Blutkörperchen oder Hämoglobin im Blut, der zu Müdigkeit, Blässe und Kurzatmigkeit führt.

Angina pectoris – Schmerzhafte Herzbeklemmungen; sie entstehen, wenn der Herzmuskel infolge geschädigter Koronararterien einen zeitweiligen Sauerstoffmangel erleidet.

Autonomes Nervensystem – Teil des Nervensystems, auch vegetatives Nervensystem genannt. Es überträgt die Impulse vom Zentralnervensystem zur glatten Muskulatur, zum Herzmuskel und den Drüsen.

Bilirubin – Orangegelber Pigmentstoff, Spaltprodukt des Hämoglobins, gibt dem Kot seine braune Farbe.

Bursa – Zwischen zwei aneinanderliegenden Oberflächen eingelegte Tasche, die ein Gleitmittel zur Erleichterung reibungsloser Bewegung enthält.

Bursitis – Entzündung der Bursa, die Gelenkschmerzen verursacht.

Candida albicans – Ein Pilz, der am häufigsten den Mund, den Enddarm und die Vagina befällt. Er vermehrt sich gern an feuchten Stellen des Körpers und kann schmerzhafte Nagelentzündungen hervorrufen, wenn sich die Hände oft im Wasser befinden. Gelegentlich kann er sich rasant vermehren und eine Mundschleimhautentzündung verursachen.

Cerebellum, Kleinhirn – Gehirnsektor, der das Gleichgewicht des Körpers und den geordneten Ablauf der Muskeltätigkeit reguliert.

Endokrines System – Es besteht aus den innersekretorischen Drüsen, die ihre Hormone direkt in den Blutstrom absondern. Sie spielen eine wichtige Rolle bei allen chemischen Prozessen im Körper und beeinflussen die Tätigkeit anderer Organe.

Endometriose – Das Vorkommen von Endometriumähnlichem Gewebe außerhalb der Uterushöhle. Verursacht Schmerzen.

Endometrium – Den Uterus, die Gebärmutter, auskleidende Schleimhaut.

Gelbsucht – Gelbfärbung der Haut, des Weiß der Augen und anderer Gewebe, die an sich keine Krankheit ist. Sie entsteht durch eine erhöhte Konzentration von Gallenfarbstoff im Blut, die durch verschiedene Störungen bedingt sein kann.

Hämoglobin – Der Sauerstoff bindende und transportierende Blutfarbstoff, der dem Blut seine rote Farbe verleiht.

Hepatitis – Eine Virusinfektion der Leberzellen, die häufig zu schweren Leberschäden führt.

Ileum – Der in den Dickdarm führende Endabschnitt des Dünndarms.

Immunsystem – Die Gesamtheit der Abwehrmechanismen, die der Körper gegen Infektionen fast aller Art einzusetzen vermag. Die Thymusdrüse spielt eine wichtige Rolle bei der Mobilisierung der körpereigenen Abwehr.

Innersekretorische Drüsen – vgl. Endokrines System

Infrarotstrahlen – Strahlen eines Ausschnitts des elektromagnetischen Spektrums. Infrarotstrahlen haben eine geringere Frequenz als das Rot im Bereich des sichtbaren Lichts und werden normalerweise durch Wärme erzeugt.

Lateral – Zur lateralen Seite oder Außenseite gerichtet ist jede Bewegung der Füße, Hände, Finger oder Zehen von der Mittelachse des Körpers weg – nach außen.

Libido – Dieser psychoanalytische Fachausdruck beschreibt die psychische Energie als einen aus dem Unbewußten hervorgehenden, grundsätzlich sexuellen Trieb.

Medial – Jede Lage oder Bewegung der Glieder zur Mittelachse des Körpers hin heißt medial.

Melatonin – Das von der Zirbeldrüse abgesonderte Hormon. Es ist, wie man annimmt, auch für die Fortpflanzung von Bedeutung.

Pankreas – Bauchspeicheldrüse

Spina – Wirbelsäule (Stachel, Dorn)

Spinal – die Wirbelsäule betreffend

Varikose – Krampfaderleiden. Die Venen sind an den betroffenen Stellen geschwollen und durch die Haut sichtbar; sie können aufbrechen und bluten.

Register